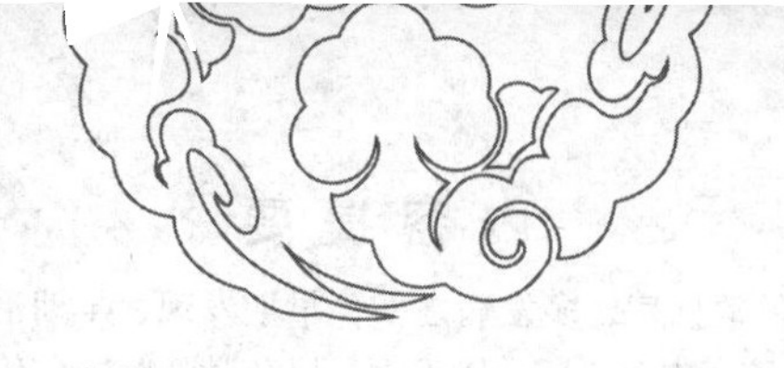

常见病奇效秘验方系列

高血压
奇效秘验方

总 主 编◎吴少祯
执行总主编◎王魍恩　贾清华　蒲瑞生
主　　编◎丁晓洁

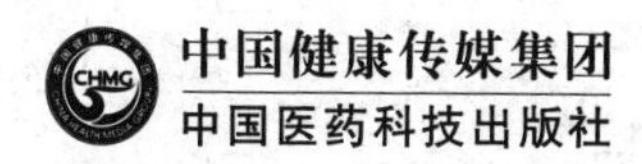
中国健康传媒集团
中国医药科技出版社

内容提要

高血压是内科常见病、多发病之一，早期发现、早期治疗并且终身治疗，对于预防冠心病、脑卒中等心脑血管疾病，以及肾脏疾病都有好处。本书对高血压的概念、诊断、病因、临床表现以及并发症的危害等方面进行了简要介绍，并着重介绍了原发性高血压、高血压常见并发症以及部分继发性高血压的中医药疗法，精心收集内服、外用效方1000余首，旨在普及高血压的中医药防治知识，提高广大患者的自诊自疗能力，增强其健康保健意识。本书内容丰富，方法实用，方药效果确切，既适合广大患者阅读，也可为临床医生、医学院校师生提供参考。

图书在版编目（CIP）数据

高血压奇效秘验方 / 丁晓洁主编 . —北京：中国医药科技出版社，2023.3（2024.10重印）

（常见病奇效秘验方系列）

ISBN 978-7-5214-2317-4

Ⅰ.①高… Ⅱ.①丁… Ⅲ.①高血压—验方—汇编 Ⅳ.① R289.51

中国版本图书馆 CIP 数据核字（2021）第 132516 号

美术编辑 陈君杞
版式设计 南博文化

出版 **中国健康传媒集团** | 中国医药科技出版社
地址 北京市海淀区文慧园北路甲 22 号
邮编 100082
电话 发行：010-62227427 邮购：010-62236938
网址 www. cmstp. com
规格 880 × 1230mm $^{1}/_{32}$
印张 13 $^{3}/_{4}$
字数 354 千字
版次 2023 年 3 月第 1 版
印次 2024 年10月第 3 次印刷
印刷 大厂回族自治县彩虹印刷有限公司
经销 全国各地新华书店
书号 ISBN 978-7-5214-2317-4
定价 39. 00 元

《常见病奇效秘验方系列》

编委会

总　主　编◎吴少祯

执行总主编◎王醊恩　贾清华　蒲瑞生

编　　　委（按姓氏笔画排序）

丁晓洁　于晓飞　王　兵

王科军　王洪涛　叶　蕾

巩振东　刘　莹　刘　谦

杨　毅　沈　凌　张　鹏

张华军　宫健伟　曹鸿云

韩　芸　韩洁茹　魏晓露

编委会

出版说明

中医方剂，肇自汤液，广于伤寒。在中医的历史长河中，历代医家留下了数以万计的验方、效方。从西汉的《五十二病方》，到明代的《普济方》，再到今天的《中医方剂大辞典》，本质上都是众多医家效验方的集录。这些优秀的效方、验方凝聚了古今医家的智慧和心血，为我们提供了宝贵的经验。

为此，我们组织专家编写了《常见病奇效秘验方系列》丛书，本套丛书包括儿科疾病奇效秘验方、颈肩腰腿痛奇效秘验方、消化系统疾病奇效秘验方、肝胆病奇效秘验方、痛风奇效秘验方、皮肤病奇效秘验方、关节炎奇效秘验方、失眠抑郁奇效秘验方、妇科疾病奇效秘验方、糖尿病奇效秘验方、神经痛奇效秘验方、高血压奇效秘验方、肺病奇效秘验方、中医美容奇效秘验方、便秘奇效秘验方，共计15个分册。每首验方适应证明确，针对性强，疗效确切，是临床医师、中医药学子和广大中医爱好者的必备参考书；同时，患者可对症找到适合自己的效验方，是患者家庭用药的便捷指导手册。

需要说明的是，原方中有些药物，按现代药理研究是有毒性或不良反应的，如附子、川乌、草乌、马钱子、木通、山慈菇、细辛等，这些药物大剂量、长期使用易发生中毒反应，故在使用之前，务必请教一下专业人士。

本套丛书在编写过程中，参阅了诸多文献资料，谨此对原作者表示衷心感谢！另外，书中难免会有疏漏之处，敬请广大读者提出宝贵意见。

中国医药科技出版社

2023年2月

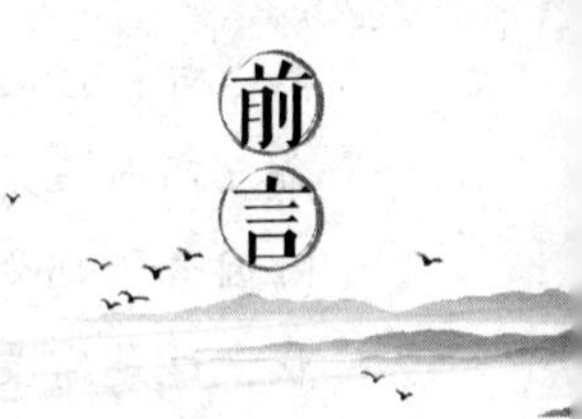

前言

高血压是以体循环动脉压升高为主要特征的临床综合征。在未使用降压药物的情况下，以非同日3次诊室血压值高于正常为诊断标准，即收缩压≥140mmHg和（或）舒张压≥90mmHg。如收缩压≥140mmHg，而舒张压＜90mmHg，称为单纯收缩期高血压。患者既往有高血压病史，目前正在使用降压药物，血压虽然低于140/90mmHg，仍应诊断为高血压。根据血压升高水平，可进一步分为1级、2级和3级。收缩压在140~159mmHg和（或）舒张压在90~99mmHg之间为1级高血压（轻度），收缩压在160~179mmHg和（或）舒张压在100~109mmHg之间为2级高血压（中度），收缩压≥180mmHg和（或）舒张压≥110mmHg为3级高血压（重度）。

目前认为本病是在一定的遗传因素基础上，由于多种后天因素的影响，正常血压调节机制失代偿所致。根据引起高血压原因的不同，分为原发性高血压和继发性高血压，以原发性高血压最为常见。随着城镇化与人口老龄化进程的不断加快，以及人们不良生活习惯的影响，我国人群高血压患病率呈增长态势。相关统计数据显示，我国每年新增高血压患者达1000万人。截至2014年底，我国高血压患者人数已超过2亿。

高血压初期症状不明显，多表现为疲乏、头晕、记忆力减退等，休息后可消失。血压明显升高时，可出现头晕加重、头痛，甚至恶心、呕吐。高血压如不积极治疗，血压持续升高或突然升高，可出现心、脑、肾等器官的功能或器质性损害，甚至危及生命。高血压是全球最常见的慢性病，也是心脑血管疾病重要的危险因素。部分患者，尤其是中老年患者，即使血压很高也没有症状，这是需要特别注意的，日常生活中需要做到合理饮食、适量运动、戒烟、少饮酒、保证充足的睡眠、作息规律、定期体检等。

高血压属于中医学“眩晕”“头痛”“中风”等疾病范畴。中医药治疗高血压有明显的优势，不仅能改善症状，提高生活质量，还能平稳降压，改善危险因素，保护靶器官，达到使部分患者停服降压药或者减量服用的效果。

本书着重介绍了原发性高血压、高血压常见并发症以及部分继发性高血压的中医药疗法，旨在普及高血压的中医药防治知识，提高广大患者的自诊自疗能力，增强其健康保健意识。同时也可为临床医务工作者和教学、科研人员提供参考。

由于时间仓促，书中难免存在不足之处，恳请读者批评指正！书中引用大量文献资料，在此谨向原作者及出版单位表示衷心的感谢！

编者

2022年10月

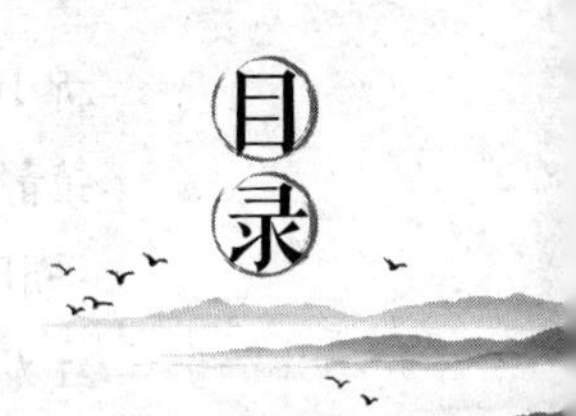

目录

第五章 高血压脑卒中 191

第一章　原发性高血压

原发性高血压，又称高血压病，是指原因尚未十分明确，以体循环动脉血压升高，尤其是舒张压持续升高为特点的进行性心血管损害性疾病，是最常见的心血管疾病，占全部高血压的90%~95%以上。

根据起病和病情进展的缓急以及病程的长短，可分为缓进型高血压和急进型高血压两种类型，以缓进型高血压最为多见。缓进型高血压多为中年后起病，有家族史者发病年龄可较早，起病隐匿，病情进展缓慢，病程长，患者可出现头痛、眩晕、失眠、心悸、胸闷、烦躁、易疲劳等症状，后期可出现心、脑、肾、眼等器官损害及功能障碍。急进型高血压多在中青年时期发病，发展迅速，病情严重，血压显著升高，常在短时间内出现严重的器官功能障碍。在未经治疗的原发性高血压患者中，有约1%可发展为急进型高血压。

中医学认为，本病的病因病机主要与情志过极、饮食失调、内伤虚损等因素有关，病理变化多涉及痰饮、瘀血等方面，病位在清窍，与肝、脾、肾密切相关，妇女又多与冲、任二脉有关。肾为先天之本，主藏精，若先天不足或年老肾精亏虚，不能上充于脑，则可出现眩晕、头痛；肝肾阴虚，阴虚阳亢导致眩晕、头痛。《灵枢·经脉》云："虚则头重，高摇之。"长期情志不遂，特别是忧郁、恼怒太过，均可使肝失疏泄条达，气机郁滞，日久化火生风，或火盛伤阴，阴虚阳亢，上扰清窍导致眩晕、头痛。《素问·至真要大论》云："诸风掉眩，皆属于肝。"咸伤肾，肥甘伤脾，饮食不节，如长期饮食过咸或过食肥甘，可使肾不化气行水，脾不运化水湿，则痰饮内生。《素问·宣明五气》云："咸走血。"饮食过咸也可使血脉凝滞，气血运行不畅，使痰瘀互结，清阳不升，从而导致眩晕、头痛。

本病属于中医学"眩晕""头痛""中风"等疾病范畴。中医学强调辨证论治，本病特征主要包括虚（阴虚、气虚、血虚）、火（肝火）、风（肝风）、痰（风痰、湿痰）、气（气逆）、血（血瘀）六个方面，其中以肝肾阴虚为本，风、火、痰、瘀为标。早期多见阴虚阳亢，后期多见阴阳两虚、痰瘀互结等。其治疗的基本原则是补虚泻实，标本同治，调整阴阳，使血压达到稳定状态。

第一节　内服方

天麻汤

【组成】钩藤（后下）20克，天麻20克，罗布麻15克，牡丹皮15克，黄芪20克，夏枯草20克，菊花20克，牛膝30克，杜仲15克，枸杞子15克，石决明（先煎）30克。

【用法】每日1剂，水煎2次，早、晚分2次温服。10日为1个疗程。

【功效】平肝息风，滋补肾阴。

【主治】原发性高血压，属肝阳上亢者。

【来源】实用中医内科杂志，2007，21（3）

葛根汤

【组成】葛根30克，夏枯草、决明子、钩藤（后下）各15克，川牛膝20克，生杜仲10克。

【用法】每日1剂，水煎2次，早、晚分2次温服。1个月为1

个疗程。

【功效】清肝潜阳，通络降压。

【主治】原发性高血压，属肝阳上亢者。

【来源】《新编中国心血管病秘方全书》

平降汤

【组成】龙骨（先煎）30克，牡蛎（先煎）30克，珍珠母（先煎）30克，夏枯草30克，白芍12克，何首乌12克，决明子12克，菊花12克，钩藤（后下）30克，川牛膝15克。

【用法】每日1剂，水煎2次，早、晚分2次温服。40日为1个疗程。

【功效】育阴降火，平肝潜阳。

【主治】原发性高血压，属肝阳上亢者。

【来源】河北中医，1995，17（3）

白虎汤加味

【组成】生石膏（先煎）、炙甘草各60克，知母12克，粳米10克，夏枯草、钩藤（后下）各30克。

【用法】每日1剂，水煎2次，早、晚分2次温服。

【功效】清热泻火，清肝降压。

【主治】原发性高血压，属肝阳上亢，阳明热盛者。

【来源】《新编中国心血管病秘方全书》

加味降压汤

【组成】菊花12克，白芍15克，炒黄芩9克，玄参15克，怀牛膝15克，石决明（先煎）30克，代赭石（先煎）15克，生地黄15克，苏木6克，甘草6克。

【用法】每日1剂，水煎2次，早、晚分2次温服。

【功效】平肝镇静，滋阴潜阳。

【主治】原发性高血压，属肝阳上亢者。

【来源】《名中医治病绝招》

息风降压汤

【组成】旋覆花15克，煨天麻15克，胆南星10克，牛角鰓20克，珍珠母（先煎）25克，全瓜蒌15克，蜈蚣3条，全蝎5克，制半夏10克，代赭石（先煎）30克，石决明（先煎）40克，钩藤（后下）15克，牛膝15克。

【用法】每日1剂，水煎2次，早、晚分2次温服。

【功效】息风化痰，清肝降压。

【主治】原发性高血压，属风痰上逆者。

【来源】《千家妙方》

茶子降压汤

【组成】茶子12克，丹参20克，夏枯草、钩藤（后下）各15克，黄芩9克，石决明（先煎）30克。

【用法】每日1剂，水煎2次，头煎早饭后服，二煎午饭后服。2周为1个疗程。

【功效】滋阴潜阳，平肝息风，清热安神，活血通络。

【主治】原发性高血压，属肝阳上亢者。

【来源】新中医，1992，24（9）

天麻钩藤汤

【组成】天麻、栀子、黄芩、牛膝各9克，钩藤（后下）30克，生石决明、桑寄生各24克，杜仲、益母草各12克，茯神、首乌藤各15克。

头晕头痛甚者，加菊花、蒺藜；失眠者，加珍珠母、生龙齿；视物不清者，去夏枯草，加益母草、茺蔚子、决明子；便秘者，加当归、何首乌；耳鸣者，加蝉蜕、龙胆。

【用法】每日1剂，水煎2次，早、晚分2次温服。

【功效】平肝息风，通络降压。

【主治】原发性高血压，属肝阳上亢者。

【来源】《新编中国心血管病秘方全书》

天麻黄芩汤

【组成】天麻15克，黄芩15克，川牛膝15克，钩藤（后下）20克，赤茯神20克，桑寄生20克，杜仲20克，益母草20克，首乌藤20克，石决明（先煎）25克，栀子10克。

【用法】每日1剂，水煎2次，早、晚分2次温服。

【功效】平肝潜阳。

【主治】原发性高血压，属肝阳上亢者。

【来源】《高血压冠心病单验方大全》

杜仲钩藤汤

【组成】杜仲30克，十大功劳叶15克，大血藤15克，夏枯草9克，钩藤（后下）30克。

【用法】每日1剂，水煎2次，早、晚分2次温服。

【功效】平肝息风。

【主治】原发性高血压，属肝阳上亢者。

【来源】《高血压冠心病单验方大全》

钩藤天麻汤

【组成】天麻10克，钩藤（后下）12~30克，石决明（先煎）20~30克，黄芩12~15克，菊花10~15克，生地黄12~20克，牛膝12~15克，桑寄生12~15克，赤芍12克，葛根15~20克。

【用法】每日1剂，水煎2次，早、晚分2次温服。

【功效】滋阴平肝潜阳。

【主治】原发性高血压，属肝阳上亢者。

【来源】《高血压冠心病单验方大全》

珍珠天麻汤

【组成】珍珠母12克，天麻12克，钩藤15克，菊花10克，桑椹12克。

【用法】煎剂：将珍珠母敲碎先煎1小时，再入其他中药，沸后改用文火煮1小时，共煎2次，将2次所煎药液混匀，早、晚分服。片剂：珍珠母先煎，余药熬成浸膏，制成糖衣片，备用。服药过程中忌辛辣刺激性食物。一般20日为1个疗程。

【功效】育阴潜阳，平肝息风。

【主治】原发性高血压，属肝阳上亢者。

【来源】《高血压冠心病单验方大全》

黄芪丹参汤

【组成】黄芪30克，丹参30克，赤芍10克，川芎、牛膝各15克，泽泻20克，葛根30克，天麻12克，钩藤（后下）10克，石决明（先煎）30克，杜仲15克，益母草、桑寄生各12克，黄芩、栀子各10克。

【用法】每日1剂，水煎2次，早、晚分2次温服。

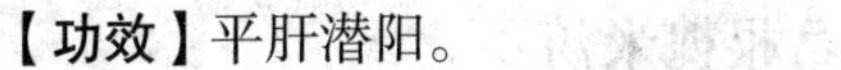

【功效】平肝潜阳。

【主治】原发性高血压，属肝阳上亢者。

【来源】《高血压冠心病单验方大全》

枣地归麻汤

【组成】酸枣仁、生地黄各20克，当归、牡丹皮、天麻各15克，白芍30克，菊花、莱菔子各12克。

头晕目眩者，重用天麻，加生牡蛎、生石决明各30克，钩藤15克，夏枯草10克，生大黄3克；耳鸣，腰膝酸痛，疲乏，盗汗，五心烦热，舌质嫩红，苔薄黄，脉细数者，去莱菔子，重用生地黄，加天花粉12克，参须、麦冬各15克；平素肢冷不温，溺清长，便稀薄，心悸气短，舌白胖者，加杜仲、怀牛膝各15克，淫羊藿12克，重用酸枣仁；心悸失眠，心情烦躁者，加朱砂（水飞）3克，合欢皮12克，或配以中成药朱砂安神丸；一侧肢体或颜面一过性麻木，言语不利，舌蹇者，加僵蚕、土鳖虫各10克；肌肤甲错，肢体刺痛者，加丹参15克，干地龙12克，怀牛膝30克，桃仁、红花各10克，原方中白芍改赤芍；胸闷体肥，咯吐稠痰者，加白术20克，厚朴、姜半夏各10克，薏苡仁30克，或薏苡仁粥食疗；年老便秘者，加何首乌15克，女贞子12克；便干结且性情暴躁者，可酌用生大黄片冲服或番泻叶泡服；耳鸣目糊者，加灵磁石20克，决明子10克，珍珠母15克。

【用法】每日1剂，水煎2次，早、中、晚分3次温服。9日为1个疗程。

【功效】滋阴潜阳，柔肝息风。

【主治】原发性高血压，属阴虚阳亢者。

【来源】陕西中医，1997，18（9）

葛根槐米汤

【组成】葛根30克，槐米、茺蔚子各15克，丹参、何首乌各3克，黄芪20克，酸枣仁15克。

【用法】每日1剂，水煎2次，早、晚分2次温服。

【功效】平肝降压。

【主治】原发性高血压，属肝阳上亢者。

【来源】《高血压冠心病单验方大全》

决明牡蛎汤

【组成】石决明（先煎）30克，牡蛎（先煎）30克，白芍15克，牛膝15克，钩藤（后下）15克，莲子心6克，莲须10克。

【用法】每日1剂，水煎2次，早、晚分2次温服。

【功效】平肝潜阳。

【主治】原发性高血压，属肝阳上亢者。

【来源】《高血压冠心病单验方大全》

七味调达汤

【组成】杏仁12克，蒺藜、玄参、丹参、车前子各15克，槟榔6克，琥珀粉（冲）1克。

【用法】每日1剂，水煎2次，早、晚分2次温服。

【功效】清肝潜阳，通络降压。

【主治】原发性高血压，属肝阳上亢者。

【来源】《新编中国心血管病秘方全书》

新小续命汤

【组成】麻黄、杏仁、附子（先煎）各9克，防己、玄参、黄苓、芍药、川芎、防风各12克，桂心6克，甘草、生姜各3克。

【用法】每日1剂，水煎2次，早、晚分2次温服。

【功效】助阴抑阳，平肝降逆。

【主治】原发性高血压，属肝阳上亢者。

【来源】《新编中国心血管病秘方全书》

镇静养肝汤

【组成】生石决明30克，白芍30克，桑椹30克，菊花10克，法半夏9克，茯苓9克，当归10克，钩藤15克，天麻12克，灵磁石（布包）30克，朱砂（布包）3克。

【用法】除灵磁石、朱砂外，先将其他药用水浸泡30分钟，而后同灵磁石、朱砂共置火上煎至30分钟，每剂煎2次，将2次所煎药液混匀，分2次温服，每日1剂。

【功效】滋补肝肾，镇肝息风。

【主治】原发性高血压，属肝阳上亢者。

【来源】《中国当代名医验方大全》

平肝息风汤

【组成】珍珠母（先煎）20克，石决明（先煎）25克，何首乌50克，白菊花15克，钩藤（后下）15克，玄参40克，白芍15克，牛膝15克，蒺藜15克，地龙15克，黄芩15克，夏枯草15克。

【用法】每日1剂，水煎2次，早、中、晚分3次温服。

【功效】平肝息风。

【主治】原发性高血压，属肝阳上亢者。

【来源】《高血压冠心病单验方大全》

红龙夏海汤

【组成】川牛膝12克，地龙12克，海藻30克，夏枯草30克。

【用法】每日1剂，水煎2次，早、晚分2次温服。

【功效】清肝平肝，潜阳息风。

【主治】原发性高血压，属肝阳上亢者。

【来源】《小方治大病》

柴胡龙牡汤

【组成】柴胡12克，生龙骨（先煎）、生牡蛎（先煎）、黄芩、生姜、人参、桂枝、茯苓各4.5克，半夏、大黄各6克，大枣6枚，代赭石（先煎）30克。

【用法】每日1剂，水煎2次，早、晚分2次温服。30日为1个疗程，一般连续服用1~3个疗程。

【功效】平肝潜阳，通络降压。

【主治】原发性高血压，属肝阳上亢者。

【来源】《新编中国心血管病秘方全书》

复方芹菜根汤

【组成】芹菜根50克，葵花盘50克，夏枯草15克，桑寄生25克，益母草25克。

【用法】每日1剂，水煎2次，早、晚分2次温服。

【功效】清肝泻热，平降肝阳。

【主治】原发性高血压，属肝阳上亢者。

【来源】《千方治百病》

桑皮地骨清肝汤

【组成】桑白皮30克，地骨皮30克，生地黄15克，玄参15克，天麻10克，钩藤（后下）15克，川芎10克，牡丹皮10克。

口渴明显者，加天花粉；大便干结者，加火麻仁。

【用法】每日1剂，水煎2次，早、中、晚饭后分3次温服。20日为1个疗程，可连续服用2~3个疗程。

【功效】清肝降压。

【主治】原发性高血压，属肝阳上亢，痰火上扰者。

【来源】《高血压中医传统药食疗法》

自拟平肝潜阳方

【组成】钩藤30克，生石决明30克，夏枯草10克，黄芩10克，牡丹皮30克，龙胆6克，菊花10克，羚羊角粉（吞服）0.6克。

肢体麻木者，加地龙10克，川牛膝10克，丹参30克，川芎10克，黄芪30克。

【用法】每日1剂，水煎2次，早、晚分2次温服。

【功效】平肝潜阳。

【主治】原发性高血压，属肝阳上亢者。

【来源】中国民族民间医药杂志，2010，19（12）

潜阳息风丸

【组成】生地黄15克，玄参15克，牡丹皮6克，焦栀子6克，代赭石24克，生龟甲6克，胆南星6克，清半夏6克，红花3克，桃仁6克，明天麻6克，钩藤9克，当归9克，生山药8克，牛膝15克，杭白芍9克，地龙6克，菊花9克，黄芩9克，知母6克，生石膏21克，薄荷15克。

无明显热象者，去生石膏；无明显瘀血表现者，去红花、桃仁、当归；口干、口苦明显者，加龙胆；腰膝酸软，潮热盗汗，阴虚明显者，生地黄改熟地黄，加山茱萸。

【用法】共为细末，炼蜜为丸，每丸9克，早、晚饭后各服1丸。亦可用水煎服，每日1剂，早、晚分2次温服。

【功效】镇肝潜阳息风。

【主治】原发性高血压，属肝阳上亢化风者。

【来源】《中华民间秘方大全》

平肝降压汤Ⅰ

【组成】生石决明（先煎）30克，夏枯草16克，滁菊花15克，黄芩9克，钩藤（后下）12克，桑寄生15克，炒白芍9克，牛膝9克，杜仲12克，地龙9克，川芎5克。

【用法】每日1剂，水煎2次，早、晚分2次温服。

【功效】潜阳活血。

【主治】原发性高血压，属肝阳上亢者。

【来源】《名医特色经验精华》

平肝降压汤Ⅱ

【组成】玄参15克，白芍、夏枯草、决明子、石决明（先煎）、珍珠母（先煎）各30克，钩藤（后下）、何首乌、丹参各20克，地龙10克，砂仁（后下）6克。

头晕甚者，加天麻10克；失眠甚者，加酸枣仁、首乌藤各15克，牡蛎（先煎）30克。

【用法】每日1剂，水煎2次，早、晚分2次温服。10日为1个疗程。

【功效】滋补肝肾，育阴潜阳。

【主治】原发性高血压，属阴虚阳亢者。

【来源】《常见病验方荟萃》

平肝降压汤Ⅲ

【组成】怀牛膝30克，代赭石（先煎）15克，黄精20克，决明子15克，钩藤（后下）15克，车前子20克。

原发性高血压1级，肝火偏旺者，加龙胆、黄芩、栀子、木通、生地黄、杭白芍、甘草；原发性高血压2级，阴虚阳亢者，加天麻、杜仲、桑寄生、益母草、首乌藤；肝肾阴虚者，加枸杞子、菊花、熟地黄、山茱萸、山药、泽泻、茯苓；原发性高血压3级，已有心、脑、肾损伤者，加地龙、法半夏、何首乌、女贞子。

【用法】每日1剂，水煎2次，早、晚分2次温服。连用1个月为1个疗程。

【功效】平肝潜阳，滋养肝肾。

【主治】原发性高血压，属肝肾阴虚，肝阳上亢者。

【来源】山西中医，2000，16（1）

平肝降压汤Ⅳ

【组成】龙骨、牡蛎、珍珠母（均先煎）、夏枯草各30克，白芍、何首乌、决明子、菊花各12克，钩藤20克，川牛膝15克。

心烦易怒，胸胁胀满者，加生栀子、黄芩、茺蔚子；肢麻，舌质紫黯者，加鸡血藤、地龙、丝瓜络、豨莶草；失眠多梦者，加炒酸枣仁、远志、茯苓、琥珀；耳鸣耳聋者，加灵磁石、白术、半夏、天麻；面色苍白，心悸气短者，加太子参、当归、桑寄生；

腰酸腿软者，加杜仲、女贞子、墨旱莲。

【用法】每日1剂，水煎2次，早、晚分2次温服。40日为1个疗程。

【功效】育阴降火，平肝潜阳。

【主治】原发性高血压，属肾阴不足，肝阳上亢者。

【来源】《新编中国心血管病秘方全书》

泽泻混合并用汤

【组成】泽泻30~50克，川芎、白术各20~30克，决明子、野菊花、桑寄生各15~20克，钩藤40~60克，全蝎5~10克。

气血瘀阻者，加丹参、桃仁、红花各15~30克；气阴两虚者，加续断、生地黄各10克；肝阳上亢者，加玄参、枸杞子、麦冬各10~15克。

【用法】将上药水煎3次后合并药液，分2~3次口服，每日1剂。10日为1个疗程。

【功效】平肝潜阳。

【主治】原发性高血压。

【来源】《中国民间秘方验证大全》

麻仲降压方

【组成】天麻10克，桑寄生10克，钩藤（后下）30克，决明子30克，杜仲10克，川牛膝12克，益母草10克，杭白芍10克，生山楂10克，首乌藤10克。

眩晕，头痛，口苦，舌红苔黄者，加黄芩、栀子、夏枯草；眩晕眼花，腰膝无力，五心烦热，舌红少苔，脉细弦数者，去决明子，加菊花、生地黄、枸杞子。

【用法】每日1剂，水煎2次，早、晚分2次温服。14日为1个疗程，一般需1~3个疗程。

【功效】平肝潜阳。

【主治】原发性高血压，属肝阳上亢者。

【来源】北京中医，1998，17（2）

平肝益肾方

【组成】天麻9克，钩藤（后下）12克，石决明（先煎）18克，川牛膝12克，栀子9克，黄芩9克，杜仲9克，桑寄生9克，首乌藤9克。

血瘀较重者，加丹参20克，益母草15克；便秘者，加生大黄6克；情志不畅明显者，加柴胡6克，郁金12克；火盛者，加龙胆6克；失眠重者，加朱茯神10克，生龙骨20克。

【用法】每日1剂，水煎2次，早、晚分2次温服。2周为1个疗程。

【功效】镇肝潜阳。

【主治】原发性高血压，属肝阳上亢者。

【来源】南京中医药大学（学位论文），2004

平肝活络经验方

【组成】钩藤20克，菊花10克，夏枯草30克，杜仲15克，地龙10克，川芎10克，牛膝10克，红花12克。

【用法】每日1剂，水煎2次，早、晚分2次温服。14日为1个疗程，连用2个疗程。

【功效】平肝活络。

【主治】原发性高血压，属肝阳上亢者。

【来源】吉林中医药，1998，18（2）

菊花贯众饮

【组成】蓝布正15克，野菊花15克，贯众15克，钩藤（后下）10克，生杜仲12克，玉米须20克。

【用法】每日1剂，水煎2次，早、晚分2次温服。

【功效】平肝降压。

【主治】原发性高血压，属肝阳上亢者。

【来源】《高血压冠心病单验方大全》

大黄半夏茶

【组成】大黄、制半夏各5克，茯苓、桂枝、黄芩、大枣、生姜、人参各3克，龙骨、牡蛎各9克。

【用法】每日1剂，以清水两碗，煎至半碗，分3次服完。

【功效】益气通络，平肝抑阳。

【主治】原发性高血压，属肝阳上亢者。

【来源】《中国秘方全书》

钩藤当归茶

【组成】钩藤（后下）、当归各9克，黄芩、杜仲、桑寄生各5克，枳实、怀牛膝各3克。

【用法】每日1剂，水煎2次，分2~3次温服。

【功效】清热平肝滋阴。

【主治】原发性高血压，属肝阳上亢者。

【来源】《中国秘方全书》

自制降压茶

【组成】 蒺藜3克，野菊花、葛根、钩藤、决明子各2克，枳壳1克。

【用法】 将上药按组成比例混合充分后粉碎为粉末，然后用茶滤纸按每包5克进行包装。每日3包，以开水冲泡代茶饮。20日为1个疗程。

【功效】 平肝潜阳，滋养肝阴。

【主治】 原发性高血压，属肝阳上亢者。

【来源】 四川中医，2000，18（7）

钩藤地龙茶

【组成】 钩藤10克，地龙10克，石决明15克，茵陈蒿10克。

【用法】 先将石决明捣碎，再将地龙切碎，与其余诸药同放入茶杯中，加入沸水，盖严杯盖，约20分钟后代茶饮，每日1剂。

【功效】 平肝潜阳息风。

【主治】 原发性高血压，属肝阳上亢者。

【来源】《药茶》

双石汤袋泡茶

【组成】 石决明、代赭石、天麻、杜仲、桑寄生、丹参、菊花。

【用法】 每包含生药10克，每次2包，每日3次。2个月为1个疗程。

【功效】 平肝潜阳。

【主治】 原发性高血压，属肝阳上亢者。

【来源】 广州医学院学报，2005，33（5）

西瓜翠决明茶

【组成】西瓜翠衣、决明子各9克。

【用法】上两味煎汤，代茶饮。

【功效】清热平肝。

【主治】原发性高血压，属肝阳上亢者。

【来源】《民间偏方秘方精选》

香蕉西瓜皮饮

【组成】香蕉3只，西瓜皮60克（鲜品加倍），玉米须60克，冰糖适量。

【用法】香蕉去皮与西瓜皮、玉米须共煮，加冰糖调服。每日2次。

【功效】平肝泻热，利尿润肠。

【主治】原发性高血压，属肝阳上亢者。

【来源】《偏方大全》

白菊炒鲜贝

【组成】鲜白菊花15克，鲜贝250克，青豌豆50克，珍珠粉0.15克，食用油、精盐、味精、白糖、料酒、淀粉各适量。

【用法】将白菊花去杂洗净，挤干水分，鲜贝去净泥沙，洗净，切片，青豌豆洗净，备用。取一小碗，放入珍珠粉、淀粉、清水，调兑成芡汁，备用。炒锅上火，加油烧热，下豌豆炒熟，加入鲜贝片、白菊花略炒，再加入精盐、味精、白糖、料酒炒匀，淋入湿淀粉勾成薄芡即成。

【功效】清热凉血，平肝潜阳。

【主治】原发性高血压，属肝阳上亢者。

【来源】《花疗偏方》

魏长春经验方

【组成】墨旱莲、夏枯草、野菊花、决明子、地龙、怀牛膝、桑寄生、钩藤各10克，谷精草15克。

【用法】每日1剂，水煎2次，早、晚分2次温服。

【功效】凉肝潜阳，滋肝止眩。

【主治】原发性高血压，属肝阳上亢者。

【来源】《中华当代名医妙方精华》

岳美中经验方

【组成】百合、生地黄、菊花、决明子、夏枯草、白芍各12克，桑寄生9克。

【用法】每日1剂，水煎2次，早、晚分2次温服。

【功效】凉肝滋阴，息风止眩。

【主治】原发性高血压，属肝阳上亢者。

【来源】《中华当代名医妙方精华》

盛国荣经验方

【组成】生石膏（先煎）60克，知母、黄芩各10克，怀山药、钩藤（后下）各16克，龙胆5克，甘草4克。

【用法】每日1剂，水煎2次，早、晚分2次温服。

【功效】平肝潜阳，清胃泻火。

【主治】原发性高血压，属肝阳上亢，胃火炽盛者。

【来源】《著名中医学家的学术经验》

泄热平肝汤

【组成】生石决明（先煎）24克，生地黄15克，车前草12克，夏枯草10~12克，甘草3克。

眩晕明显者，加泽泻；口干口苦者，加黄芩、天花粉；大便秘结，轻者加火麻仁，重者加大黄（后下）。

【用法】每日1剂，水煎2次，早、晚分2次温服。

【功效】泄热平肝。

【主治】原发性高血压，属肝热阳亢者。

【来源】《高血压病验方500首》

丹栀加味汤

【组成】牡丹皮12~15克，栀子12~15克，黄芩12~15克，菊花（或野菊花）12~15克，柴胡15克，茯苓15克，钩藤15克，夏枯草15克，白芍30克，当归9~12克，薄荷9克。

眩晕严重者，加天麻、钩藤、川牛膝；口干口苦者，加龙胆、天花粉；急躁易怒者，加郁金。

【用法】每日1剂，水煎2次，早、晚分2次温服。

【功效】凉肝息风。

【主治】原发性高血压，属肝热阳亢化风者。

【来源】《高血压病验方500首》

镇肝降压汤

【组成】川楝子、赤芍各12克，牛膝9克，龟甲（先煎）、牡蛎（先煎）、石决明、玄参、麦芽各30克，麦冬、代赭石（先煎）各15克。

【用法】每日1剂，水煎2次，早、晚分2次温服。1个月为1

个疗程。

【功效】重镇降逆，养阴息风。

【主治】原发性高血压，属肝阳上亢，肝风内动者。

【来源】《新编中国心血管病秘方全书》

黄芩清肝汤

【组成】黄芩9克，生白芍9克，生甘草3克，龙胆3克，焦栀子9克，钩藤（后下）9克，怀牛膝15克。

【用法】每日1剂，水煎2次，早、晚分2次温服。

【功效】平肝泻火。

【主治】原发性高血压，属肝阳上亢，胆火内炽者。

【来源】《高血压冠心病单验方大全》

平肝养血汤

【组成】夏枯草、珍珠母（先煎）、益母草各30克，石决明、钩藤、生地黄、泽泻各15克，菊花、山茱萸、柴胡、车前子各12克，丹参20克，何首乌25克。

【用法】每日1剂，水煎2次，早、晚分2次温服。10日为1个疗程。

【功效】平肝息风，养血活血。

【主治】原发性高血压，属肝阳上亢，瘀血阻络者。

【来源】《新编中国心血管病秘方全书》

平肝活络汤

【组成】钩藤20克，夏枯草30克，杜仲15克，地龙、菊花、川芎、牛膝各10克，红花12克。

血脂高者，加僵蚕10克，桑寄生20克；湿热盛者，加黄芩10克，鬼针草30克。

【用法】每日1剂，水煎2次，早、晚分2次温服。

【功效】平肝潜阳，活血通络。

【主治】原发性高血压，属肝阳上亢，瘀血阻络者。

【来源】《新编中国心血管病秘方全书》

川芎泽泻汤

【组成】川芎20~40克，泽泻30~80克，白术、决明子、钩藤、桑寄生、全蝎均常规用量。

肝阳上亢者，加金银花、菊花、焦栀子；阴虚阳亢者，加生地黄、玄参、麦冬、枸杞子、火麻仁；气阴两虚者，酌加杜仲、牛膝、生地黄；气血瘀阻者，酌加红花、赤芍、丹参、全蝎。

【用法】每日1剂，水煎2次，早、晚分2次温服。12日为1个疗程，一般服用2~3个疗程。

【功效】活血通络，平肝降压。

【主治】原发性高血压，属肝阳上亢，瘀血阻络者。

【来源】《新编中国心血管病秘方全书》

决明益母汤

【组成】石决明（先煎）、益母草各30克，天麻、钩藤（后下）、菊花、夏枯草各10克，杜仲、桑寄生、川牛膝、怀牛膝、丹参各15克。

肝火亢盛者，加栀子、黄芩各10克；阴虚阳亢者，加枸杞子、熟地黄各15克；阴阳两虚者，加淫羊藿、仙茅各10克。

【用法】每日1剂，水煎2次，早、晚分2次温服。15日为1个疗程。

【功效】平肝潜阳，活血化瘀。

【主治】原发性高血压，属肝阳上亢，阴虚风动者。

【来源】《新编中国心血管病秘方全书》

加味牛膝汤

【组成】川牛膝20克，牡丹皮15克，桃仁15克，车前子10克，当归15克，川芎15克，生龙骨（先煎）15克，生牡蛎（先煎）15克。

面赤，易怒酌加栀子、钩藤、菊花；失眠酌加首乌藤、酸枣仁；头晕酌加天麻、石决明；心慌气短酌加黄芪、太子参。

【用法】每日1剂，水煎2次，取汁300毫升，早、中、晚分3次温服。3周为1个疗程。

【功效】平肝潜阳，活血化瘀。

【主治】原发性高血压，属肝阳上亢，瘀血阻络者。

【来源】吉林中医药，2008，28（6）

槐花降压汤

【组成】槐花、桑寄生各25克，夏枯草、菊花、决明子各20克，川芎、地龙各15克。

兼心烦失眠者，加首乌藤、磁石各25克；兼肾虚腰痛失眠者，加淫羊藿、炒酸枣仁各20克，龙骨、牡蛎各25克；兼胸痹者，加全瓜蒌25克，淫羊藿、丹参各20克；兼心痛者，加佛手20克，延胡索15克，三七粉7.5克（冲服）；伴中风者，加牛蒡子25克，钩藤30克，全蝎10克（研末冲服）；有动脉硬化者，加何首乌25克，赤芍20克；血脂高者，以主方重用槐花40克，决明子30克，加泽泻20克。

【用法】每日1剂，水煎2次，早、晚分2次温服。

【功效】平肝潜阳，活血化瘀，补肾祛风。

【主治】原发性高血压，属肝阳上亢，瘀血阻络者。

【来源】《新编中国心血管病秘方全书》

蜈蚣息风汤

【组成】蜈蚣3~10条，全蝎4~10克，僵蚕6~10克，黄芪30~60克，赤芍9~15克，乳香6~9克。

【用法】每日1剂，水煎2次，早、晚分2次温服。

【功效】息风通络。

【主治】原发性高血压，属肝阳上亢，气虚血瘀者。

【来源】福建中医药，2008，39（6）

清降汤

【组成】桑白皮30克，地骨皮30克。

头晕、头痛明显者，加天麻、钩藤；烦躁、口苦者，加龙胆；口渴者，加天花粉；胸闷者，加丹参、瓜蒌皮；大便干结者，加大黄。

【用法】每日1剂，水煎3次，早、中、晚饭后分3次温服。20日为1个疗程，可连续服用。

【功效】清肝泻肺，凉血散瘀。

【主治】原发性高血压，属肝阳上亢，痰火上扰者。

【来源】《中国当代名医验方大全》

苦参决明汤

【组成】苦参15克，茺蔚子15克，决明子20克，山楂15克，槐花20克，五味子10克，磁石15克，牛膝15克，天竺黄15克。

【用法】每日1剂，水煎2次，早、晚分2次温服。

【功效】清泻痰瘀，育阴潜阳。

【主治】原发性高血压，属肝阳上亢，痰火上扰者。

【来源】《中国当代名医验方大全》

三草二明汤

【组成】**夏枯草30克，豨莶草30克，益母草30克，决明子35克，石决明（先煎）30克。**

【用法】每日1剂，水煎2次，早、晚分2次温服。

【功效】清肝泻火，息风潜阳。

【主治】原发性高血压，属肝阳上亢，肝火上炎者。对情志失调或饮食不节引起者尤为适宜。

【来源】《小方治大病》

风引汤

【组成】**石膏25克，寒水石25克，滑石25克，赤石脂25克，紫石英20克，牡蛎10克，龙骨12克，桂枝12克，干姜4.5克，大黄4.5克，甘草4.5克。**

【用法】每日1剂，水煎2次，早、晚分2次温服。

【功效】清肝泻火，潜阳息风。

【主治】原发性高血压，属肝阳上亢，肝火夹痰者。

【来源】《金匮要略》

加味小陷胸汤

【组成】**黄连10克，半夏15克，全瓜蒌20克，天麻10克，栀子10克。**

痰热明显，黄痰严重者，加天竺黄、黄芩；大便不通者，加火麻仁、决明子；恶心欲吐者，加陈皮、竹茹。

【用法】每日1剂，水煎2次，早、晚分2次温服。

【功效】清热祛痰，宽胸散结。

【主治】原发性高血压，属痰瘀互结者。

【来源】中医药学报，2013，41（1）

镇肝息风化痰祛瘀汤

【组成】法半夏10克，白术10克，天麻10克，白芍10克，赤芍10克，夏枯草10克，玄参10克，龟甲20克，竹茹10克，丹参10克，田七5克，钩藤（后下）3克，全蝎3克，胆南星10克。

【用法】每日1剂，水煎2次，早、晚分2次温服。

【功效】健脾养阴，化痰息风，活血祛瘀。

【主治】原发性高血压，属肝阳上亢，痰瘀互结者。

【来源】中国中医急症，2008，17（5）

龙牡汤

【组成】黄芪15克，党参18克，白术、当归、白芍各10克，炙甘草6克，生龙骨、生牡蛎各24克。

【用法】每日1剂，水煎2次，早、晚分2次温服。

【功效】镇肝潜阳，益气通络。

【主治】原发性高血压，属肝阳上亢，气血亏虚者。

【来源】《新编中国心血管病秘方全书》

龙牡地黄汤

【组成】生地黄、山药、代赭石（先煎）、钩藤（后下）各25克，牡丹皮、泽泻、山茱萸各10克，生龙骨（先煎）、牡蛎（先煎）各30克，茯苓、地龙各15克。

【用法】每日1剂，水煎2次，早、晚分2次温服。

【功效】养阴平肝，重镇潜降。

【主治】原发性高血压，属阴虚阳亢者。

【来源】《新编中国心血管病秘方全书》

镇肝熄风汤加减

【组成】白芍40克，玄参25克，天冬25克，茵陈25克，牛膝40克，丹参40克，生牡蛎40克，生槐花50克，代赭石40克，生地黄40克，茺蔚子25克，首乌藤40克。

【用法】每日1剂，水煎2次，早、晚分2次温服。

【功效】镇肝息风，通络降压。

【主治】原发性高血压，属阴虚阳亢者。

【来源】《千家妙方》

杜仲二黄汤

【组成】生杜仲、决明子、山楂肉各15克，黄柏6克，生大黄3克，玉米须60克。

【用法】每日1剂，水煎2次，早晨空腹服1次，午睡及晚上临睡前各服1次。

【功效】滋肾养肝，泄热利湿。

【主治】原发性高血压，属阴虚阳亢者。

【来源】《中华民间秘方大全》

车前二参汤

【组成】杏仁12克，蒺藜、玄参、丹参、车前子各15克，槟榔6克，琥珀粉1克（布包）。

【用法】每日1剂，水煎2次，早、晚分2次温服。

【功效】滋阴清热，平肝祛瘀，利水降压。

【主治】原发性高血压，属阴虚阳亢者。

【来源】《中华民间秘方大全》

钩藤平肝汤

【组成】钩藤（后下）25克，枸杞子15克，菊花10克，生地黄15克，天麻10克，珍珠母30克，丹参15克，当归10克，杜仲10克，怀牛膝10克，制鳖甲（先煎）15克，桑寄生15克，豨莶草15克。

头晕而痛，面红目赤，口苦，急躁易怒，舌红苔黄，脉弦数有力者，加龙胆、栀子；眩晕，头重而痛，胸闷恶心，口中黏腻，苔腻脉弦滑者，加竹茹10克，远志15克。

【用法】每日1剂，水煎2次，早、晚分2次温服。

【功效】滋阴潜阳。

【主治】原发性高血压，属阴虚阳亢者。

【来源】《高血压》

首乌延寿汤

【组成】何首乌15克，桑椹15克，天麻10克，石决明20克，怀牛膝10克，丹参10克，炙龟甲10克，茯苓10克，法半夏5克，甘草5克。

【用法】每日1剂，水煎2次，早、晚分2次温服。

【功效】育阴潜阳息风。

【主治】原发性高血压，属阴虚阳亢者。

【来源】《实用家庭中医百科验方》

牡蛎桑椹汤

【组成】 生牡蛎（先煎）30克，怀牛膝15克，桑椹30克，白芍30克，玄参15克，珍珠母（先煎）30克，丹参30克，麦冬30克，天麻10克，钩藤（后下）20克。

【用法】 每日1剂，水煎2次，早、晚分2次温服。

【功效】 滋阴清热，平肝潜阳。

【主治】 原发性高血压，属阴虚阳亢者。

【来源】《中华民间秘方大全》

牡蛎钩藤息风汤

【组成】 生牡蛎（先煎）30克，玄参、白芍、钩藤（后下）各15克，怀牛膝10~12克，甘草3克。

【用法】 每日1剂，水煎2次，早、晚分2次温服。

【功效】 滋阴潜阳息风。

【主治】 原发性高血压，属阴虚阳亢者。

【来源】《中华民间秘方大全》

桑膝汤

【组成】 桑叶15克，菊花15克，牛膝15克，杜仲15克，蓝布正15克。

【用法】 每日1剂，水煎2次，早、晚分2次温服。

【功效】 平肝降压。

【主治】 原发性高血压，属阴虚阳亢者。

【来源】《高血压冠心病单验方大全》

潜降汤

【组成】珍珠母30克，石决明30克，夏枯草30克，生地黄10克，枸杞子15克。

【用法】每日1剂，水煎2次，早、晚分2次温服。

【功效】滋阴潜阳。

【主治】原发性高血压，属阴虚阳亢者。

【来源】《高血压冠心病单验方大全》

龟麻汤

【组成】龟甲（先煎）30克，棉花根30克，天麻15克。

【用法】每日1剂，水煎2次，早、晚分2次温服。

【功效】滋阴平肝息风。

【主治】原发性高血压，属阴虚阳亢者。

【来源】《中华民间秘方大全》

蒺藜钩藤汤

【组成】钩藤（后下）15克，牛膝10克，蒺藜15克。

【用法】每日1剂，水煎2次，早、晚分2次温服。10日为1个疗程。

【功效】泻肝息风。

【主治】原发性高血压2级，属阴虚阳亢者。

【来源】《中华民间秘方大全》

寄生珍珠汤

【组成】桑寄生、珍珠母各30克，白芍20克，夏枯草15克，红花、酸枣仁各9克，地龙6克。

肝火亢盛者，加栀子、龙胆；阴虚阳亢者，加龟甲、鳖甲

（均先煎）；阴阳两虚者，加杜仲、枸杞子；痰浊中阻者，加茯苓、薏苡仁、法半夏。

【用法】每日1剂，水煎2次，早、晚分2次温服。2周为1个疗程，一般连续用2~3个疗程。

【功效】滋阴潜阳，通络降压。

【主治】原发性高血压，属阴虚阳亢者。

【来源】《新编中国心血管病秘方全书》

石玉书经验方

【组成】熟大黄20克，怀牛膝30克，黄芩12克，生石决明45克，金石斛24克。

【用法】每日1剂，水煎2次，早、晚分2次温服。

【功效】平肝潜阳，导引气血。

【主治】原发性高血压，属阴虚阳亢者。

【来源】《石家百年医案精选》

血压平胶囊

【组成】天麻、酸枣仁、菊花、汉防己、怀牛膝。

【用法】每次5粒，每日3次。4周为1个疗程。

【功效】养肝滋肾，平肝潜阳。

【主治】原发性高血压，属阴虚阳亢者。

【来源】湖南中医学院（学位论文），2004

天丹胶囊

【组成】天麻、杜仲、生地黄、酸枣仁、丹参、白芍。

【用法】每粒重0.5克，一次4粒，每日3次。4周为1个疗程。

【功效】滋阴潜阳，活血化瘀。

【主治】原发性高血压，属阴虚阳亢者。

【来源】成都中医药大学（学位论文），2005

平压散

【组成】益母草20克，何首乌20克，枸杞子20克，女贞子20克，墨旱莲20克，沙参15克，红花15克，钩藤15克，牛膝15克，当归15克，黄连10克，桑枝10克，黄芪15克。

【用法】共为细末，每包5克，每日2~3包。

【功效】平肝潜阳，补益肝肾。

【主治】原发性高血压，属阴虚阳亢者。

【来源】辽宁中医杂志，1997，24（10）

天地降压汤

【组成】天麻10~15克，地龙20克，干地黄15克，龟甲（先煎）30克，白芍10克，钩藤（后下）20克，僵蚕15克，何首乌20克，川芎10克，夏枯草15克。

若病久阴虚及阳，症见畏寒肢冷，便溏尿频，可去干地黄，加附子（先煎）、肉桂、淫羊藿等。

【用法】每日1剂，水煎2次，早、晚饭后半小时温服。4周为1个疗程。

【功效】滋阴潜阳。

【主治】原发性高血压，属阴虚阳亢者。

【来源】辽宁中医杂志，2000，27（2）

桑肝清热汤

【组成】制何首乌21克，川牛膝15克，赤芍15克，云茯苓

15克，泽泻15克，荷叶30克，决明子15克，山楂15克，地龙21克，鸡血藤30克，丹参21克，全蝎6克，桃仁15克，石菖蒲9克，牡蛎（先煎）15克。

【用法】每日1剂，水煎2次，早、晚分2次温服。

【功效】滋阴养肝，清热活血。

【主治】原发性高血压，属阴虚阳亢者。

【来源】《高血压病验方500首》

二参明肝汤

【组成】玄参、桑寄生、怀牛膝、枸杞子、杜仲、车前子（包煎）各10克，丹参、何首乌各15克，钩藤（后下）、石决明（先煎）各12克。

【用法】每日1剂，水煎2次，早、晚分2次温服。

【功效】滋阴通络，清肝降压。

【主治】原发性高血压，属阴虚阳亢者。

【来源】《新编中国心血管病秘方全书》

降压饮

【组成】生地黄、酸枣仁各25克，白芍、毛冬青各30克，天麻15克，钩藤（后下）20克。

【用法】每日1剂，水煎2次，早、晚分2次温服。7日为1个疗程。

【功效】柔肝息风，养心安神。

【主治】原发性高血压，属阴虚阳亢者。

【来源】《常见病验方荟萃》

花草茶

【组成】荠菜花15克，墨旱莲12克。

【用法】将上2味一同放入杯内，用沸水冲泡，代茶饮，每日1剂。

【功效】补肾益阴，清热凉血。

【主治】原发性高血压，属阴虚阳亢者。

【来源】《花疗偏方》

天麻知母茶

【组成】天麻10克，地骨皮10克，黄柏10克，石决明15克，知母10克。

【用法】先将石决明捣碎，再将天麻切碎，与其余诸药放入茶杯，加入沸水，盖严杯盖，约20分钟后代茶饮，每日1剂。

【功效】滋阴潜阳。

【主治】原发性高血压，属阴虚阳亢者。脾胃虚寒、大便溏泻者慎服。

【来源】《药茶》

复方牛膝汤Ⅰ

【组成】怀牛膝30克，桑寄生、杜仲各15克，莱菔子20克，川芎、钩藤（后下）各12克。

肝火旺盛者，加夏枯草；阴虚阳亢者，加玄参、龟甲（先煎）；阳虚者，加淫羊藿；血瘀者，加丹参；痰湿盛者，加泽泻；气虚者，加白术；失眠者，加炒远志；头痛者，重用川芎30克。

【用法】每日1剂，水煎2次，早、晚分2次温服。1个月为1个疗程，一般连续服用2~3个疗程。

【功效】补益肝肾，通络降压。

【主治】原发性高血压，属肝肾阴虚者。

【来源】《新编中国心血管病秘方全书》

复方牛膝汤Ⅱ

【组成】怀牛膝30克，钩藤20克，丹参20克，生地黄15克。

【用法】每日1剂，水煎2次，早、晚分2次温服。

【功效】滋阴息风。

【主治】原发性高血压，属阴虚阳亢者。

【来源】中国现代药物应用，2015，9（10）

归芍地黄汤

【组成】生地黄24克，当归11克，白芍11克，牡丹皮7克，茯苓7克，山药11克，山茱萸11克，泽泻7克。

【用法】每日1剂，水煎2次，早、晚分2次温服。

【功效】养血滋阴。

【主治】原发性高血压，属肝肾阴虚者。

【来源】《高血压传承老药方》

加味大补地黄汤

【组成】当归12克，怀山药12克，枸杞子12克，知母8克，山茱萸8克，白芍8克，生地黄10克，肉苁蓉6克，玄参6克，桑寄生15克，杜仲15克。

【用法】每日1剂，水煎2次，早、晚分2次温服。

【功效】育阴潜阳，滋养肝肾。

【主治】原发性高血压，属肝肾阴虚者。

【来源】海南中医药，2011，13（2）

四子薄荷降压汤

【组成】枸杞子9克，五味子12克，女贞子6克，金樱子6克。

【用法】开水泡服代茶饮，每服时加1克薄荷。

【功效】滋养肝肾。

【主治】原发性高血压，属肝肾阴虚者。

【来源】四川中医，2000，18（9）

首乌肢麻散

【组成】制何首乌15克，黑芝麻15克，女贞子15克，天冬20克，钩藤30克，蔓荆子15克，菊花10克，龙骨60克，蜈蚣1条，炙甘草10克。

眩晕甚者，加天麻；头痛者，加川芎；耳鸣者，加桑椹；血脉痹阻、胸闷气短、偶发胸痛者，加黄芪、丹参、红花；烦躁易怒者，加夏枯草、白芍；失眠多梦者，加酸枣仁、柏子仁；双目干涩者，加枸杞子。

【用法】每日1剂，水煎2次，早、晚分2次温服。

【功效】滋补肝肾。

【主治】原发性高血压，属肝肾阴虚者。

【来源】云南中医中药杂志，2013，34（8）

滋阴养血汤

【组成】生地黄24克，当归11克，白芍11克，牡丹皮7克，茯苓7克，山药11克，山茱萸11克，泽泻7克。

【用法】每日1剂，水煎2次，早、晚分2次温服。

【功效】养血滋阴。

【主治】原发性高血压，属肝肾阴虚者。

【来源】《高血压病药方大全》

益阴潜阳汤

【组成】玄参12克，麦冬、牛膝、茯苓、钩藤、菊花各9克，蝉蜕、炙远志各6克，代赭石、生龙骨、生牡蛎各15克。

肾阴亏虚甚者，加熟地黄、女贞子、龟胶；血压持续不降者，酌加桑寄生、夏枯草、生杜仲。

【用法】每日1剂，水煎2次，早、晚分2次温服。

【功效】滋阴潜阳，通络降压。

【主治】原发性高血压，属肾阴亏虚，肝阳上亢者。

【来源】《新编中国心血管病秘方全书》

新珍珠母汤

【组成】何首乌、丹参、牛膝、豨莶草各15克，泽泻、天麻、杜仲、蒺藜、枸杞子各10克，生地黄、钩藤（后下）各20克，珍珠母、龙骨（均先煎）各30克。

阴虚火旺者，加知母、黄柏、龟甲；痰湿壅盛者，去生地黄，加半夏、茯苓、陈皮。

【用法】每日1剂，水煎2次，早、晚分2次温服。3周为1个疗程。

【功效】清肝息风，通络降压。

【主治】原发性高血压，属肾阴亏虚，肝阳上亢者。

【来源】《新编中国心血管病秘方全书》

调压汤

【组成】决明子30克，葛根20克，川芎20克，泽泻20克，生地黄20克，熟地黄20克，生白芍30克，天麻12克，钩藤15克，珍珠母30克，茯苓20克，川牛膝20克，路路通10克，地龙10克，生甘草10克，野菊花15克。

【用法】每日1剂，水煎2次，早、晚分2次温服。

【功效】滋阴潜阳，祛邪活络。

【主治】原发性高血压，属肝肾阴虚，肝阳上亢，络脉失养者。

【来源】光明中医，2014，29（11）

固本降压胶囊

【组成】天麻、石决明、地龙、茺蔚子、龟甲、杜仲、桑寄生、怀牛膝、丹参、泽泻、茯苓各30克，琥珀、磁石各10克，夏枯草、玉米须各50克。

【用法】上药共为细末，装入胶囊，每次5粒，1日2~3次。8周为1个疗程。

【功效】平肝潜阳，补肾填精，活血安神，健脾利尿。

【主治】原发性高血压，属肝肾阴虚，肝阳上亢者。

【来源】陕西中医，2000，21（2）

李氏经验方

【组成】天麻、钩藤（后下）、菊花、夏枯草各10克，杜仲、桑寄生、牛膝、丹参各15克，石决明（先煎）、益母草各30克。

肝火亢盛者，加栀子、黄芩各10克；阴虚阳亢者，加枸杞子、熟地黄各15克；阴阳两虚者，加仙茅、淫羊藿各10克。

【用法】每日1剂，水煎2次，早、晚分2次温服。

【功效】平肝潜阳，活血化瘀。

【主治】原发性高血压，属肝肾阴虚，肝阳上亢者。

【来源】陕西中医，1997，18（3）

清脑降压汤

【组成】珍珠母（先煎）20克，石决明（先煎）25克，何首乌50克，白菊花15克，钩藤15克。

【用法】每日1剂，水煎2次，早、晚分2次温服。

【功效】平肝息风，育阴潜阳。

【主治】原发性高血压，属肝肾阴虚，肝阳上亢者。

【来源】《小方治大病》

柔肝清眩汤

【组成】白芍30克，牛膝30克，地龙30克，生石决明（先煎）30克，珍珠母（先煎)30克，钩藤10克，天麻10克，桑寄生30克，丹参30克，牡丹皮15克，川芎15克。

【用法】每日1剂，水煎2次，早、晚分2次温服。

【功效】育阴潜阳，柔肝降火。

【主治】原发性高血压，属肝肾阴虚，肝火上炎兼肝火旺盛者。

【来源】北京中医药大学学报，2005，12（4）

丹参钩藤汤

【组成】丹参、钩藤（后下）各20克，益母草15克，石决明（先煎）25克，杜仲10克，黄芩10克，泽泻15克，桑寄生15克，酸枣仁10克，甘草5克。

痰浊中阻者，去黄芩、酸枣仁，加天麻、半夏、炒白术各10克；气虚血瘀者，加黄芪15克，红花5克，太子参15克；肝肾阴虚者，去泽泻，加熟地黄10克，白芍12克，女贞子10克，桑椹15克；血脂高者，加炒山楂10克，何首乌10克，决明子20克。

【用法】每日1剂，水煎2次，早、晚分2次温服。4周为1个疗程，一般连续服用1~3个疗程。

【功效】清肝泻火，通络降压。

【主治】原发性高血压，属肝火上炎，瘀血阻络者。

【来源】安徽中医临床杂志，1998，10（6）

泽泻降压汤

【组成】泽泻50~100克，益母草、车前子、夏枯草、决明子、钩藤、寄生、牡丹皮一般用量。

肝阳上亢者，加菊花、龙胆、地龙、豨莶草；阴虚阳亢者，加生地黄、玄参、葛根、枸杞子；气阴两虚者，加杜仲、生地黄、仙茅、淫羊藿；血瘀阻络者，加牛膝、地龙、红花、丹参、赤芍。

【用法】每日1剂，水煎2次，早、晚分2次温服。15日为1个疗程。

【功效】益肾平肝，清热活血。

【主治】原发性高血压，属阴虚阳亢，瘀血阻络者。

【来源】《新编中国心血管病秘方全书》

孙氏经验方

【组成】钩藤（后下）20克，菊花10克，夏枯草30克，熟地黄15克，何首乌10克，白芍10克，川芎10克，牛膝10克，红花12克。

兼痰湿者，加薏苡仁10克，茯苓20克；血脂高者，加僵蚕10克，桑寄生20克；兼湿热者，加黄芩10克，鬼针草30克；兼心悸者，加麦冬30克，党参10克。

【用法】每日1剂，水煎2次，早、晚分2次温服。14日为1个疗程，连用1~2个疗程。

【功效】平肝育阴活络。

【主治】原发性高血压，属阴虚阳亢，瘀血阻络者。

【来源】江苏中医，1997，18（4）

首乌茯神汤

【组成】肥玉竹、制何首乌、煅石决明各15克，牡丹皮6克，连翘心、竹叶卷心、焦栀子、竹沥半夏各10克，茯神、杭菊花、玄参、生白芍各12克。

【用法】每日1剂，水煎2次，早、晚分2次温服。

【功效】滋肾潜阳，清心化痰。

【主治】原发性高血压，属阴虚阳亢，痰火上扰者。

【来源】《中华民间秘方大全》

四草汤

【组成】夏枯草10克，龙胆3克，益母草10克，白芍10克，甘草6克。

【用法】每日1剂，水煎2次，早、晚分2次温服。

【功效】清肝泻火，行血通经，缓急解痉。

【主治】原发性高血压，属肝郁化火上炎者。

【来源】《小方治大病》

加味四草汤

【组成】夏枯草16克，益母草16克，车前草16克，豨莶草16克，怀牛膝18克，黄精18克，决明子16克。

【用法】每日1剂，水煎2次，早、晚分2次温服。

【功效】平肝补肾。

【主治】原发性高血压，属肝肾亏虚者。

【来源】现代中医药，2006，26（5）

芍药四草汤

【组成】白芍15克，甘草6克，夏枯草10克，龙胆6克，益母草12克。

出血者，加侧柏叶、白茅根；大便秘结者，加大黄。

【用法】每日1剂，水煎2次，早、晚分2次温服。

【功效】清肝泻火，柔肝缓急。

【主治】原发性高血压，属肝火亢盛者。

【来源】《高血压中医有效疗法》

降压合剂

【组成】玄参15克，钩藤（后下）15克，夏枯草15克，地龙9克，首乌藤15克，炒酸枣仁9克。

【用法】上药置器皿中，加水300毫升，煎至150毫升，每日分3次服。每周3~5剂，1个月为1个疗程。

【功效】滋阴平肝，养心安神。

【主治】原发性高血压，属阴虚阳亢，心失滋养者。

【来源】《千家妙方》

桑草汤

【组成】桑叶15克，菊花15克，地龙15克，钩藤（后下）45克，决明子30克，川牛膝30克，桑寄生30克。

头晕、头痛明显者，加天麻；视物模糊者，加枸杞子、茺蔚子。

【用法】每日1剂，水煎2次，早、晚分2次温服。10日为1个疗程。

【功效】泻热平肝息风。

【主治】原发性高血压，属肝火亢盛，风火上扰者。

【来源】《新疆常见病中医治疗》

栀菊汤

【组成】蓝布正15克，栀子10克，黄菊花25克，生杜仲根20克。

便秘者，加番泻叶；视物模糊者，加枸杞子。

【用法】每日1剂，水煎2次，早、晚分2次温服。10日为1个疗程。

【功效】清肝降压。

【主治】原发性高血压，属肝火亢盛者。

【来源】《中华祖传秘方大全》

龙胆决明汤

【组成】决明子30克，白芍30克，生地黄20克，白术20克，泽泻20克，龙胆12克，山栀10克。

耳鸣，听力下降者，加磁石、石菖蒲；眩晕、头痛明显者，加天麻、全蝎。

【用法】每日1剂，水煎2次，早、晚分2次温服。10日为1个疗程。

【功效】清肝泻火。

【主治】原发性高血压，属肝火亢盛，风火上扰者。

【来源】《中华民间秘方大全》

龙胆泻肝汤

【组成】龙胆（酒炒）6克，黄芩（酒炒）9克，栀子（酒炒）9克，泽泻12克，木通9克，车前子9克，当归（酒炒）8克，生地黄20克，柴胡10克，生甘草6克。

【用法】每日1剂，水煎2次，早、晚分2次温服。亦可制成丸剂，每服6~9克，每日2次，温开水送下。

【功效】清肝泻火，清利湿热。

【主治】原发性高血压，属肝火上炎者。

【来源】《医方集解》

丹栀清降汤

【组成】牡丹皮12~15克，栀子12~15克，黄芩12~15克，菊花12~15克，柴胡15克，白芍15~30克，茯苓15~30克，钩藤（后下）15~30克，夏枯草15~30克，当归9~12克，薄荷9克。

急躁易怒，面红目赤者，加郁金、龙胆；视物模糊者，加茺蔚子、青葙子。

【用法】每日1剂，水煎2次，早、晚分2次温服。

【功效】清肝泻火。

【主治】原发性高血压，属肝火上炎者。

【来源】《高血压冠心病单验方大全》

泻火搜风汤

【组成】川芎20克，菊花12~15克，牡丹皮12克，钩藤（后下）20~30克，生石膏（先煎）30克，藁本10克，蜈蚣（去头、足）

2~3条，全蝎6~10克。

麻木不甚者，减少蜈蚣、全蝎用量，加鸡血藤、络石藤；口干、口苦严重者，加黄芩、天花粉。

【用法】每日1剂，水煎2次，早、晚分2次温服。

【功效】清肝泻热。

【主治】原发性高血压，属肝火上炎者。

【来源】《中国当代名医验方大全》

当归龙荟丸

【组成】当归30克，龙胆30克，芦荟15克，栀子30克，黄连30克，黄柏30克，黄芩30克，大黄15克，木香4.5克，麝香（冲服）1.5克。

【用法】上药共为细末，炼蜜为丸，每次3~6克，温开水送服，每日2次。亦可去芦荟、麝香，改作汤剂水煎服，用量按原方比例酌减。

【功效】清泻肝胆实火。

【主治】原发性高血压，属肝胆实火者。

【来源】《名老中医话高血压病》

清热泻肝汤

【组成】龙胆15克，黄芩10克，白芍10克，生地黄10克，牡丹皮10克，钩藤（后下）15克，菊花10克，川牛膝10克，生赭石、生石决明（均先煎）各30克，川楝子10克，夏枯草10克。

口渴明显者，加麦冬、石斛、天花粉；烦躁易怒者，加郁金、合欢皮；面红目赤较严重者，川牛膝加至30克。

【用法】每日1剂，水煎2次，早、晚分2次温服。

【功效】清热泻肝。

【主治】原发性高血压，属肝火上炎者。

【来源】《高血压病验方500首》

疏风活血汤

【组成】菊花15克，柴胡10克，葛根12克，红花10克，桑枝15克，蔓荆子9克，栀子10克，地龙12克，薄荷6克，赤芍10克，丹参15克，牡丹皮10克。

【用法】每日1剂，水煎2次，早、晚分2次温服。

【功效】清肝泻火，清热利湿。

【主治】原发性高血压，属肝火上炎者。

【来源】中医研究，2000，13（6）

平肝泻火汤

【组成】牡丹皮15克，黄芩12克，夏枯草15克，青葙子12克，生地黄12克，熟地黄12克，白芍15克，桑叶10克，菊花10克，石决明（先煎）20克，丹参15克，泽泻12克，茯苓10克，珍珠母（先煎）30克，玄参30克

【用法】每日1剂，水煎2次，早、晚分2次温服。

【功效】平肝泻火。

【主治】原发性高血压，属肝火上炎者。

【来源】《高血压冠心病单验方大全》

黄芩泻火汤

【组成】黄芩12克，栀子10克，熟大黄10克，白芍12克，生甘草6克，生地黄12克，钩藤（后下）15克，怀牛膝10克。

火重者，加黄连、黄柏、龙胆；大便秘结严重者，熟大黄改为生大黄（后下），再不通者，加芒硝（冲服）；小便黄且气味较重者，加通草、滑石。

【用法】每日1剂，水煎2次，早、晚分2次温服。

【功效】清热平肝。

【主治】原发性高血压，属肝经火盛，气火上逆者。

【来源】《历代民间偏方》

夏枯泻火汤

【组成】夏枯草30克，决明子30克，钩藤（后下）15克。

大便秘结者，加火麻仁。

【用法】每日1剂，水煎2次，早、晚分2次温服。

【功效】清肝泻火。

【主治】原发性高血压，属肝火亢盛者。

【来源】《降压消脂益补汤》

大黄泻火汤

【组成】大黄（后下）5克，玄明粉9克，火麻仁10克，郁李仁12克，决明子15克，枳实12克，生莱菔子9克，苦杏仁10克，桃仁6克。

食不消化者，加神曲、麦芽；脘胀严重者，加木香、枳壳；大便秘结者，加熟大黄。

【用法】每日1剂，水煎2次，早、晚分2次温服。

【功效】清肝泻火，通腑降浊。

【主治】原发性高血压，属肝火亢盛者。

【来源】《高血压冠心病单验方大全》

抑肝降压汤

【组成】天麻15克，钩藤30克，石决明15克，决明子15克，川牛膝15克，夏枯草12克，菊花10克，栀子15克，白芍15克，杜仲15克，茯苓20克，泽泻15克。

【用法】每日1剂，水煎2次，早、晚分2次温服。10日为1个疗程。

【功效】抑肝潜阳，清肝明目。

【主治】原发性高血压，属肝火亢盛者。

【来源】中医研究，2004，17（1）

自拟降压汤

【组成】桑寄生30克，珍珠母（先煎）30克，白芍20克，夏枯草15克，红花9克，酸枣仁9克，地龙6克。

肝火亢盛者，加栀子、龙胆；阴虚阳亢者，加龟甲、鳖甲（均先煎）；阴阳两虚者，加杜仲、枸杞子；痰浊中阻者，加茯苓、薏苡仁、法半夏。

【用法】每日1剂，水煎2次，早、晚分2次温服。

【功效】清肝泻火。

【主治】原发性高血压。

【来源】四川中医，1998，16（12）

羚羊天麻汤

【组成】羚羊骨（先煎）18克，天麻12克，生地黄30克，白芍30克，石决明（先煎）30克，钩藤（后下）15克，菊花15克，栀子15克，黄芩15克，牛膝15克。

肝火偏旺者，头痛甚剧，胁痛，口苦，面红者，加龙胆、夏枯草；眩晕急剧，恶心欲吐者，加珍珠母、法半夏；心悸、失眠、烦躁较重者，加首乌藤、茯神、龙骨、牡蛎；大便秘结者，加大黄。

【用法】每日1剂，水煎2次，早、晚分2次温服。10日为1个疗程。

【功效】清热泻火，平肝息风。

【主治】原发性高血压，属肝火亢盛者。

【来源】中医药学刊，2005，23（5）

栀子海藻汤

【组成】大青叶10克，炒栀子10克，海藻9克，茺蔚子9克。

心烦易怒，面红目赤者，加龙胆、黄芩；大便秘结者，加大黄，严重者，再加芒硝（冲服）。

【用法】每日1剂，水煎2次，早、晚分2次温服。

【功效】泻热清肝。

【主治】原发性高血压，属肝热亢盛者。

【来源】《降压消脂益补汤》

决明菊花降压丸

【组成】决明子、野菊花、黄芩各等量。

【用法】上3味共研细末，水泛为丸，每日3次，每次10克。

【功效】平肝泻火。

【主治】原发性高血压，属肝火上炎者。

【来源】《中华民间秘方大全》

柿饼车前草汤

【组成】柿饼10个，车前草10克。

【用法】每日1剂，水煎2次，早、晚分2次温服。

【功效】清肝泻热。

【主治】原发性高血压，属肝火上炎者。

【来源】《中华民间秘方大全》

槐花茅根汤

【组成】槐花15克，白茅根30克。

【用法】每日1剂，水煎2次，早、晚分2次温服。

【功效】清肝泻火。

【主治】原发性高血压，属肝火上炎者。

【来源】《中华民间秘方大全》

柿叶茅根饮

【组成】柿叶、白茅根各30克。

【用法】每日1剂，水煎2次，早、晚分2次温服。

【功效】平肝泻热，活血化瘀。

【主治】原发性高血压，属肝火上炎者。

【来源】《中华民间秘方大全》

柳叶苦参饮

【组成】柳叶15克，苦参30克。

【用法】每日1剂，水煎2次，早、晚分2次温服。

【功效】清热泻火，清利湿热。

【主治】原发性高血压，属肝火上炎者。

【来源】《中华民间秘方大全》

蕉皮菠菜汤

【组成】香蕉皮30克，菠菜50克，夏枯草30克。

【用法】每日1剂，水煎2次，早、晚分2次温服。

【功效】平肝泻热。

【主治】原发性高血压，属肝火上炎者。

【来源】《中华民间秘方大全》

大青叶山栀汤

【组成】大青叶、炒栀子各45克，海藻、茺蔚子各9克。

【用法】每日1剂，水煎2次，早、晚分2次温服。

【功效】清肝泻热。

【主治】原发性高血压，属肝火上炎者。

【来源】《民间祖传秘方大全》

玉米须地龙饮

【组成】猪毛菜90克，玉米须45克，地龙15克。

【用法】每日1剂，水煎2次，早、中、晚分3次温服。

【功效】清热凉肝，平肝通络。

【主治】原发性高血压，属肝火上炎者。

【来源】《河南中草药手册》

桑叶饮

【组成】鲜桑叶120克（或干者60克），铁锈30克。

【用法】以铁锈水煎桑叶数沸，每日1剂，晚间服。

【功效】清泻肝热。

【主治】原发性高血压，属肝火上炎者。

【来源】《民间偏方秘方精选》

茵陈蓟根茶

【组成】茵陈蒿、大蓟根各15克。

【用法】水煎服或沸水泡，代茶饮。

【功效】清热平肝。

【主治】原发性高血压，属肝火上炎者。

【来源】《民间偏方秘方精选》

夏菊汤

【组成】川芎12克，菊花20克，地龙10克，川牛膝15克，夏枯草30克，地骨皮15克，玉米须30克。

【用法】每日1剂，水煎2次，早、晚分2次温服。

【功效】清肝泻热。

【主治】原发性高血压，属肝火上炎者。

【来源】《家用偏方》

肝火升降散

【组成】川芎10克，熟大黄6克，全蝎6克。

【用法】将上药研末为散剂，每日1剂，分2次冲服。

【功效】清肝泻火。

【主治】原发性高血压，属肝火亢盛者。

【来源】《中国当代名医验方大全》

菊花杜仲根汤

【组成】蓝布正15克，栀子10克，黄菊花25克，生杜仲根20克。

【用法】每日1剂，水煎2次，早、晚分2次温服。

【功效】清肝降压。

【主治】原发性高血压，属肝火上炎者。

【来源】《高血压冠心病单验方大全》

丹栀降压汤

【组成】牡丹皮12~15克，栀子12~15克，黄芩15克，菊花12~15克，柴胡15克，白芍15~30克，茯苓15~30克，钩藤（后下）15~30克，夏枯草15~30克，当归9~12克，薄荷9克。

【用法】每日1剂，水煎2次，早、晚分2次温服。

【功效】清肝泻火。

【主治】原发性高血压，属肝火上炎者。

【来源】《高血压冠心病单验方大全》

磁石五草汤

【组成】磁石30~60克，豨莶草、车前草、小蓟、夏枯草、益母草各20~30克，玄参10克。

【用法】每日1剂，水煎2次，早、晚分2次温服。

【功效】镇肝通络，养肝降压。

【主治】原发性高血压，属肝火上炎者。

【来源】《高血压冠心病单验方大全》

芹菜龙葵汤

【组成】芹菜50克，龙葵100克。

【用法】加水煎煮2遍，取汁200毫升，代茶饮。

【功效】清肝泻火。

【主治】原发性高血压，属肝火上炎者。

【来源】《内科学》

川芎泽泻散

【组成】川芎20~40克，泽泻30~80克，炒白术12克，决明子15克，钩藤（后下）10克，桑寄生15克，全蝎6克。

头晕头痛，口苦，心烦易怒，目赤尿黄，舌质红，苔黄，脉弦数，肝阳上亢者，加金银花、菊花、焦栀子；头晕耳鸣，视物昏花，阴虚阳亢者，加生地黄、玄参、麦冬、枸杞子、火麻仁；头晕目眩，头重足轻，心悸气短，腰膝酸软，月经不调，舌质淡，无苔，脉弦细，气阴两虚者，加杜仲、牛膝、生地黄；头痛，健忘，耳鸣，肢体麻木或短暂舌强语謇，或胸闷心悸，舌质暗，有瘀点、瘀斑，脉涩，气血瘀阻者，加红花、赤芍、丹参、全蝎。

【用法】每日1剂，水煎2次，早、晚分2次温服。12日为1个疗程。

【功效】平肝泻火。

【主治】原发性高血压，属肝火上炎者。

【来源】陕西中医，1997，18（9）

钩藤竹茹汤

【组成】钩藤（后下)15克，竹茹15克，黄芩12克，丹参15克，生白芍15克，天麻10克，豨莶草12克，决明子15克，珍珠母（先煎）30克，地龙15克，桑枝15克。

面红目赤、肝火较重者，加龙胆、茵陈；大便秘结者，加生地黄、玄参、熟大黄。

【用法】每日1剂，水煎2次，早、晚分2次温服。

【功效】清肝泻火。

【主治】原发性高血压，属肝火亢盛者。

【来源】《实用专病专方临床大全》

香荠降压颗粒

【组成】香蕉皮、荠菜、葛根。

【用法】每次1包，每日3次。

【功效】清肝泻火。

【主治】原发性高血压，属肝火上炎者。

【来源】北京中医药大学（学位论文），2004

安神降压合剂

【组成】黄连15克，黄芩6克，钩藤15克，牡丹皮15克，栀子9克，大黄6克，川芎6克。

【用法】每次30毫升（每毫升相当于生药1.2克），每日2次。20日为1个疗程。

【功效】清肝宁心，泻火解毒。

【主治】原发性高血压，属肝火上炎者。尤其适于伴有焦虑症状者。

【来源】山东中医药大学（学位论文），2005

猪肉枯草汤

【组成】瘦猪肉50克，夏枯草10克。

【用法】煲汤。日饮2次。

【功效】清热泻火。

【主治】原发性高血压，属肝火上炎者。

【来源】《偏方大全》

三草汤Ⅰ

【组成】豨莶草12克，夏枯草12克，龙胆12克。

【用法】每日1剂，水煎2次，早、晚分2次温服。

【功效】清热散结，通络降压。

【主治】原发性高血压，属肝火上炎者。

【来源】《小方治大病》

三草汤Ⅱ

【组成】夏枯草12克，龙胆、芍药、甘草各6克，益母草9克。

【用法】每日1剂，水煎2次，早、晚分2次温服。

【功效】清肝泻热，通络降压。

【主治】原发性高血压，属肝火上炎者。

【来源】《新编中国心血管病秘方全书》

石罗汤

【组成】生石决明、罗布麻叶、豨莶草各30克，白芍、益母草、汉防己各10克，桑寄生、丹参各15克。

【用法】每日1剂，水煎2次，早、晚分2次服。

【功效】清肝泻火，通络降压。

【主治】原发性高血压，属肝火上炎者。

【来源】《新编中国心血管病秘方全书》

清热降压方

【组成】黄连9~15克，钩藤（后下）30~60克，泽泻20~40克，芦荟0.5~1.5克。

头晕明显者，加天麻；面红目赤，口干口苦较重者，加黄芩、龙胆；大便不通者，加火麻仁、大黄。

【用法】每日1剂，水煎2次，早、晚分2次温服。

【功效】清热解毒，降火息风。

【主治】原发性高血压，属肝火上炎者。

【来源】山东中医药大学学报，2001，25（1）

夏枯草汤

【组成】夏枯草15克，黄芩15克，玄参15克，龙齿15克，珍珠母20克，决明子10克，白芍10克，菊花10克，竹叶10克，地龙10克，徐长卿10克，生地黄12克。

头晕、头痛明显者，加天麻；视力模糊者，加枸杞子。

【用法】每日1剂，水煎2次，早、晚分2次温服。

【功效】清肝降火，通经活络。

【主治】原发性高血压。

【来源】亚太传统医药，2014，10（15）

新夏枯草汤

【组成】夏枯草、菊花各10克，决明子、钩藤各15克。

【用法】每日1剂，水煎2次，早、晚分2次温服。服药1周后，再每日以决明子30克水煎，分2次服。

【功效】清肝泻火，潜阳降压。

【主治】原发性高血压，属肝火上炎者。

【来源】《新编中国心血管病秘方全书》

黄连解毒汤

【组成】黄芩、黄连各6~9克，栀子9~12克，黄柏6~12克，人工牛黄、珍珠层粉各0.5克（冲服）。

【用法】每日1剂，水煎2次，早、晚分2次温服。15日为1个疗程，连续服用2~3个疗程。

【功效】清热解毒，镇惊降压。

【主治】原发性高血压，属肝火上炎者。

【来源】《新编中国心血管病秘方全书》

加减黄连解毒汤

【组成】黄连6~9克，黄芩6~9克，栀子9~12克，黄柏6~12克，人工牛黄（冲服）0.5克，珍珠层粉（冲服）0.5克。

便秘者，加大黄泻下焦实热；吐血、衄血、发斑，加玄参、生地黄、牡丹皮。

【用法】每日1剂，水煎2次，早、晚分2次温服。15日为1个疗程，连用2~3个疗程。

【功效】清热利湿，解毒降压。

【主治】原发性高血压，属三焦火毒者。

【来源】国医论坛，2000，15（2）

化瘀清散汤

【组成】柴胡6~9克，葛根、丹参各10~15克，杭菊花、桑枝各12~15克，牡丹皮、赤芍、红花、地龙各10~12克，薄荷6克。

【用法】每日1剂，水煎2次，早、晚分2次温服。

【功效】清肝泻火，通络降压。

【主治】原发性高血压，属肝火上炎者。

【来源】《新编中国心血管病秘方全书》

龚志贤经验方

【组成】川芎、川牛膝、地骨皮各15克，菊花20克，地龙10克，夏枯草、玉米须各30克。

【用法】每日1剂，水煎2次，早、晚分2次温服。

【功效】平肝清热，通络止痛。

【主治】原发性高血压，属肝火上炎者。

【来源】《中华当代名医妙方精华》

茭白芹菜汤

【组成】鲜茭白100克，芹菜50克。

【用法】水煎。每日早、晚各服1次。

【功效】清热降压润肠。

【主治】原发性高血压，属肝火上炎者。

【来源】《偏方大全》

西瓜皮决明子汤

【组成】风干西瓜皮30克，决明子15克。

【用法】加水煎汤。代茶饮。

【功效】清热散风。

【主治】原发性高血压，属肝火上炎者。

【来源】《偏方大全》

猪胆汁绿豆粉

【组成】猪胆汁200克，绿豆粉100克。

【用法】将绿豆粉拌入猪胆汁内，晒干，研成细末。每服10克，日服2次。

【功效】清热平肝。

【主治】原发性高血压，属肝火上炎者。

【来源】《偏方大全》

四石胆汁胶囊

【组成】生石决明、生石膏、灵磁石、代赭石各1000克，鲜猪胆汁5000克。

【用法】上药按常规制成胶囊，每粒0.3克。每次服用3~5粒，每日3次，连续服用4周。

【功效】平肝息风，潜阳泻火。

【主治】原发性高血压，属肝火上炎者。

【来源】《新编中国心血管病秘方全书》

柿漆牛奶饮

【组成】柿漆（即未成熟的柿子榨汁）30毫升，牛奶1大碗。

【用法】牛奶热沸，倒入柿漆。分3次服。

【功效】清热降压。

【主治】原发性高血压，属肝火上炎者。

【来源】《偏方大全》

天麻菊花茶

【组成】天麻10克，野菊花10克，黄芩10克。

【用法】将天麻切碎，与其余诸药一起放入茶杯，加入沸水，盖严杯盖，约20分钟后代茶饮，每日1剂。

【功效】平肝清热。

【主治】原发性高血压，属肝火上炎者。脾胃虚寒者慎服。

【来源】《药茶》

菊花槐花茶

【组成】菊花、槐花、绿茶各3克。

【用法】将上3味一同放入杯内，用沸水冲泡，代茶饮，每日1剂。

【功效】平肝祛风，清热凉血。

【主治】原发性高血压，属肝火上炎者。

【来源】《花疗偏方》

棕榈槐花茶

【组成】鲜棕榈叶30克，槐花10克。

【用法】将棕榈叶制为粗末，与槐花一同放入杯中，用沸水冲泡，代茶饮，每日1剂。

【功效】清热泻火，凉血止血。

【主治】原发性高血压，属肝火上炎者。尤其是伴便血、尿血、崩漏等，疗效较好。

【来源】《花疗偏方》

桑叶菊花茶

【组成】霜桑叶30克，黄菊花9克。

【用法】水煎服或沸水泡，代茶饮。

【功效】清肝疏风。

【主治】原发性高血压，属肝火上炎，肝风上扰者。

【来源】《民间偏方秘方精选》

决明芍药汤

【组成】决明子、白芍各30克，生地黄、白术、泽泻各20克，龙胆12克，栀子10克。

【用法】每日1剂，水煎2次，早、晚分2次温服。连服7~10日。

【功效】清肝泻火。

【主治】原发性高血压，属肝火上炎，风火上扰者。

【来源】《中华民间秘方大全》

清肝益气降压方

【组成】钩藤（后下）45克，黄芪21克，玄参18克，香附9克。

【用法】每日1剂，水煎2次，早、晚分2次温服。

【功效】清肝益气，养阴疏肝。

【主治】原发性高血压，属肝火上炎，肝气不足者。

【来源】山东中医药大学（学位论文），2004

清肝降压颗粒

【组成】黄连12克，钩藤45克，泽泻30克，玄参15克。

【用法】制成免煎颗粒（1包黄连1克，相当于生药材3克；1包钩藤0.5克，相当于生药材10克；1包泽泻1克，相当于生药材10克；1包玄参3克，相当于生药材10克。60千克成人一日生药材量102克，即4包黄连、4.5包钩藤、3包泽泻、1.5包玄参）。每日1剂，早、晚分2次冲服。

【功效】清肝宁心，泻火解毒。

【主治】原发性高血压，属肝火上炎，心火旺者。

【来源】山东中医药大学（学位论文），2005

黄芪当归羌活汤

【组成】黄芪25克，当归25克，羌活15克，钩藤（后下）18克，黄芩10克。

【用法】每日1剂，水煎2次，早、晚分2次温服。

【功效】清泻肝热，补益气血。

【主治】原发性高血压，属肝火上炎，气血两虚者。

【来源】《验方治百病》

钩夏降压汤

【组成】钩藤（后下）、夏枯草、赤芍各15克，川芎10克，珍珠母（先煎）、石决明（先煎）各30克，山楂20克。

头目胀痛，舌红甚者，加牡丹皮、泽泻各20克，地龙15克；失眠甚者，加生地黄、枸杞子、酸枣仁各20克；兼有胸闷、胸痛、口唇发绀者，加葛根、丹参各30克，全瓜蒌15克；畏寒肢冷，便溏，恶心，不思饮食，舌质暗淡，脉沉缓者，加制附片（先煎半小时）10克，山茱萸20克。

【用法】每日1剂，水煎2次，早、晚分2次温服。15日为1个疗程。

【功效】清肝泻火，活血化瘀。

【主治】原发性高血压，属肝火上炎，瘀血阻络者。

【来源】《常见病验方荟萃》

清热活血汤

【组成】当归10克，川芎6克，生地黄12克，红花9克，赤芍

9克，石决明9克，桃仁9克，夏枯草24克，谷精草15克，生杜仲12克，酒黄芩12克，桑寄生12克，甘草6克。

热甚者，加生石膏、黄连。

【用法】每日1剂，水煎2次，早、晚分2次温服。30日为1个疗程。

【功效】清肝泻火，活血化瘀。

【主治】原发性高血压，属肝火上炎，瘀血阻络者。

【来源】陕西中医，2002，23（8）

蚕豆花鸭跖草茶

【组成】蚕豆花10克，鸭跖草30克。

【用法】将鸭跖草制为粗末，与蚕豆花一同放入杯中，用沸水冲泡，代茶饮，每日1剂。

【功效】清热散风，消肿解毒。

【主治】原发性高血压，属肝郁化火，风阳上扰者。

【来源】《花疗偏方》

桑菊茶

【组成】桑叶、菊花各10克。

【用法】将桑叶制为粗末，与菊花一同放入杯中，用沸水冲泡，代茶饮，每日1剂。

【功效】疏风清热，降压明目。

【主治】原发性高血压，属肝郁化火，风阳上扰者。

【来源】《花疗偏方》

决明菊花茶

【组成】决明子30克，野菊花12克。

【用法】将决明子制为粗末，与野菊花一同放入杯中，用沸水冲泡，代茶饮，每日1剂。

【功效】清热散风，消肿解毒。

【主治】原发性高血压，属肝郁化火，风阳上扰者。

【来源】《花疗偏方》

菊花钩藤茶

【组成】菊花、钩藤、夏枯草各10克。

【用法】将上3味水煎取汁，代茶饮，每日1剂。

【功效】疏风清热，平肝息风。

【主治】原发性高血压，属肝郁化火，风阳上扰者。

【来源】《花疗偏方》

三花茶

【组成】荠菜花、野菊花、槐花各10克。

【用法】将上3味一同放入杯内，用沸水冲泡，代茶饮，每日1剂。

【功效】清热凉血，降压明目。

【主治】原发性高血压，属肝郁化火，风阳上扰者。

【来源】《花疗偏方》

槐花茶

【组成】槐花15克，绿茶20克。

【用法】将上2味混匀，分3次放入杯中，用沸水冲泡，代茶饮，每日1剂。

【功效】清热泻火，利湿凉血。

【主治】原发性高血压，属肝郁化火，风阳上扰者。

【来源】《花疗偏方》

双菊槐花茶

【组成】万春菊15克，菊花、槐花各10克。

【用法】将上3味混匀，分3次放入杯中，用沸水冲泡，代茶饮，每日1剂。

【功效】平肝清热，祛风凉血。

【主治】原发性高血压，属肝郁化火，风阳上扰者。

【来源】《花疗偏方》

加味三七花茶

【组成】三七花、槐花、菊花各10克。

【用法】将上3味混匀，分3次放入杯中，用沸水冲泡，代茶饮，每日1剂。

【功效】平肝清热，祛风凉血。

【主治】原发性高血压，属肝郁化火，风阳上扰者。

【来源】《花疗偏方》

千日红花茶

【组成】千日红花、野菊花各20克。

【用法】将上2味水煎取汁，代茶饮，每日1剂。

【功效】清肝散结，消肿解毒。

【主治】原发性高血压，属肝郁化火，风阳上扰者。

【来源】《花疗偏方》

菊花粥

【组成】菊花末（秋季霜降前，采取菊花去蒂，烘干后研末备用）10~15克，粳米60~100克。

【用法】粳米煮粥，将菊花末放入粳米粥内，再稍煮即可食用。

【功效】疏风散热，清肝降火。

【主治】原发性高血压，属肝郁化火，风阳上扰者。

【来源】《花疗偏方》

远志菊花汤

【组成】生远志、菊花、天麻、川芎各15克，天竺黄12克，柴胡、石菖蒲、僵蚕各10克。

【用法】每日1剂，水煎2次，早、晚分2次温服。或共研细末，每日3次，饭前半小时服用，每次20克。

【功效】平肝泻热，化痰通窍。

【主治】原发性高血压，属肝郁化火，痰浊上扰者。

【来源】《中华民间秘方大全》

化痰开窍汤

【组成】生远志15克，菊花15克，天麻15克，川芎15克，天竺黄12克，柴胡10克，石菖蒲10克，僵蚕10克。

痰多色白，头晕头痛明显者，加半夏、天麻；痰多色黄，夜寐不安者，加黄连、竹茹。

【用法】每日1剂，水煎2次，早、晚分2次温服。

【功效】平肝泻热，化痰通窍。

【主治】原发性高血压，属肝郁化火，痰浊上扰者。

【来源】《中华民间秘方大全》

平衡汤

【组成】玉竹15克，制何首乌15克，牡丹皮6克，杭菊花12克，连翘心10克，竹叶卷心10克，煅石决明（先煎）15克，焦栀子10克，竹沥半夏10克，茯神12克，玄参12克，生白芍12克。

【用法】每日1剂，水煎2次，早、晚分2次温服。

【功效】平肝敛阳，清心化痰，益阴宁神。

【主治】原发性高血压，属痰热上扰者。

【来源】《名中医治病绝招》

山楂冰糖饮

【组成】山楂100克，冰糖50克。

【用法】将山楂与冰糖放入锅内加水同煎即可。每天500毫升，代茶饮。

【功效】清化痰热，活血降压。

【主治】原发性高血压，属痰热内扰，瘀血阻络者。

【来源】《小方治大病》

十味温胆汤

【组成】半夏（汤洗七次）、枳实（去穰，切，麸炒）、陈皮（去白）各三两，白茯苓（去皮）两半，酸枣仁（微炒）、大远志（去心，甘草水煮，姜汁炒）、北五味子、熟地黄（切，酒炒）、条参各一两，粉草五钱。

【用法】上锉散，每服四钱，水盏半，姜五片，枣一枚煎，不以时服。

【功效】理气化痰，养心安神。

【主治】原发性高血压，属胆郁痰扰者。

【来源】《世医得效方》

秦钩温胆汤

【组成】茯苓30克，半夏12克，竹茹12克，枳实10克，橘皮12克，泽泻12克，秦皮12克，钩藤（后下）30克，甘草3克，生姜5片，大枣1枚。

腰膝酸软者，加桑寄生、怀牛膝；头痛剧烈者，加桑叶、炒白术；失眠多梦者，加生酸枣仁、珍珠母；气短乏力者，加炒白术、泽泻；泛泛欲吐者，加藿香梗、紫苏梗；项强、手麻者，加葛根、丹参。

【用法】每日1剂，水煎2次，早、晚分2次温服。

【功效】祛痰清胆，调和脾胃，宣畅气机。

【主治】原发性高血压，属痰湿壅盛者。

【来源】国医论坛，1998，13（2）

柠条旋覆饮

【组成】柠条花12克，沙地旋覆花9克。

【用法】每日1剂，水煎2次，早、晚分2次温服。

【功效】消痰下气，养血平肝。

【主治】原发性高血压，属痰湿中阻者。

【来源】《中药大辞典》

豁痰利气汤

【组成】代赭石（先煎）12克，沉香（后下）1.5克，橘红4.5克，竹沥10克（分2次冲服），生紫菀6克，杏仁12克，枳壳4.5克，郁金6克，胆南星6克，竹沥半夏10克，煅石决明15克，杭菊花12克，秦艽6克，桑枝30克。

【用法】每日1剂，水煎2次，早、晚分2次温服。

【功效】豁痰降浊，开窍通络。

【主治】原发性高血压，属痰浊中阻者。

【来源】《中华民间秘方大全》

芭蕉葵根茶

【组成】全芭蕉30克，水林果根20克，向日葵根20克。

【用法】以上3味药切碎，水煎代茶饮，每日1剂，10日为1个疗程。轻者服1个疗程血压可降至正常，重者服3~4个疗程，血压可慢慢恢复正常。如血压已正常，可继续服药数日，以巩固疗效。

【功效】清热利湿，通窍活血。

【主治】原发性高血压，属痰浊中阻者。

【来源】《民间祖传秘方大全》

化痰降浊汤

【组成】半夏10克，茯苓12克，陈皮10克，苍术9克，夏枯草15克，牡蛎（先煎）30克。

【用法】每日1剂，水煎2次，早、晚分2次温服。

【功效】祛痰利湿，清热降浊。

【主治】原发性高血压，属痰浊中阻者。

【来源】《高血压冠心病单验方大全》

暖肝降逆汤

【组成】吴茱萸3~6克，党参9克，生姜6克，大枣6枚，姜半夏9克，怀牛膝9克，决明子9克。

胃寒易腹泻者，加干姜、茯苓、白术；呃逆、嗳气者，加砂仁、木香。

【用法】每日1剂，水煎2次，早、晚分2次温服。

【功效】温暖肝胃，和中降逆。

【主治】原发性高血压，属痰浊内停，肝气厥逆者。

【来源】《高血压病验方500首》

涤痰汤

【组成】姜半夏9克，陈皮6克，茯苓9克，胆南星9克，白术6克，川贝母9克，钩藤（后下）9克，建菖蒲9克，甘草6克。

【用法】每日1剂，水煎2次，早、晚分2次温服。另加鲜竹沥20毫升冲服。

【功效】祛湿化痰，清热开窍。

【主治】原发性高血压，属痰浊壅盛者。

【来源】江西中医药，1995，26（5）

加味枳桔汤

【组成】海藻12克，苍术、紫菀、栀子各9克，枳壳、陈皮、甘草、香附各4.5克，桔梗、半夏各3克。

【用法】每日1剂，水煎2次，早、晚分2次温服。服3剂后，改为半月服1剂，3~4个月后，每月服1剂。

【功效】燥湿健脾，化痰息风。

【主治】原发性高血压，属痰湿壅盛，痰浊上扰者。

【来源】《中华民间秘方大全》

钩藤散

【组成】钩藤（后下）15克，陈皮15克，半夏15克，麦冬15克，茯苓15克，茯神15克，党参15克，菊花15克，防风15克，生石膏30克，炙甘草3克。

【用法】上药共研细末，每用12克，加生姜3片，水煎去渣温服，每日2次。

【功效】平肝息风，祛湿化痰。

【主治】原发性高血压，属痰浊中阻，肝阳上亢者。

【来源】《普济本事方》

降压汤Ⅰ

【组成】海藻12克，苍术9克，紫菀9克，栀子9克，枳壳4.5克，香附4.5克，桔梗3克，陈皮4.5克，半夏3克，甘草4.5克。

肢体麻木加重者，加白芥子、芒硝、鸡血藤；恶心欲吐者，加生姜。

【用法】每日1剂，水煎2次，早、晚分2次温服。连续服用3剂，以后每15日服用1剂，4个月后改为每月服用1剂。

【功效】消痰理气。

【主治】原发性高血压，属痰气交阻者。

【来源】《中国秘方全书》

降压汤Ⅱ

【组成】生地黄、酸枣仁各25克，白芍、毛冬青各30克，天麻15克，钩藤18克。

【用法】每日1剂，水煎2次，早、晚分2次温服。7日为1个疗程。

【功效】滋养肝肾，柔肝息风，除痰祛瘀。

【主治】原发性高血压，属阴虚阳亢，痰瘀互结者。

【来源】《新编中国心血管病秘方全书》

加味二陈汤

【组成】陈皮、半夏、茯苓、当归、枳实、桔梗、杏仁、木香、砂仁、肉桂、甘草各3克，蜜9克。

痰黄者，加黄芩、瓜蒌仁；胸闷明显者，加瓜蒌仁、瓜蒌皮、丹参。

【用法】上述诸药加入生姜，水煎2次，每日1剂，早、晚分2次温服。

【功效】理气化痰。

【主治】原发性高血压，属痰气交阻者。

【来源】《日本历代名医秘方》

健脾化痰汤

【组成】太子参30克，生山药30克，生薏苡仁30克，生白芍30克，珍珠母（先煎）30克，石决明（先煎）30克，茯苓15克，泽泻15克，赤小豆15克，川贝母10克，化橘红12克。

【用法】每日1剂，水煎2次，早、晚分2次温服。

【功效】健脾平肝，渗湿化痰。

【主治】原发性高血压，属脾虚痰湿者。

【来源】《高血压冠心病单验方大全》

三七菖蒲茶

【组成】三七10克，葛根10克，石菖蒲10克。

【用法】先将三七捣碎，与其余诸药放入茶杯，加入沸水，盖严杯盖，约20分钟后代茶饮，日服1剂。

【功效】活血化瘀，通窍止痛。

【主治】原发性高血压，属瘀血阻络者。有不明原因出血者、体弱年高者慎服。

【来源】《药茶》

活血通络汤

【组成】当归10克，川芎10克，赤芍10克，白芍10克，桃仁10克，红花6克，川牛膝10克，三七3克，大黄3克，菊花15克，虎杖12克，山楂30克，丹参15克，石决明（先煎）15克。

【用法】每日1剂，水煎2次，早、晚分2次温服。8周为1个疗程。

【功效】活血化瘀，通络解毒。

【主治】原发性高血压，属瘀血阻络者。

【来源】江西中医药，2007，38（12）

活血平肝汤

【组成】川芎、赤芍、牡丹皮、桑白皮、钩藤（后下）、桑寄生、丹参、石决明、杜仲、沙苑子、蒺藜、罗布麻叶各15克，全蝎、红花各5克，水蛭3克，柳树叶30克，羚羊角粉0.3克（吞服）。

【用法】每日1剂，水煎2次，早、晚分2次温服。1个月为1个疗程。

【功效】活血通络，平肝降压。

【主治】原发性高血压，属瘀血阻络者。

【来源】《新编中国心血管病秘方全书》

当归活血祛瘀汤

【组成】多刺绿绒蒿200克，木香100克，灰绿黄堇100克，当归100克，马蔺100克，沉香100克。

【用法】以上6味共研细末，过筛，以水泛丸，每丸重1克，每日3次，每次3克。

【功效】活血祛瘀，平肝。

【主治】原发性高血压，属瘀血阻络者。

【来源】《民间祖传秘方大全》

苣菊酸梅汤

【组成】菊苣150克，罗望子30克，大枣20克，乌梅20克。

【用法】各取鲜品，水煎服，每日3次。

【功效】行血活血化瘀。

【主治】原发性高血压，属瘀血阻络者。

【来源】《民间祖传秘方大全》

红花饮

【组成】红花10克，西瓜子30克。

【用法】将西瓜子捣碎与红花同煎，每日1剂，分2次温服。

【功效】活血通络。

【主治】原发性高血压，属瘀血阻络者。

【来源】《中华民间秘方大全》

活血抗瘫汤

【组成】全蝎适量，当归15~20克，川芎7~10克，赤芍10~15克，红花7~10克，橘络7~10克，地龙10~15克，怀牛膝10~15克，桑寄生15~20克，甘草3~5克。

【用法】全蝎研粉备用，余药水煎2次，用药液冲匀全蝎粉，早、晚分2次温服。

【功效】活血行气，祛风通络。

【主治】原发性高血压，属瘀血阻络者。

【来源】《中国当代名医验方大全》

通窍活血汤

【组成】赤芍3克，川芎3克，桃仁6克，红花9克，老葱6克，生姜9克，大枣5枚，麝香0.15克，黄酒250克。

【用法】将前7味先煎1盅，去渣，将麝香入酒内煎二沸，临卧服。

【功效】活血化瘀，通窍活络。

【主治】原发性高血压，属瘀血阻络者。

【来源】《医林改错》

化瘀承气汤

【组成】丹参、牛膝各30克，酒制大黄6克。

【用法】每日1剂，水煎2次，早、晚分2次温服。

【功效】活血化瘀，泻下降压。

【主治】原发性高血压，属瘀血阻络者。

【来源】《新编中国心血管病秘方全书》

通脉降压汤

【组成】天麻、蔓荆子各12克，葛根、泽泻、茯苓、炒麦芽、益母草、菊花各20克，红花、地龙、当归各15克，桃仁、川芎各10克。

痰热盛者，加法半夏、陈皮、石菖蒲；痰火盛者，加黄芩、胆南星、竹茹；血瘀甚者，加全蝎、三棱、莪术、女贞子、生龙骨、生牡蛎。

【用法】每日1剂，水煎2次，早、晚分2次温服。连续服用20~50日。同时配合服用通脉降压胶囊（红花、西洋参、土鳖虫、地龙、全蝎、僵蚕各30克，共研极细末，装胶囊，每粒0.4克），每次4粒，每日3次。

【功效】活血化瘀，通脉降压。

【主治】原发性高血压，属瘀血阻络者。

【来源】《新编中国心血管病秘方全书》

活血片

【组成】鸡血藤30克，丹参15克，赤芍15克，红花10克，川芎10克，桃仁10克，山楂15克，王不留行15克。

【用法】制成片剂，每片含生药1克，每次5片，每日3次口服。5~6周1个疗程。可作为高血压的辅助用药，口服活血片同时不停服降压药。

【功效】活血化瘀。

【主治】原发性高血压，属瘀血阻络者。

【来源】中国中西医结合杂志，1997，17（12）

红花槐花茶

【组成】红花、槐花各15克。

【用法】将上2味混匀，分3次放入杯中，用沸水冲泡，代茶饮，每日1剂。

【功效】清热凉血，活血祛瘀。

【主治】原发性高血压，属瘀血阻络者。

【来源】《花疗偏方》

银槐山楂茶

【组成】金银花、槐花、山楂各10克。

【用法】将上3味水煎取汁，代茶饮，每日1剂。

【功效】疏风清热，活血化瘀，顺气止痛。

【主治】原发性高血压，属瘀血阻络者。

【来源】《花疗偏方》

葵楂汤

【组成】向日葵叶30克，山楂15克。

【用法】每日1剂，水煎2次，早、晚分2次温服。

【功效】祛瘀通络。

【主治】原发性高血压，属瘀血阻络者。

【来源】《中华民间秘方大全》

葵膝汤

【组成】向日葵叶100克（干品50克），土牛膝50克。

【用法】每日1剂，水煎2次，早、晚分2次温服。

【功效】活血散瘀，利湿通窍。

【主治】原发性高血压，属瘀血阻络，清窍失养者。

【来源】《中药大辞典》

桑艾汤

【组成】桑枝、艾叶各10克。

【用法】每日1剂，水煎2次，早、中、晚饭后分3次温服。3个月为1个疗程。

【功效】活血化瘀通络。

【主治】原发性高血压，属瘀血阻络，气血逆乱者。

【来源】《中华民间秘方大全》

绿楂饮

【组成】绿豆150克，山楂150克，白糖适量。

【用法】每日1剂，水煎，分2次服。

【功效】清肝泻火，活血化瘀。

【主治】原发性高血压，属肝郁化火，瘀血阻滞者。

【来源】《高血压病验方500首》

通络二草汤

【组成】石决明、夏枯草各30克，豨莶草20克，莪术、地龙各15克。

肝火上炎者，加龙胆、黄芩、栀子、钩藤、白芍、生地黄、泽泻或合龙胆泻肝汤；阴虚阳亢者，加天麻、桑椹、白芍、地黄、知母、黄柏、龟甲、生牡蛎或合知柏地黄汤；阳虚阴盛者，加附子（先煎）、肉桂、山茱萸、熟地黄、杜仲、淫羊藿或合附子汤及金匮肾气丸；痰气互阻者，合十味温胆汤；瘀血阻络者，加丹参、赤芍、川芎、葛根或合通窍活血汤。

【用法】每日1剂，水煎2次，早、晚分2次温服。

【功效】平肝降火，祛瘀通络。

【主治】原发性高血压。

【来源】《新编中国心血管病秘方全书》

鸡冠花茜草汤

【组成】鸡冠花30克，茜草10克。

【用法】每日1剂，水煎2次，早、晚分2次温服。

【功效】清肝泻热，活血化瘀。

【主治】原发性高血压，属肝郁化火，瘀血阻络者。

【来源】《中华民间秘方大全》

桃仁决明汤

【组成】桃仁9克，决明子12克。

【用法】每日1剂，水煎2次，早、晚分2次温服。

【功效】清肝泻热，祛瘀通窍。

【主治】原发性高血压，属肝郁化火，瘀血阻络者。

【来源】《中华民间秘方大全》

清肝降压汤Ⅰ

【组成】川芎12克，菊花20克，地龙10克，川牛膝、地骨皮各15克，夏枯草、玉米须各30克。

【用法】每日1剂，水煎2次，早、晚分2次温服。

【功效】清热平肝，活血通络。

【主治】原发性高血压，属肝郁化火，瘀血阻络者。

【来源】《中华民间秘方大全》

清肝降压汤Ⅱ

【组成】生石决明、丹参、蒺藜、夏枯草各30克，车前子（包煎）45克。

【用法】每日1剂，水煎2次，早、晚分2次温服。45日为1个疗程。

【功效】清肝泻火，通络降压。

【主治】原发性高血压，属肝郁化火，瘀血阻络者。

【来源】《新编中国心血管病秘方全书》

丹参活络汤

【组成】葛根、丹参各15克，杭菊花、桑枝各12克，柴胡、牡丹皮、赤芍、红花、地龙各10克，薄荷6克。

【用法】每日1剂，水煎2次，早、晚分2次温服。

【功效】清热泻肝，祛瘀生新，通窍活络。

【主治】原发性高血压，属肝郁化火，瘀血阻络者。

【来源】《中华民间秘方大全》

三花清肝散

【组成】红花20克，玉簪花15克，菊花10克。

【用法】共研细末，每日3次，每次5克，白开水送服，7日为1个疗程。

【功效】活血祛瘀，清肝明目。

【主治】原发性高血压，属肝郁化火，瘀血阻络者。

【来源】《民间祖传秘方大全》

槐花山楂茶

【组成】槐花、山楂各10克。

【用法】水煎服或沸水泡，代茶饮。

【功效】泻火化瘀。

【主治】原发性高血压，属肝郁化火，瘀血阻络者。

【来源】《民间偏方秘方精选》

煎厥降压方

【组成】桑枝50克，桂枝8~10克，炒僵蚕、怀牛膝、当归、丹参各15克，钩藤（后下）30克。

【用法】先将桑枝用白酒或陈黄酒酒浸或酒洗，然后将上药用清水浸泡30分钟，再煎30分钟，每剂煎2次，将2次煎出之药液混匀，分2次温服或冷服，每日1剂。

【功效】养血活血，平肝通络。

【主治】原发性高血压，属肝郁气滞，瘀血阻络者。

【来源】《中国当代名医验方大全》

紫草四物汤

【组成】紫草24克，桃仁10克，红花10克，赤芍15克，川芎10克，当归15克，清半夏18克，橘红12克，地龙15克，路路通15克。

【用法】每日1剂，水煎2次，早、晚分2次温服。

【功效】活血降压。

【主治】原发性高血压，属气滞血瘀者。

【来源】《高血压冠心病单验方大全》

金藤汤

【组成】紫金藤20克，川芎12克，鬼针草15克，夏枯草12克。

【用法】每日1剂，水煎2次，早、晚分2次温服。

【功效】活血平肝。

【主治】原发性高血压，属肝血瘀阻者。

【来源】《高血压冠心病单验方大全》

羚钩活血汤

【组成】羚羊角1克，钩藤（后下）30克，天麻10克，菊花10克，决明子15克，夏枯草15克，龙胆6克，生牡蛎（先煎）30克，代赭石（先煎）30克，鸡血藤30克，红花10克，丹参30克，白芍15克。

【用法】羚羊角研粉备用，余药水煎2次，用药液冲匀羚羊角粉，早、晚分2次温服。

【功效】平肝潜阳，活血通络。

【主治】原发性高血压，属阳亢血瘀者。

【来源】《高血压冠心病单验方大全》

化瘀平肝汤

【组成】当归10~15克，川芎10~15克，丹参30~60克，红花10克，怀牛膝15克，决明子20~30克，玄参15~30克，钩藤（后下）10~15克，葛根15~30克，党参30克。

【用法】每日1剂，水煎2次，早、晚分2次温服。

【功效】活血化瘀，平肝潜阳。

【主治】原发性高血压，属气血瘀阻，肝阳偏亢者。

【来源】《高血压冠心病单验方大全》

丹参钩藤饮

【组成】丹参30克，钩藤（后下）、怀牛膝、僵蚕、川芎、白芷各10克。

【用法】每日1剂，水煎2次，早、晚分2次温服。

【功效】活血化瘀，通窍活络。

【主治】原发性高血压，属气血瘀滞，肝风上扰者。

【来源】《中国当代名医验方大全》

左归丸

【组成】熟地黄24克，山药12克，枸杞子12克，山茱萸12克，川牛膝9克，菟丝子12克，鹿角胶12克，龟甲胶12克。

【用法】先将熟地黄蒸烂，杵膏，余为细末，加蜜炼丸，如梧桐子大。食前用滚汤或淡盐汤送下，每服9克，每日2次。

【功效】滋养肝肾，养阴填精。

【主治】原发性高血压，属肾阴亏虚者。

【来源】《景岳全书》

六味地黄丸

【组成】熟地黄八两（蒸捣），山茱萸、山药（炒）各四两，牡丹皮、泽泻、白茯苓各三两。

【用法】上为细末，和地黄膏，加炼蜜为丸，桐子大，每服七八十丸，空心食前滚白汤或淡盐汤送下。

【功效】滋肾补阴。

【主治】原发性高血压，属肾阴不足者。

【来源】《景岳全书》

珍珠菊花汤

【组成】杭菊花18克，天麻8克，珍珠母13克，夏枯草8克，炒杜仲8克，枳实8克，丹参13克，赤芍8克，白芍8克，川芎8克，生地黄18克，牡丹皮8克，泽泻8克，茯苓13克，车前子18克，薏苡仁13克，茯神13克，钩藤8克，地龙8克，玄参8克，甘草2克。

【用法】每日1剂，水煎2次，早、晚分2次温服。

【功效】滋阴养肾，平肝降压。

【主治】原发性高血压，属肾阴亏虚，肝风内动者。

【来源】山西中医学院学报，2010，11（5）

菟丝汤

【组成】菟丝子30克，桑寄生、续断、山茱萸、五味子各15克，阿胶（烊化）10克，茯神25克。

【用法】每日1剂，水煎2次，早、晚分2次温服。

【功效】补肾填精，养髓安神。

【主治】原发性高血压，属肾精不足，脑髓失养者。

【来源】《新编中国心血管病秘方全书》

加味六黄汤

【组成】熟地黄30克，怀山药、泽泻、山茱萸、当归、白芍、云茯苓各12克，牡丹皮、女贞子、墨旱莲、怀牛膝各10克，肉桂、制附子（先煎）、巴戟天各5克。

【用法】每日1剂，水煎2次，早、晚分2次温服。

【功效】滋补真阴，引火归原。

【主治】原发性高血压，属真阴亏虚，浮火上越者。

【来源】《新编中国心血管病秘方全书》

十味降压汤

【组成】生地黄30克，山药15克，牡丹皮20克，泽泻15克，茯苓

15克，赤芍10克，白芍10克，大黄10克，黄芩10克，黄连5克。

【用法】每日1剂，水煎2次，早、中、晚分3次温服。4周为1个疗程。

【功效】滋阴泻火。

【主治】原发性高血压，属阴虚火旺者。

【来源】河北医科大学（学位论文），2004

钩藤五味汤

【组成】玄参15克，白芍15克，怀牛膝12克，牡丹皮10克，钩藤（后下）15克。

【用法】每日1剂，水煎2次，早、晚分2次温服。

【功效】滋肾补肝息风。

【主治】原发性高血压，属肝肾阴虚者。

【来源】《中华民间秘方大全》

知母地黄丸

【组成】生地黄20~30克，泽泻、牡丹皮各15~20克，茯苓、山药、山茱萸各9克，酸枣仁15克，川芎、知母各10克。

【用法】每日1剂，水煎3次，早、晚分2次温服。

【功效】滋阴养肝。

【主治】原发性高血压，属肝肾阴虚者。

【来源】《中华民间秘方大全》

钩芍降压颗粒

【组成】生白芍、钩藤、干地龙、生地黄、葛根、川牛膝、泽泻等。

【用法】每包5克，每日1包，分3次口服。1个月为1个疗程。

【功效】滋阴平肝，活血通络。

【主治】原发性高血压，属肝肾阴虚者。

【来源】中国中西医结合杂志，1997，17（11）

七子汤

【组成】决明子24克，枸杞子、菟丝子、沙苑子、桑椹各12克，女贞子15克，金樱子9克。

【用法】每日1剂，水煎2次，早、晚分2次温服。

【功效】清肝滋肾，养阴通络。

【主治】原发性高血压，属肝肾阴虚者。

【来源】《新编中国心血管病秘方全书》

柠条旋覆花汤

【组成】柠条花12克，旋覆花9克。

【用法】每日1剂，水煎2次，早、晚分2次温服。

【功效】滋阴养血，利气逐水。

【主治】原发性高血压，属阴虚水停者。

【来源】《花疗偏方》

温阳利湿汤

【组成】制附子（先煎）3~6克，肉桂、桂枝各4.5~9克，茯苓、牛膝各15~20克，防己、白术各12克，黄芪、赤小豆各15~30克。

【用法】每日1剂，水煎2次，早、晚分2次温服。

【功效】温肾阳，利湿浊。

【主治】原发性高血压，属肾阳亏虚者。

【来源】《中华民间秘方大全》

温阳化瘀汤

【组成】制附子（先煎）3克，党参、白术、补骨脂、淫羊藿各9克，川乌、草乌各3克，丹参、牛膝各9~15克，全蝎2~4克，牡蛎（先煎）、生龙骨（先煎）、小蓟根各30克。

【用法】每日1剂，水煎2次，早、晚分2次温服。

【功效】补肾温阳，化瘀通络。

【主治】原发性高血压，属肾阳亏虚者。

【来源】《中华民间秘方大全》

引火归原汤

【组成】地黄15克，山茱萸、山药、牡丹皮、泽泻、茯苓、牛膝各10克，官桂3~5克。

【用法】每日1剂，水煎2次，早、晚分2次温服。

【功效】补肾温阳，通络降压。

【主治】原发性高血压，属肾阳亏虚者。

【来源】《新编中国心血管病秘方全书》

加减右归丸

【组成】附子（先煎）6克，肉桂6克，熟地黄30克，山茱萸15克，山药30克，鹿角胶15克，枸杞子20克，菟丝子15克。

五心烦热，舌红少苔，脉细数者，去附子、肉桂、鹿角胶、枸杞子、菟丝子，加知母、黄柏、茯苓、泽泻、牡丹皮。

【用法】每日1剂，水煎2次，早、晚分2次温服。

【功效】扶阳配阴。

【主治】原发性高血压，属肾阳亏虚者。

【来源】中国医药学报，1994，9（3）

加味真武汤

【组成】天麻10克，钩藤10克，代赭石20克，人参30克，白术20克，茯苓20克，白芍15克，干姜10克，熟附子（先煎）10克，龙骨（先煎）30克，牡蛎（先煎）30克，炙甘草10克。

【用法】每日1剂，水煎2次，早、晚分2次温服。

【功效】温肾益阳。

【主治】原发性高血压，属脾肾阳虚者。

【来源】中国社区医师，2005，21（3）

加味肾气汤

【组成】附子（先煎）、肉桂、泽泻、甘草各10克，白术15克，茯苓、防己、牛膝、杜仲各20克，桑寄生30克。

恶心重者，加藿香10克，莱菔子30克；耳鸣者，加灵磁石、决明子各30克；浮肿者，加滑石30克，木通10克。

【用法】每日1剂，水煎2次，早、晚分2次温服。

【功效】健脾益肾，温阳化湿。

【主治】原发性高血压，属脾肾阳虚者。

【来源】《新编中国心血管病秘方全书》

加味济生肾气汤

【组成】附片30克，肉桂15克，熟地黄15克，山药15克，山茱萸15克，牡丹皮15克，泽泻15克，茯苓15克，车前子30克，怀牛膝15克，巴戟天15克，淫羊藿15克，龙骨15克，牡蛎15克，丹参30克。

【用法】附片用开水先煎3小时，后入诸药再煎30分钟即可。每日1剂，早、中、晚分3次温服。

【功效】温阳利水，活血降压。

【主治】原发性高血压，属脾肾阳虚者。

【来源】云南中医杂志，1987，8（6）

益肾降压合剂

【组成】炮附子（先煎）10克，熟地黄10克，茯苓15克，泽泻15克，山茱萸15克，炒山药15克，车前子15克，牡丹皮15克，官桂7克，川牛膝10克，人参10克，炒白术15克，姜半夏15克，干姜6克，茯苓15克，天麻10克，钩藤10克，炙甘草6克。

【用法】每日1剂，水煎2次，早、晚分2次温服。

【功效】温补脾肾。

【主治】原发性高血压，属脾肾阳虚者。

【来源】中国中医急症，2008，17（4）

蒲辅周经验方

【组成】茯苓、清半夏各9克，白术、白芍、附片各6克，生姜4.5克，生龙骨、生牡蛎各12克。

【用法】每日1剂，水煎2次，早、晚分2次温服。

【功效】温阳利水，健脾化痰。

【主治】原发性高血压，属脾肾阳虚，痰浊内蕴者。

【来源】《中华当代名医妙方精华》

海带苡仁汤

【组成】海带30克，薏苡仁30克，鸡蛋3个，盐、味精、胡椒粉适量。

【用法】海带洗净切条状，薏苡仁洗净，共放高压锅内，加水适量，炖至极烂，连汤备用；铁锅置旺火上，放入食油，将打碎的鸡蛋炒熟，随即将海带、薏苡仁连汤倒入，加盐、胡椒粉适量，炖煮片刻，起锅时加味精少许，即可服食。

【功效】健脾利湿，温肾降压。

【主治】原发性高血压，属脾肾阳虚者。

【来源】《偏方大全》

益气调肝汤

【组成】黄芪、何首乌、熟地黄、钩藤（后下）、生龙骨、生牡蛎各30克，淫羊藿、巴戟天、桂枝、白芍、蒺藜各10克，当归、川芎各15克。

偏阳虚者，加肉桂10克；兼阴虚者，加玄参、生地黄各30克，牡丹皮15~30克；夹痰湿者，去熟地黄，加半夏、陈皮、石菖蒲各10克；有痰火者，加黄芩、半夏各10克；血瘀者，加丹参30克，红花10克。

【用法】每日1剂，水煎2次，早、晚分2次温服。8周为1个疗程。

【功效】益气补肾，调肝降压。

【主治】原发性高血压，属肾气虚衰者。

【来源】《新编中国心血管病秘方全书》

滋肾活血汤

【组成】熟地黄20克，当归、何首乌、山茱萸、枸杞子、菟丝子、杜仲、怀牛膝、丹参、益母草各15克，川芎10克。

面红，口苦，易怒者，加石决明30克（先煎），菊花（后下）、钩藤（后下）、栀子各15克；口干引饮，烦躁不安，夜卧不宁者，加知母15克，龟甲（先煎）、鳖甲（先煎）各20克；痰多者，加制半夏、陈皮各10克，茯苓15克；心悸，胸闷者，加瓜蒌皮、郁金、五味子各10克；肢体麻木者，加地龙15克，葛根20克，全蝎10克。

【用法】每日1剂，水煎2次，早、晚分2次温服。20日为1个疗程。

【功效】养血补肾，活血化瘀。

【主治】原发性高血压，属肾虚血瘀者。

【来源】《常见病验方荟萃》

济生地黄汤

【组成】熟地黄24克，山药、山茱萸各12克，泽泻、茯苓各10~18克，牡丹皮、天麻各10克，陈皮15克，牛膝、车前子、钩藤、丹参、炒酸枣仁各30克，甘草6克。

【用法】每日1剂，水煎2次，早、晚分2次温服。

【功效】补肾活血，利水潜阳。

【主治】原发性高血压，属肾虚血瘀者。

【来源】《新编中国心血管病秘方全书》

吴茱萸汤加味

【组成】吴茱萸6克，党参15克，大枣30克，生姜30克，旋覆花18克，代赭石30克。

【用法】每日1剂，水煎2次，早、晚分2次温服。

【功效】助阳抑阴。

【主治】原发性高血压，属阳虚阴盛者。尤以头晕目眩、颠顶麻痛者为宜。

【来源】安徽中医临床杂志，1998，10（6）

茯苓干姜茶

【组成】茯苓10克，白芍10克，白术10克，干姜6克。

【用法】将茯苓切碎，与其余诸药放入茶杯，加入沸水，盖严杯盖，约20分钟后代茶饮，每日1剂。

【功效】温阳利水。

【主治】原发性高血压，属阳虚水泛者。或血压稳定期服用。

【来源】《药茶》

益气补肾汤

【组成】人参、黄芪各一钱二分，白术二钱，白茯苓一钱，山药、山茱萸各钱半，炙甘草五分。

【用法】水二盅，枣二枚，煎八分，食前服。

【功效】益气补肾。

【主治】原发性高血压，属气虚者。

【来源】《景岳全书》

芪苓钩藤汤

【组成】生黄芪20克，川芎10克，半夏15克，橘红10克，茯苓15克，山楂15克，石菖蒲10克，郁金12克，地龙12克，钩藤（后下）12克，菊花12克，夏枯草15克。

【用法】每日1剂，水煎2次，早、晚分2次温服。

【功效】益气化痰，平肝醒脑。

【主治】原发性高血压，属气虚痰阻者。

【来源】《高血压冠心病单验方大全》

益气化痰汤

【组成】黄芪30克，党参15克，陈皮6克，法半夏12克，云茯苓15克，代赭石（先煎）30克，决明子24克，白术9克，甘草2克。

【用法】每日1剂，水煎2次，早、晚分2次温服。

【功效】健脾益气化痰。

【主治】原发性高血压，属气虚痰阻者。

【来源】《高血压冠心病单验方大全》

六味桃红汤

【组成】熟地黄20克，炒山药15克，蒸山茱萸15克，云茯苓15克，福泽泻6克，粉牡丹皮30克，山楂30克，石决明（先煎）30克，炒桃仁12克，红花12克，大黄5克，钩藤（后下）30克。

【用法】每日1剂，水煎2次，早、晚分2次温服。

【功效】滋养肝肾，养血通脉。

【主治】原发性高血压，属肝肾不足，气虚血瘀者。

【来源】《高血压冠心病单验方大全》

桂石降压汤

【组成】熟地黄20克，山茱萸10克，山药12克，肉桂5克，天麻10克，生石决明15克，钩藤10克，黄柏5克，杜仲12克，桑寄生15克，白术12克，茯苓15克，牡丹皮10克，鸡内金（研末冲服）10克，丹参10克，炙甘草10克。

喜太息，抑郁胁胀者，加延胡索15克，柴胡10克；眩晕、肢麻甚者，加半夏10克，全瓜蒌15克，竹茹10克；失眠，心烦者，加酸枣仁30克，远志10克；肢体浮肿者，加猪苓、泽泻各10克。

【用法】每日1剂，水煎2次，早、晚分2次温服。4周为1个疗程，一般连续服用1~2个疗程。

【功效】滋补肝肾，健脾和胃。

【主治】原发性高血压，属肝肾不足，脾胃不和者。

【来源】中医药信息，1996，13（4）

丹参寄生汤

【组成】丹参24克，桑寄生15克，代赭石（先煎）24克，酸枣仁15克，怀牛膝15~24克，白芍10克，生地黄12克，墨旱莲10克，女贞子10克，龙骨（先煎）24克，牡蛎（先煎）24克。

【用法】每日1剂，水煎2次，早、晚分2次温服。

【功效】活血降压。

【主治】原发性高血压，属肝肾两亏，气血瘀阻者。

【来源】《高血压冠心病单验方大全》

复方杜仲汤

【组成】生杜仲、黄芩、当归、川芎、黄芪、钩藤、生地黄各9克，夏枯草、益母草各6克，龙眼肉、藁本各7.5克，槐花4.5克。

【用法】每日1剂，水煎2次，早、晚分2次温服。

【功效】益气活血，调补肝肾。

【主治】原发性高血压，属肝肾两虚，气虚血瘀者。

【来源】《新编中国心血管病秘方全书》

复方杜仲降压汤

【组成】杜仲12克，桑寄生12克，女贞子12克，白芍12克，钩藤12克，牛膝9克，石决明20克，炒酸枣仁12克，丹参12克，橘红6克，龟甲20克。

气虚倦怠者，加太子参15克；肝阳偏盛致头痛甚者，加杭菊花10克；血脂偏高者，加山楂12克。

【用法】每日1剂，水煎2次，早、晚分2次温服。

【功效】调理肝肾，活血降压。

【主治】原发性高血压，属肝肾亏虚，瘀血阻络者。

【来源】《精选千家妙方》

新吴茱萸汤

【组成】吴茱萸、生姜各10克，法半夏、党参各15克，橘红（后下）5克。

【用法】每日1剂，水煎2次，早、晚分2次温服。

【功效】暖肝降逆，健脾化痰。

【主治】原发性高血压，属肝肾阴寒，浊阴上逆者。

【来源】《新编中国心血管病秘方全书》

石恩仪经验方

【组成】生黄芪30克，党参12克，白术15克，茯苓15克，葛根18克，升麻6克，丹参15克，生山楂15克，决明子30克，甘草5克。

【用法】每日1剂，水煎2次，早、晚分2次温服。

【功效】健脾补气，化痰祛瘀。

【主治】原发性高血压，属气虚痰瘀者。

【来源】《石家百年医案精选》

补中益气升阳方

【组成】红参（另兑）10克，神曲10克，炙黄芪20克，升麻3克，柴胡3克，炒白术12克，茯苓12克，麦芽12克，谷芽12克，炒薏苡仁30克，炒陈皮5克，炙甘草5克。

【用法】每日1剂，水煎2次，早、晚分2次温服。

【功效】补中益气升阳。

【主治】原发性高血压，属中气虚弱者。

【来源】四川中医，1989，3（4）

生脉散合补阳还五汤

【组成】赤芍15克，川芎10克，当归10克，地龙6克，黄芪30克，桃仁10克，红花15克，人参6克，麦冬10克，五味子10克。

气虚者，加怀山药、白术、茯苓；阴虚者，加玉竹、何首乌、石斛、枸杞子、桑椹、沙参；心悸明显者，加远志、酸枣仁、柏子仁；腰痛乏力明显者，加杜仲、桑寄生、枸杞子。

【用法】每日1剂，水煎2次，早、晚分2次温服。

【功效】益气养阴，活血降压。

【主治】原发性高血压，属气阴两虚者。

【来源】湖南中医杂志，2001，17（2）

仲地汤

【组成】川杜仲、生地黄各15克。

【用法】每日1剂，水煎2次，早、晚分2次温服。

【功效】滋肾益肝。

【主治】原发性高血压，属阴阳两虚者。

【来源】《中华民间秘方大全》

寄生杜玄汤

【组成】桑寄生、川杜仲各12克，玄参15克。

【用法】每日1剂，水煎2次，早、晚分2次温服。

【功效】育阴补阳，滋补肝肾。

【主治】原发性高血压，属阴阳两虚者。

【来源】《中华民间秘方大全》

牛膝杜仲汤

【组成】熟地黄20克，玄参15克，怀牛膝12克，杜仲10~12克，益智仁15克。

【用法】每日1剂，水煎2次，早、晚分2次温服。

【功效】滋阴助阳，补肝益肾。

【主治】原发性高血压，属阴阳两虚者。

【来源】《中华民间秘方大全》

育阴助阳汤

【组成】益母草60克，桑寄生20克，杜仲20克，甘草5克，夏枯草12克，钩藤（后下）20克，生白芍25克，生牡蛎（先煎）30克，女贞子12克，川石斛15克，大生地黄15克。

【用法】每日1剂，水煎2次，早、晚分2次温服。

【功效】滋阴助阳，补肝益肾。

【主治】原发性高血压，属阴阳两虚者。

【来源】《中华民间秘方大全》

附苓七味丸

【组成】制附子（先煎）15克，熟地黄30克，泽泻20克，山茱萸12克，牡丹皮10克，山药20克，黄芩15克。

【用法】每日1剂，水煎2次，早、晚分2次温服。

【功效】补阴助阳。

【主治】原发性高血压，属阴阳两虚者。

【来源】《中华民间秘方大全》

炙草温阳汤

【组成】炙甘草3~10克，党参10~15克，生地黄10~12克，桂枝6~10克，麦冬10克，珍珠母20~30克，女贞子10~12克，枸杞子10~12克。

【用法】每日1剂，水煎2次，早、晚分2次温服。

【功效】养阴温阳。

【主治】原发性高血压，属阴阳两虚者。

【来源】《高血压冠心病单验方大全》

桑龙汤

【组成】桑寄生30克，何首乌24克，川芎9克，淫羊藿9克，玉米须30克，杜仲9克，磁石（先煎）30克，生龙骨（先煎）30克。

【用法】每日1剂，水煎2次，早、晚分2次温服。

【功效】温肾补肝。

【主治】原发性高血压，属阴阳两虚者。

【来源】《高血压冠心病单验方大全》

女贞地龙汤

【组成】女贞子、墨旱莲各15克，桑椹、白芍、丹参各18克，牛膝、钩藤（后下）、茺蔚子、杜仲各12克，地龙10克，珍珠母（先煎）30克。

【用法】每日1剂，水煎2次，早、晚分2次温服。

【功效】平调阴阳。

【主治】原发性高血压，属阴阳两虚者。

【来源】《高血压冠心病单验方大全》

滋肝补肾活血汤

【组成】当归9克，仙茅9克，淫羊藿9克，沙苑子9克，红花9克，枸杞子12克，阿胶12克，北沙参30克，生地黄30克，熟地黄30克，炒酸枣仁30克，怀牛膝30克，桑寄生30克，生白芍30克，何首乌30克，鸡血藤15克。

眩晕甚，虚阳浮越者，加人参28克，生牡蛎50克，生龙骨50克；便溏者，去黄精、熟地黄、肉苁蓉，加砂仁14克。

【用法】每日1剂，水煎2次，早、晚分2次温服。

【功效】滋补肝肾，益气养血。

【主治】原发性高血压，属阴阳两虚者。

【来源】《眩晕、中风证治》

山萸菟丝茶

【组成】山茱萸10克，熟地黄10克，肉苁蓉10克，菟丝子10克。

【用法】将熟地黄捣碎，与其余诸药放入茶杯，加入沸水，盖严杯盖，约20分钟后代茶饮，日服1剂。

【功效】调补阴阳。

【主治】原发性高血压后期，属阴阳两虚者。

【来源】《药茶》

冬菇饮

【组成】冬瓜、蘑菇各200克。

【用法】水煎食用，每日1~2次。

【功效】育阴助阳。

【主治】原发性高血压，属阴阳两虚者。

【来源】《中华民间秘方大全》

加味补脾益气汤

【组成】黄芪30克，熟地黄20克，杜仲20克，白术10克，陈皮6克，柴胡3克，升麻3克，当归6克，茯苓18克，泽泻12克，桑寄生20克，白芍12克。

痰湿重者，加天麻、半夏；血虚者，加何首乌、鸡血藤；阴虚者，加太子参、石斛；心悸失眠者，加茯神、酸枣仁；畏寒肢冷者，加桂枝、菟丝子、淫羊藿；夜尿多，腰酸者，加山茱萸、枸杞子；蛋白尿者，加僵蚕、蝉蜕、白花蛇舌草；胸闷，心绞痛者，加檀香、全瓜蒌、薤白。

【用法】每日1剂，水煎2次，早、中、晚分3次温服。

【功效】补脾益气。

【主治】原发性高血压，属气虚者。

【来源】山西中医药，2003，3（2）

益气平肝汤

【组成】黄芪30克，党参20克，川芎15克，当归15克，茯苓

15克，白术15克，炙甘草6克，天麻20克，钩藤15克，龙骨30克，牡蛎30克，白芍15克，柴胡12克，麦芽15克，防风15克，葛根30克。

【用法】每日1剂，水煎2次，早、晚分2次温服。

【功效】补益脾肺。

【主治】原发性高血压，属气虚者。

【来源】光明中医，2014，2（11）

益气养血汤Ⅰ

【组成】黄芪15~30克，党参12~15克，黄精9~12克，葛根15~30克，五味子3~6克，当归9~12克，何首乌15~30克，玄参12~15克，酸枣仁15~30克，首乌藤30克。

【用法】每日1剂，水煎2次，早、中、晚分3次温服。

【功效】益气养血，调和阴阳。

【主治】原发性高血压，属气血两虚者。

【来源】《高血压冠心病单验方大全》

益气养血汤Ⅱ

【组成】黄芪15克，党参18克，白术、当归、白芍各10克，炙甘草6克，龙骨、牡蛎各24克。

【用法】每日1剂，水煎2次，早、晚分2次温服。30日为1个疗程。

【功效】益气活血，清肝降压。

【主治】原发性高血压，属气虚血瘀，肝阳上亢者。

【来源】《新编中国心血管病验方全书》

黄芪定眩汤

【组成】天麻14克，杭菊花14克，黄芪24克，石决明28克，夏枯草28克，蒺藜16克，牛膝16克，钩藤16克，甘草8克。

肾阴不足者，加枸杞子16克，大枣10克；五心烦热者，加黄柏16克；心肾不交之心慌者，加生脉散（人参、麦冬、五味子），黄连4克；肝阳上亢者，加桑寄生16克；口干口苦明显者，加龙胆10克，栀子10克；头晕恶心欲吐者，加生龙骨28克，生牡蛎28克；痰浊中阻者，加半夏16克，陈皮14克；腹闷胀者，加砂仁14克，薏苡仁14克；呕吐痰涎者，加天南星14克，白附子14克；心前区刺痛者，加瓜蒌18克，白芍14克；失眠多梦者，加首乌藤26克，当归16克。

【用法】每日1剂，水煎2次，早、晚分2次温服。

【功效】双补气血。

【主治】原发性高血压，属气血亏虚者。

【来源】山东中医，2001，16（11）

补益气血方

【组成】熟地黄10克，山药20克，女贞子15克，白芍15克，钩藤（后下）15克，川牛膝15克，泽泻10克，茯苓10克，牡丹皮10克，天麻12克。

血虚甚者，加熟地黄20克；心悸怔忡甚者，加酸枣仁15克，龙眼肉15克。

【用法】每日1剂，水煎2次，早、晚分2次温服。

【功效】补益气血。

【主治】原发性高血压，属气血亏虚者。

【来源】内蒙古医学，2005，3（6）

养血健脾方

【组成】当归28克，茯苓28克，芍药28克，白术28克，柴胡28克，甘草16克，生姜3片，薄荷10克。

肝郁气滞较甚者，加香附、桔梗；血虚甚者，加熟地黄；肝郁化火者，加牡丹皮、柿蒂。

【用法】每日1剂，水煎2次，早、晚分2次温服。

【功效】养血健脾，疏肝解郁。

【主治】原发性高血压，属气血亏虚者。

【来源】《高血压病药方大全》

芪归茶

【组成】黄芪10克，当归10克，白术10克。

【用法】将以上3味药放入茶杯，加入沸水，盖严杯盖，约20分钟后代茶饮，日服1剂。

【功效】补气养血。

【主治】原发性高血压，属气血亏虚者。

【来源】《药茶》

藿香莱天茶

【组成】藿香、莱菔子、天麻各10克。

【用法】将天麻切碎，与其余诸药放入茶杯，加入沸水，盖严杯盖，约20分钟后代茶饮，日服1剂。

【功效】行气降气，醒脾和胃。

【主治】原发性高血压。脾胃虚寒者慎服。

【来源】《药茶》

天钩二明汤

【组成】天麻、栀子、黄芩、决明子各10克，钩藤、生地黄、石决明各15克。

【用法】每日1剂，水煎2次，早、晚分2次温服。

【功效】平肝息风，清热活血。

【主治】原发性高血压。

【来源】《新编中国心血管病秘方全书》

杞菊汤

【组成】枸杞子、菊花、牡丹皮、山茱萸、泽泻、云茯苓、天麻各10克，生地黄、熟地黄各15克，山药、钩藤各12克。

【用法】每日1剂，水煎2次，早、晚分2次温服。

【功效】补益肝肾，养阴息风。

【主治】原发性高血压。

【来源】《新编中国心血管病秘方全书》

右归饮加减

【组成】熟地黄、云茯苓、当归、牛膝、杜仲、山茱萸、枸杞子、牡丹皮、龟甲胶各10克，川芎6克，山药12克。

【用法】每日1剂，水煎2次，早、晚分2次温服。

【功效】滋补肝肾，通络降压。

【主治】原发性高血压。

【来源】《新编中国心血管病秘方全书》

金银花菊花汤

【组成】金银花、菊花各24~30克。

头晕明显者，加桑叶12克；动脉硬化，血脂高者，加山楂24~30克。

【用法】每日1剂，分4次服，每次用沸水冲泡10~15分钟后代茶饮，冲泡2次弃掉另换。可连服3~4周或更长时间。

【功效】清肝泻热。

【主治】原发性高血压。

【来源】《中国民间秘方验证大全》

五草四物汤

【组成】夏枯草、谷精草、木贼、益母草、墨旱莲各30克，生地黄、当归各15克，川芎、赤芍各10克。

【用法】每日1剂，水煎2次，早、晚分2次温服。15日为1个疗程，连续服用2个疗程。

【功效】清肝明目，养阴活血。

【主治】原发性高血压。

【来源】《新编中国心血管病秘方全书》

天石散

【组成】天麻、夏枯草、生远志、菊花、川芎各15克，煅石决明30克，炒黄芩9克，天竺黄12克，柴胡、石菖蒲、僵蚕各10克。

【用法】上药共研极细末，贮瓶或装入胶囊（每粒0.5克）备用。每次服用20~25克，每日3餐前半小时服下。

【功效】平肝潜阳，清热化痰，活血祛风，安神定惊。

【主治】原发性高血压。

【来源】《新编中国心血管病秘方全书》

鲜葫芦汁

【组成】鲜葫芦、蜂蜜适量。

【用法】将鲜葫芦捣烂绞取其汁，以蜂蜜调匀。每服半杯至1杯，每日2次。

【功效】除烦降压。

【主治】原发性高血压。症见烦热口渴。

【来源】《偏方大全》

降压膏

【组成】槐角、白糖各50斤，冬青子、夏枯草各30斤，熟地黄15斤，桑枝25斤，臭牡丹20斤。

【用法】将以上生药洗净混匀，用纱布袋装好，投入陶器缸内，加3倍量水（以淹没生药水面高出10厘米左右为度）浸泡30分钟，煮沸2小时，如此反复3次，分别过滤，合并药液，过滤浓缩至57000毫升即得（每斤成品相当于生药1.5斤）。每次服1调羹（约20毫升），每日3次，2个月为1个疗程。

【功效】滋阴补肾，息风降压。

【主治】原发性高血压。

【来源】《新编中国心血管病秘方全书》

通降膏

【组成】夏枯草、茺蔚子各18克，决明子30克，生石膏60克，黄芩、桑叶、槐角、钩藤各15克。

【用法】上药为1日量，共熬煮，去渣取汁，加蜜成膏，分3次服用。

【功效】清肝泻火，通络降压。

【主治】原发性高血压。

【来源】《新编中国心血管病秘方全书》

金蒲丸

【组成】钩藤、石菖蒲、川芎、牛膝、夏枯草各12.5%，郁金、泽泻各16.7%，珍珠粉4.1%。

【用法】上药按比例共研极细末，水泛为丸，如绿豆大小。每次服用6克，每日3次，连续服用1个月为1个疗程。

【功效】调理阴阳，理气活血，平肝息风。

【主治】原发性高血压。

【来源】《新编中国心血管病秘方全书》

侯氏黑散

【组成】菊花40克，白术、防风各10克，细辛、茯苓、牡蛎、人参、白矾、当归、干姜、川芎、桂枝各3克，黄芩5克，桔梗8克。

【用法】上药按比例制成散剂，每次服用4~5克，每日3次。2个月为1个疗程，一般服药3个疗程。当症状突出时可改用汤剂，每日1剂，水煎服。

【功效】清热祛风，活血化瘀。

【主治】原发性高血压。

【来源】《新编中国心血管病秘方全书》

压得平片

【组成】三七2500克，钩藤、茯苓各10000克，萝芙木总碱40克。

【用法】上药共研极细末，加淀粉适量，1%硬脂酸镁，制成10000片。每次口服2片，每日3次，连服1个月以上。

【功效】活血通络，平肝降压。

【主治】原发性高血压。

【来源】《新编中国心血管病秘方全书》

远菊二天散

【组成】生远志、菊花、天麻、川芎各15克，天竺黄12克，柴胡、石菖蒲、僵蚕各10克。

【用法】上药共研极细末，装入胶囊。每次于餐前半小时服2克，每日3次。

【功效】化痰祛瘀，通络降压。

【主治】原发性高血压。

【来源】《新编中国心血管病秘方全书》

复方牡丹皮片

【组成】牡丹皮浸膏、萹蓄浸膏、牡丹皮酚、珍珠层粉各适量。

【用法】上药按常规加工压制成片，每片0.3克，含牡丹皮浸膏相当于生药1.42克，萹蓄浸膏相当于生药0.75克，珍珠层粉0.1克，牡丹皮酚2毫克。每次服用7片，每日3次。

【功效】平肝潜阳，活血凉血，利水泻热。

【主治】原发性高血压。

【来源】《新编中国心血管病秘方全书》

降压宁胶囊

【组成】桑寄生、何首乌各20克，郁金、葛根、生槐米、赤芍、黄柏、钩藤各15克，三七5克。

【用法】上药共研极细末，按常规装入胶囊，每粒0.5克。每次3~4粒，每日3次，连续服用15~90日。

【功效】补肾平肝，通络降压。

【主治】原发性高血压。

【来源】《新编中国心血管病秘方全书》

醋疗方Ⅰ

【组成】鸡蛋1枚，醋60毫升。

【用法】鸡蛋打入碗中，加醋搅匀，隔水蒸熟。每日晨起空腹服用，7日为1个疗程，可连用数个疗程。

【功效】补虚降压。

【主治】原发性高血压。体质虚弱者尤宜。

【来源】《醋疗》

醋疗方Ⅱ

【组成】玉米500克，食醋1000毫升。

【用法】取玉米煮熟沥干，加入食醋浸泡24小时，再取出玉米晾干。每日早、晚各嚼食20~30粒。

【功效】降压。

【主治】原发性高血压。

【来源】《醋疗》

醋疗方Ⅲ

【组成】海带、醋各适量。

【用法】将海带切成细丝，按1 ： 3的比例加食醋浸泡，冷藏

10天。佐餐食用。

【功效】降压。

【主治】原发性高血压。

【来源】《醋疗》

醋疗方Ⅳ

【组成】芝麻30克，蜂蜜30克，鸡蛋1个，醋30毫升。

【用法】先将芝麻研末，加入醋、蜂蜜、鸡蛋清拌匀。1剂分6次服用，每日服3次。

【功效】降压。

【主治】原发性高血压。

【来源】《醋疗》

醋疗方Ⅴ

【组成】食醋15毫升，蜂蜜8克，姜汁2毫升。

【用法】将上3味一起倒入杯中混匀，冲入5倍量的白开水，搅拌均匀即可。早、晚各服25毫升。

【功效】降压。

【主治】原发性高血压。

【来源】《醋疗》

醋疗方Ⅵ

【组成】地龙100克，杜仲、刺梨根、天麻各50克，大枣40克，冰糖适量，枸杞子30克，陈醋3000毫升。

【用法】前7味用陈醋浸泡3日。每日早、中、晚饭后服用3次，5日为1个疗程。

【功效】平肝息风，通络止痛。

【主治】原发性高血压。

【来源】《醋疗》

醋疗方Ⅶ

【组成】桂花50克，花生200克，醋500毫升。

【用法】将桂花和花生浸泡醋中，24小时后即可食用。每天晨起服用花生米10~20粒。

【功效】活血化瘀。

【主治】原发性高血压，属瘀血阻络者。

【来源】《醋疗》

第二节 外用方

菊花药枕

【组成】白菊花1000克，川芎400克，牡丹皮、白芷各200克。

【用法】将上药混合均匀，用洁净的白布缝制枕袋，装入上药作枕头用。经常将枕头放在阳光下曝晒，以保持药枕干燥松软。

【功效】平肝降压，活血祛风。

【主治】原发性高血压，属肝火上炎者。

【来源】《验方治百病》

桑菊降压枕

【组成】冬桑叶、白菊花、夏枯草、黄芩、晚蚕沙、牡丹皮、白芷、薄荷叶、川牛膝、决明子、白矾、冰片各适量。

【用法】上药共研粗末，装入约50厘米×50厘米布袋内，中间用线缝扎几行，使药物平整均匀放于枕头上，外铺枕巾即可。3个月更换1次。

【功效】清肝泻火。

【主治】原发性高血压，属肝火上炎者。

【来源】《新编中国心血管病秘方全书》

决明菊花枕

【组成】决明子、菊花各等份。

【用法】装入枕芯，睡时枕之。

【功效】泄热平肝。

【主治】原发性高血压，属肝热阳亢者。

【来源】《中华民间秘方大全》

辛夷红花枕

【组成】白菊花、野菊花、桑叶、辛夷各500克，薄荷200克，红花100克，冰片50克。

【用法】上药共装布袋内，晚上当枕头用，1次药用6个月，气候潮湿时，可焙干、翻晒后再用。

【功效】泄热平肝。

【主治】原发性高血压，属肝阳上亢者。

【来源】《中华民间秘方大全》

菊花荷叶蚕沙枕

【组成】野菊花、蚕沙各100克，荷叶50克。

【用法】将荷叶搓碎，与另2味混匀，装入小布袋内，睡觉时放在枕头上，作药枕用。

【功效】疏风清热，祛湿消肿。

【主治】原发性高血压，属肝郁化火，风阳上扰者。

【来源】《花疗偏方》

足浴方Ⅰ

【组成】牛膝、钩藤各30克。

【用法】上药水煎约1500毫升，倒入脚盆，待药液不烫脚时，把双脚放入盆内浸泡30~40分钟，每日晨起和晚睡前各1次。

【功效】平肝潜阳。

【主治】原发性高血压。

【来源】《小方治大病》

足浴方Ⅱ

【组成】白矾60克，米泔水一大煲。

【用法】煮热至白矾溶化后，乘温浸双足。

【功效】祛痰燥湿。

【主治】原发性高血压。

【来源】《中国民间秘方验证大全》

足浴方Ⅲ

【组成】钩藤20克（剪或切碎），冰片少量（布包）。

【用法】将上药置于适量温开水内浸泡，后将两足浸入药液中，水温以能耐受为度，每次浸足30~45分钟，可不断加水，以保持水温，于每日晨起和晚睡前各浸泡1次，10日为1个疗程。

【功效】平肝潜阳。

【主治】原发性高血压，属肝阳上亢者。

【来源】《新编中国心血管病秘方全书》

足浴方Ⅳ

【组成】桂枝15克，桑枝30克，桑叶15克。

【用法】水煎取汁混入水中。每日1次，每次1剂，浴足。

【功效】清热平肝，活血通脉。

【主治】原发性高血压。症见头痛、头晕、耳鸣。

【来源】《高血压传承老药方》

足浴方Ⅴ

【组成】生磁石、生石决明、党参、黄芪、当归、桑枝、枳壳、乌药、蔓荆子、蒺藜、白芍、炒杜仲、牛膝各6克，独活18克。

【用法】水煎取汁，泡双脚1小时，每日1次。10日为1个疗程。

【功效】平肝潜阳。

【主治】原发性高血压。

【来源】《新编中国心血管病秘方全书》

足浴方Ⅵ

【组成】黄芩30克，牡丹皮60克，当归9克，桑白皮、枳壳、丹参、牡蛎、白芍、乌药各24克，独活、磁石、牛膝、何首乌各3克，石决明12克。

【用法】上药加水1500毫升煎煮，沸后20分钟取出倒入盆中，浸泡双足，时间20~30分钟即可，每晚1次，1周为1个疗程。

【功效】平肝潜阳。

【主治】原发性高血压。

【来源】《新编中国心血管病秘方全书》

足浴方Ⅶ

【组成】夏枯草、桑白皮、枳壳、丹参、牡蛎、白芍各30克，磁石、牛膝、何首乌、地龙各12克，石决明、决明子各15克，钩藤、乌药各20克，牡丹皮6克，当归9克，独活3克。

【用法】每日1剂，水煎取汁2000毫升，加冰片、盐少许，浸泡双足20~30分钟，每日1次，10日为1个疗程。

【功效】平肝潜阳。

【主治】原发性高血压。

【来源】《新编中国心血管病秘方全书》

足浴方Ⅷ

【组成】生黄芪30克，牡丹皮15克，怀牛膝20克，当归15克，枳壳15克，生石决明30克，乌药20克，桑白皮30克，丹参20克，杭白芍30克，生地黄20克，独活15克，生磁石15克，生牡蛎10克，首乌藤15克。

【用法】将上述药物加水煎煮30分钟，降温后（60℃左右）泡双足40~60分钟，每剂连洗5日，每日泡洗1~2次，10日为1个疗程。

【功效】补益气血，滋养肝肾，育阴潜阳。

【主治】原发性高血压，属阴虚阳亢者。

【来源】《中华民间秘方大全》

足贴方Ⅰ

【组成】吴茱萸15~30克，食醋适量。

【用法】将吴茱萸研细末过筛。每晚临睡前取吴茱萸末，用醋调匀后贴敷双侧涌泉穴，次日取下。10日为1个疗程。

【功效】温中散寒，止痛降压。

【主治】原发性高血压。

【来源】《醋疗》

足贴方Ⅱ

【组成】吴茱萸、肉桂各等份。

【用法】共为末，贴足心（涌泉穴）。

【功效】温中散寒，止痛降压。

【主治】原发性高血压。

【来源】《高血压传承老药方》

足贴方Ⅲ

【组成】吴茱萸31克，生姜3克。

【用法】共为末，酒炒热，包患者两足心（涌泉穴）。

【功效】温中散寒，止痛降压。

【主治】原发性高血压。

【来源】《高血压传承老药方》

足贴方Ⅳ

【组成】吴茱萸、生附子各等份，食醋适量。

【用法】每晚睡前用醋调匀后贴敷两足涌泉穴，绷带包裹，敷药12~24小时取下，连续敷贴1周。

【功效】滋阴潜阳。

【主治】原发性高血压。

【来源】《醋疗》

足贴方Ⅴ

【组成】吴茱萸46克，硫黄、面粉各16克。

【用法】研细末均匀，酒炒热，包足心（涌泉穴），用男左女右法。

【功效】温中散寒，止痛降压。

【主治】原发性高血压。

【来源】《高血压传承老药方》

足贴方Ⅵ

【组成】川牛膝、川芎各100克，吴茱萸、蓖麻子各50克，牛黄5克，食醋适量。

【用法】将前4味研末混匀装瓶备用，蓖麻子研末装瓶备用。首先将前4味药末用食醋调成糊状，再加蓖麻子糊调匀，摊在油脂（或纱布敷料）上，做成直径为5厘米、厚度为0.5厘米的小饼。将药饼贴在双足涌泉穴上，胶布固定。每日1次，10日为1个疗程，共治疗3个疗程，疗程间隔3~4日。

【功效】滋阴潜阳。

【主治】原发性高血压。

【来源】《醋疗》

足贴方Ⅶ

【组成】盐附子、生地黄各30克，食醋适量。

【用法】烘干，共研为细末，过筛，用食醋调膏，晚上敷涌泉穴，纱布包裹。

【功效】调补阴阳。

【主治】原发性高血压，属阴阳两虚者。

【来源】《中华民间秘方大全》

足贴方Ⅷ

【组成】肉桂、牛膝、桑寄生、天麻、灵芝各等份。

【用法】每张膏药直径约3厘米，每晚洗足后贴双足涌泉穴上，24小时更换1次。1个月为1个疗程，根据病情需要，最多使用3个疗程。

【功效】平肝益肾，育阴潜阳，引火归原，养心安神。

【主治】原发性高血压，属肝肾阴虚，虚阳上亢者。

【来源】陕西中医，1997，18（11）

足贴方Ⅸ

【组成】鲜姜150克，蓖麻子50克，吴茱萸、附子各20克，冰片10克。

【用法】将蓖麻子、吴茱萸、附子先捣碎，研成细末。鲜姜捣烂为泥，再加冰片末，共调成糊状。每晚临睡前敷贴两足底涌泉穴，次日清晨取掉，连用5~10次可获显效。

【功效】温补脾肾，平肝降压。

【主治】原发性高血压，属脾肾不足者。

【来源】《偏方大全》

足贴方Ⅹ

【组成】新鲜牛蒡根、叶、梗1.5千克，活白凤仙梗120克，川附子、桂枝、大黄、当归、肉桂、草乌、川乌、地龙、僵蚕、赤芍、白芷、白蔹、白及各60克，川芎120克，续断、防风、荆芥、五灵脂、木香、香橼、陈皮各30克，乳香末、没药末各60克，苏合香120克，麝香30克。

【用法】先以菜油5千克煎牛蒡、白凤仙，煎枯去滓；次日除后四味外，余药入油内煎枯，去滓滤净；经一宿油冷后称准份量，每500克油加铅丹（炒透）210克，搅拌，熬至滴水成珠，不粘指为度，离火稍冷；将后味研为细末，加入油内搅和。半月后加热烊化，摊布上，贴两足心，每两日一换，连贴6日。

【功效】引火下行，导气下降。

【主治】原发性高血压。症见头晕，胸闷，痰多，肢麻等。

【来源】《外科全生集》

穴贴方Ⅰ

【组成】吴茱萸、川芎、牛膝各等份，白酒、米醋各适量。

【用法】上药混合研末，密贮备用。先用温水洗净足底部。取药粉若干并加入适量白酒及米醋和匀，然后每穴选用5~10克，上盖医用胶布固定。3天换药1次，若药粉脱落或干燥，可随时换药。1个月为1个疗程。取穴：肝区、胆区、肾区、肾上腺区、头区等穴。每次选穴2~4个，灵活配穴。

【功效】调节阴阳。

【主治】原发性高血压。

【来源】陕西中医，1999，20（3）

穴贴方Ⅱ

【组成】吴茱萸、肉桂、磁石各30克，蜂蜜、艾叶各适量。

【用法】先将肉桂、吴茱萸、磁石共研细末，密封备用。用时每次取药末5~10克，用蜂蜜调匀，制成药饼，分别贴于神阙、涌泉穴上。阳亢者加贴太冲穴，阴阳不足者加贴足三里。贴后外以胶布固定，并用艾条局部悬灸20分钟，每日1次。10日为1个疗程。

【功效】引火归原，降压止晕。

【主治】原发性高血压。

【来源】《外治汇要》

·穴贴方Ⅲ·

【组成】臭牡丹、香油、桐油、铅丹各1000克。

【用法】取臭牡丹茎、叶干品加香油、桐油浸泡2~7天，加温沸腾1小时，待药液泡沫散去，臭牡丹茎、叶焦枯时，滤去药渣，继续加温至药液沸腾，加入铅丹，微火，不断搅拌。半小时后药液由棕红色变为黑色时，取一滴滴入冷水中成滴不散，即可停止加温，待稍冷却后涂于硬纸上，呈圆形，直径约5厘米，即成臭牡丹膏药，备用。用时以微温烘软膏药，贴于一侧之曲池、足三里、血海等穴，每3日换贴另侧，连续贴7次，以后每月贴2次，每次间隔5日，坚持1年。

【功效】滋阴潜阳。

【主治】原发性高血压。

【来源】《新编中国心血管病秘方全书》

·穴贴方Ⅵ·

【组成】白花蛇3条，蜈蚣9条，土鳖虫（炒）、黄连、白芥子、延胡索各6克，地龙、蝉蜕各9克，葛根15克，细辛、甘遂、

三七各3克，麝香1克。

【**用法**】上药共研细末，用姜酊适量将药粉拌成饼，直径2厘米、厚0.5厘米。药饼中心放少许麝香末，放置在有纱布的塑料纸上。将心俞、肝俞、肾俞、关元穴消毒，贴上药饼，胶布固定。一般敷8~12小时，气候凉爽时可敷24小时。

【**功效**】滋阴潜阳。

【**主治**】原发性高血压。

【**来源**】《新编中国心血管病秘方全书》

脐疗方Ⅰ

【**组成**】**吴茱萸、食醋各适量。**

【**用法**】将吴茱萸研细末，过筛，每晚临睡前取10~20克用醋调，纳入脐中，上盖麝香壮骨膏固定，3日换敷1次，1个月为1个疗程。

【**功效**】平肝降火，疏通经脉，调理气血。

【**主治**】原发性高血压。

【**来源**】中医外治杂志，2003，12（2）

脐疗方Ⅱ

【**组成**】**吴茱萸、川芎、白芷各30克。**

【**用法**】上药共研细末，过筛备用。每取药末15克，以脱脂棉薄裹如小球状，填入脐孔内，用手向下压紧，外以纱布覆盖，胶布固定，每日换药1次，10日为1个疗程。

【**功效**】滋阴潜阳。

【**主治**】原发性高血压。

【**来源**】《新编中国心血管病秘方全书》

灌肠方

【组成】大黄20克，芒硝（冲服）10克，黄柏15克。

【用法】上药水煎取浓汁15毫升，保留灌肠，约15~30分钟。每日1次，10日为1个疗程。

【功效】泻热通便。

【主治】原发性高血压。症见大便秘结。

【来源】《新编中国心血管病秘方全书》

速效降压涂剂

【组成】荆芥、防风、全蝎、天麻、丹参、生龙骨、生牡蛎、牛膝各50克，白芷、女贞子、墨旱莲各30克，僵蚕、地龙各10克，钩藤、珍珠母、冰片各20克，蜈蚣30条，麝香3克。

【用法】将上述药物拣净滤去杂质切碎后，放入一密闭容器中（除麝香、钩藤、冰片外），然后加入白酒2.5千克，盖上容器密闭，夏天温度在25℃以上1个月后加入麝香、钩藤、冰片，冬天温度在10℃以下时须文火加热20分钟左右再存放3个月加入麝香、冰片和钩藤，加入上述3味中药后，再密闭10天即可启封使用。每次使用前打开容器，使用完后立即密封上容器，以保证药效。每次使用时将药液涂于额部、两侧太阳穴，或配以风池穴，或配以涌泉穴。每日使用2~4次，2周为1个疗程。

【功效】平肝潜阳，滋阴补肾，通络息风。

【主治】原发性高血压，属肝阳上亢者。

【来源】陕西中医，1998，19（9）

第二章　高血压眩晕

高血压引起的眩晕，称为高血压眩晕。眩晕是高血压较为常见的症状，以头部眩晕和视物旋转为主要临床表现，轻者闭上眼睛即停止，严重者如坐舟车，甚则昏仆于地，常伴恶心感、眼球自觉颤动、耳鸣耳聋、面色苍白等。本病经常复发，病情呈进行性加重。

本病可参考中医学“眩晕”“中风先兆”等疾病进行辨证治疗。

第一节　内服方

眩晕汤

【组成】天麻10克，钩藤30克，泽泻30克，生石决明30克，半夏10克，茯苓15克，白术10克，甘草4克。

【用法】用水3碗先煎生石决明，煎至2碗时再纳诸药（除钩藤外），再煎至1碗时，下钩藤，约1分钟后，取汁。分2次服用。

【功效】平肝潜阳，健脾化痰。

【主治】高血压眩晕，属痰浊上扰者。

【来源】《中华当代名医妙方精华》

止晕汤

【组成】龟甲20克，橘络5克，党参25克，怀牛膝25克，丹参15克，地龙15克，柏子仁15克，白芍15克，石菖蒲10克，菊花7.5克，当归7.5克，酸枣仁50克。

【用法】每日1剂，水煎2次，早、晚分2次温服。

【功效】平肝潜阳，滋肾宁心，行血通络。

【主治】高血压眩晕，属肝肾阴虚者。

【来源】《中华当代名医妙方精华》

平眩汤

【组成】珍珠母30克，代赭石30克，蚕豆衣9克，菊花9克，白芍9克，姜竹茹9克，茯苓9克，青皮9克，陈皮9克，蒺藜9克，旋覆花9克，佛手9克，生姜3片。

【用法】每日1剂，水煎2次，早、晚分2次温服。

【功效】平肝和胃，降逆化痰。

【主治】高血压眩晕，属肝阳上亢，痰浊上扰者。

【来源】《中华当代名医妙方精华》

化眩汤

【组成】白术10克，陈皮10克，半夏10克，茯苓15克，枳实10克，泽泻20克，天麻10克，牡丹皮10克，决明子15克，远志5克，丹参15克，杜仲10克，桂枝10克，泽泻30克。

【用法】每日1剂，水煎2次，早、晚分2次温服。

【功效】温化痰浊。

【主治】高血压眩晕，属痰浊壅盛者。

【来源】福建中医药，1993，24（6）

凉肝汤

【组成】百合10克，生地黄10克，菊花10克，决明子10克，夏枯草10克，白芍10克，桑寄生9克。

【用法】每日1剂，水煎2次，早、晚分2次温服。

【功效】凉肝滋阴，息风止眩。

【主治】高血压眩晕，属阴虚阳亢者。

【来源】《中华当代名医妙方精华》

珍灵汤

【组成】珍珠母50克，羚羊角粉（包煎)10克，紫贝齿（先煎）40克，川牛膝15克，天麻15克，钩藤15克，菊花15克，龟甲25克，鳖甲25克。

【用法】每日1剂，水煎2次，早、晚分2次温服。

【功效】平肝潜阳，滋肾息风。

【主治】高血压眩晕，属肝阳上亢者。

【来源】《中华当代名医妙方精华》

建瓴汤

【组成】怀山药30克，怀牛膝30克，生代赭石25克，生龙骨20克，生牡蛎20克，生地黄20克，生白芍15克，柏子仁15克，生甘草3克。

【用法】每日1剂，水煎2次，早、晚分2次温服。10日为1个疗程，连服3个疗程。

【功效】滋补肝肾，平肝潜阳。

【主治】高血压眩晕，属肝阳上亢者。

【来源】《心血管病中医经验集成》

潜阳汤

【组成】羚羊角3克（研末，分冲），天麻15克，怀牛膝15克，枸杞子15克，赤芍15克，白芍15克，石决明、代赭石、生龙骨、生牡蛎（均先煎）各30克，丹参30克，牡丹皮10克，半夏10克，黄芪20克，石菖蒲20克，黄芩20克。

【用法】每日1剂，水煎2次，早、晚分2次温服。

【功效】滋补肝肾，平肝潜阳。

【主治】高血压眩晕，属肝阳上亢者。

【来源】《心血管病中医经验集成》

潜降汤

【组成】熟地黄15克，白芍12克，石决明（先煎）30克，茯苓10克，丹参12克，生牡蛎（先煎）30克，怀牛膝12克，益母草15克，白菊花10克，首乌藤30克。

【用法】每日1剂，水煎2次，早、晚分2次温服。

【功效】滋阴潜阳，平肝安神。

【主治】高血压眩晕，属肝阳上亢者。

【来源】《名医名方录》

降压方

【组成】扁豆花15克，杜仲10克，枯黄芩10克，怀牛膝10克，白芍10克，生地黄15克，玄参15克，苦参6克，云茯苓15克，菊花10克，金银花10克。

便秘较重而邪气实者，加大黄10克；正气虚者，加当归10克，淡肉苁蓉10克；内风欲动者，加地龙10克，龙骨15克，牡蛎15克。

【用法】每日1剂，水煎2次，早、晚分2次温服。

【功效】养阴清热，调气降气，通利二便。

【主治】高血压眩晕，属阴虚火旺、气血逆乱者。

【来源】贵阳中医学院学报，1991（2）

五皮饮

【组成】桑白皮50克，大腹皮30克，赤茯苓15克，陈皮9克，生姜皮6克。

【用法】每日1剂，水煎2次，早、晚分2次温服。或鼻饲。

【功效】行气化湿，利水消肿。

【主治】高血压眩晕，属水湿停滞者。

【来源】《心血管病中医经验集成》

天麻钩藤饮

【组成】石决明18克，钩藤15克，天麻10克，黄芩9克，牛膝9克，杜仲9克，栀子9克，桑寄生15克，茯苓15克，益母草15克。

痰湿旺盛者，加半夏9克；有瘀血者，加丹参、红花各9克；头痛者，加夏枯草10克；脘痞纳呆者，加白术12克，焦三仙15克；失眠多梦者，加炒酸枣仁30克，珍珠母30克；口干口苦，便秘者，加龙胆9克，大黄9克。

【用法】每日1剂，水煎2次，早、晚分2次温服。

【功效】平肝息风，清热活血，补益肝肾。

【主治】高血压眩晕，属肝阳偏亢，肝风上扰者。

【来源】中国医药指南，2018，16（32）

加味乌梅丸

【组成】乌梅9克，太子参12克，当归12克，黄连5克，干姜9克，川椒5克，细辛3克，丹参12克，川芎12克，鸡内金12克，菊花15克，龙骨30克，牡蛎30克。

【用法】每日1剂，水煎2次，早、晚分2次温服。

【功效】调理阴阳寒热虚实。

【主治】高血压眩晕，属厥阴肝经寒热夹杂者。

【来源】世界中西医结合杂志，2020，15（3）

升清运脾汤

【组成】柴胡10克，葛根15克，白芷10克，石菖蒲15克，党参15克，云茯苓15克，炙远志10克，炒白扁豆30克，泽泻10克，制何首乌15克，丹参15克，怀牛膝15克，炒山楂15克。

风阳上扰者，倍用怀牛膝、云茯苓；痰浊上蒙者，重用柴胡、石菖蒲、制何首乌；气血亏虚者，倍用党参、炒白扁豆；肝肾亏虚者，倍用党参、制何首乌、炒白扁豆。

【用法】每日1剂，水煎2次，早、晚分2次温服。10日为1个疗程。

【功效】补益气血，升清降浊。

【主治】高血压眩晕，属清阳不升，浊阴不降者。

【来源】国医论坛，1999，14（3）

速效止眩汤

【组成】钩藤（后下）45~60克，夏枯草15克，白芍10克，枸杞子10克，牛膝10克，龙骨、牡蛎（均先煎）各20克，菊花10克，甘草5克。

头痛者，加全蝎、白花蛇；舌苔黄腻，有湿热者，加黄柏、竹茹；下肢浮肿者，加泽泻、防己；胆固醇偏高者，加山楂、决明子；肢体麻木者，加蒺藜、地龙；腰膝酸软者，加杜仲、续断；失眠者，加柏子仁、酸枣仁。

【用法】每日1剂，450毫升水煎2次，药液合并，每日2次，上、下午各服1次，7日为1个疗程。

【功效】滋肾平肝，息风潜阳。

【主治】高血压眩晕，属肾水亏虚，肝阳上亢者。

【来源】国际医药卫生导报，2006，12（8）

养肝息风汤

【组成】菊花15克，钩藤15克，制何首乌15克，蒺藜15克，女贞子15克，墨旱莲15克，丹参15克，怀牛膝10克，白芍15克，炙甘草6克。

【用法】每日1剂，水煎2次，早、晚分2次温服。

【功效】养肝育阴息风。

【主治】高血压眩晕，属肝肾阴虚者。

【来源】《名医名方录》

安神宁心汤

【组成】生磁石（先煎）15克，生石决明（先煎）10克，葛根20克，丹参15克，鸡血藤10克，钩藤10克，蒺藜10克，桑寄生20克，泽泻10克。

【用法】每日1剂，水煎2次，早、晚分2次空腹温服。

【功效】健脑安神，活血宁心。

【主治】高血压眩晕，属肝肾阴虚者。

【来源】《名医名方录》

清眩降压汤

【组成】竹茹10克，茯苓15克，龙胆10克，川芎6克，天麻

10克，黄芩10克，黄连6克，石菖蒲10克，龙骨12克，牡蛎15克，焦栀子10克，桑寄生10克，夏枯草10克。

视物旋转严重者，加泽泻、白术；痰涎较重者，加半夏、陈皮；腰膝酸软，肝肾不足者，加杞菊地黄丸口服。

【用法】每日1剂，水煎2次，早、晚分2次温服。

【功效】化痰开窍，平肝潜阳息风。

【主治】高血压眩晕，属痰浊上扰，阳亢化风者。

【来源】《中国当代名医验方大全》

黄精四草汤

【组成】黄精20克，夏枯草15克，益母草15克，车前草15克，豨莶草15克。

【用法】每日1剂，水煎2次，早、晚分2次温服。

【功效】清肝平肝，通经利尿。

【主治】高血压眩晕，属肝阳上亢者。

【来源】《中华当代名医妙方精华》

伸筋祛瘀汤

【组成】伸筋草15克，制何首乌15克，白芍10克，山药10克，熟地黄10克，山茱萸6克，石斛10克，当归10克，川芎10克，全蝎4.5克，水蛭6克，地龙6克，蜈蚣3克，甘草3克，冰片（冲）0.1克。

【用法】每日1剂，水煎2次，早、晚分2次温服。

【功效】化痰伸筋祛瘀。

【主治】高血压眩晕，属痰瘀上扰清窍者。

【来源】山东中医杂志，2013，32（8）

石决龙牡汤

【组成】石决明、生牡蛎、生龙骨（均先煎）各30克，白芍15克，牛膝15克，钩藤15克，莲须10克，莲子心6克。

【用法】每日1剂，水煎2次，早、晚分2次温服。

【功效】平肝潜阳。

【主治】高血压眩晕，属肝阳上亢者。

【来源】《中华当代名医妙方精华》

脾肾双补汤

【组成】桑寄生30克，玉米须30克，生龙骨、磁石（均先煎）各30克，何首乌24克，川芎9克，淫羊藿9克，杜仲9克。

【用法】每日1剂，水煎2次，早、晚分2次温服。

【功效】平肝滋肾潜阳。

【主治】高血压眩晕，属阴阳两虚者。

【来源】《中华当代名医妙方精华》

赭决九味汤

【组成】黄芪30克，代赭石（先煎）30克，决明子24克，党参15克，茯苓15克，法半夏12克，陈皮6克，白术9克，甘草2克。

【用法】每日1剂，水煎2次，早、晚分2次温服。

【功效】益气化痰。

【主治】高血压眩晕，属气虚痰浊阻滞者。

【来源】《中华当代名医妙方精华》

降压调肝汤

【组成】墨旱莲10克，夏枯草10克，野菊花10克，决明子10克，地龙10克，怀牛膝10克，桑寄生10克，钩藤10克，谷精草15克。

【用法】每日1剂，水煎2次，早、晚分2次温服。

【功效】凉肝潜阳，滋肝平眩。

【主治】高血压眩晕，属肝火上扰者。

【来源】《中华当代名医妙方精华》

珍珠平肝汤

【组成】菊花9克，蒺藜9克，知母9克，女贞子9克，决明子9克，蚕豆衣6克，黄柏4.5克，生地黄12克，珍珠母30克，牡蛎30克。

【用法】每日1剂，水煎2次，早、晚分2次温服。

【功效】平肝泻火，滋阴潜阳。

【主治】高血压眩晕，属肝阳上亢者。

【来源】《中华当代名医妙方精华》

天麻定眩汤

【组成】生地黄24克，明天麻10克，杭菊花10克，石决明（先煎）30克，夏枯草30克，沙苑子15克，牛膝15克，钩藤（后下）15克。

肾阴不足者，加枸杞子15克；五心烦热者，加黄柏15克；有心肾不交之心慌者，加生脉散10克，黄连10克；口苦口干明显者，加龙胆10克，栀子10克；头晕，恶心欲吐者，加生龙牡各30克；痰浊中阻者，加姜半夏15克，陈皮10克；腹闷胀者，加砂仁10克，薏苡仁10克；呕吐清稀痰涎者，加胆南星10克，白附子10克；瘀血阻滞者，加生黄芪25克，桃仁10克，红花10克；有心前区刺痛者，加瓜蒌20克，薤白10克，合生脉散；失眠多梦者，加首乌藤

25克，当归15克。

【用法】每日1剂，水煎2次，早、晚分2次温服。15日为1个疗程。

【功效】养肝平肝。

【主治】高血压眩晕，属肝肾阴虚，肝阳上亢者。

【来源】四川中医，1998，16（11）

天麻止眩汤

【组成】天麻10克，柴胡10克，菊花10克，钩藤15克，知母15克，白芍15克，生石决明25克，防风5克。

【用法】每日1剂，水煎2次，早、中、晚分3次温服。

【功效】平肝清热，镇静息风。

【主治】高血压眩晕，属肝风上扰者。

【来源】《中华当代名医妙方精华》

三仁止眩汤

【组成】酸枣仁30克，柏子仁15克，杏仁15克。

抑郁者，加合欢皮、郁金；急躁易怒者，加柴胡、黄芩；心烦难寐者，加黄连。

【用法】每日1剂，水煎2次，早、晚分2次温服。

【功效】补心养肝润肺。

【主治】高血压眩晕，属心肺阴虚，肝血不足者。

【来源】《高血压中医传统药食疗法》

枯草止眩汤

【组成】夏枯草60克，益母草60克，生杜仲90克，黄芩90克，当归90克，川芎90克，黄芪90克，钩藤90克，生地黄90克，龙眼肉75克，藁本75克，槐花45克。

【用法】每日1剂，水煎2次，早、晚分2次温服。

【功效】平肝息风，清肝泻热，补益气血。

【主治】高血压眩晕，属肝火亢盛，肝阳上亢者。

【来源】《中华民间秘方大全》

温阳止眩汤

【组成】附片（先煎）9克，白术9克，半夏9克，茯苓9克，白芍9克，天麻4.5克，钩藤（后下）12克，川芎6克，陈皮6克，生姜3克。

【用法】每日1剂，水煎2次，早、晚分2次温服。

【功效】温阳健脾，祛痰息风。

【主治】高血压眩晕，属脾虚湿阻，风痰上扰者。

【来源】《中华当代名医妙方精华》

通脉降压汤

【组成】丹参30克，川芎15克，益母草30克，牛膝15克，桑寄生30克，泽泻15克，夏枯草30克，菊花15克，蝉蜕12克，决明子15克，珍珠母（先煎）30克，木香10克。

【用法】每日1剂，水煎2次，早、晚分2次温服。

【功效】活血通脉，降压除眩。

【主治】高血压眩晕。

【来源】中国中医药信息杂志，1999，6（2）

逍遥降压汤

【组成】牡丹皮12~15克，栀子12~15克，黄芩12~15克，菊花

12~15克，柴胡15克，茯苓15克，钩藤15克，夏枯草15克，白芍30克，当归12克，薄荷9克。

【用法】每日1剂，水煎2次，早、晚分2次温服。1个月为1个疗程，连续服用1~3个疗程。

【功效】清肝泻火，通络降压。

【主治】高血压眩晕，属肝火上炎者。

【来源】《心血管病中医经验集成》

益肾降压汤

【组成】黄芪30~45克，黄精15~30克，女贞子15~30克，淫羊藿15~30克，桑寄生15~30克，炒杜仲15~30克，怀牛膝12~20克，泽泻30克。

【用法】每日1剂，水煎2次，早、晚分2次温服。1个月为1个疗程，连续服用2~3个疗程。

【功效】益气补肾，通络降压。

【主治】高血压眩晕，属气阴两虚者。

【来源】《心血管病中医经验集成》

补肾降压汤

【组成】熟地黄15克，山茱萸15克，山药15克，枸杞子15克，桑寄生15克，杜仲15克，天麻10克，钩藤10克，栀子10克，黄芩10克，生石决明20克，地龙10克，川牛膝15克。

阴虚火旺，口干脉细者，加生地黄15克，知母10克，黄柏10克；肝阳化风，手足麻木者，加僵蚕15克，龙骨20克，牡蛎20克；心肾不交，失眠多梦者，加首乌藤15克，茯神10克，炒酸枣仁15克；痰热盛，苔黄腻者，加胆南星10克，竹沥10克，川贝母10克。

【用法】每日1剂，均水煎服400毫升，早、晚分服。15日为1个疗程，服用2个疗程。

【功效】补肾益精，平肝潜阳。

【主治】高血压眩晕，属肝肾不足，肝阳上亢者。

【来源】现代中医药，2012，32（2）

活血降压汤

【组成】赤芍10克，川芎10克，牡丹皮20克，丹参15克，女贞子15克，钩藤12克，沙苑子12克，泽泻12克，酸枣仁12克，葛根9克，益母草30克，琥珀粉（冲服）3克。

【用法】每日1剂，水煎2次，早、晚分2次温服。连服7~8周。

【功效】活血降压，养血安神。

【主治】高血压眩晕，属血脉瘀阻者。

【来源】《心血管病中医经验集成》

槐花降压汤

【组成】槐花25克，桑寄生25克，夏枯草20克，菊花25克，决明子25克，川芎25克，地龙25克。

【用法】每日1剂，水煎2次，早、晚分2次温服。

【功效】平肝潜阳，活血化瘀，补肾祛风。

【主治】高血压眩晕，属肝阳上亢者。

【来源】《心血管病中医经验集成》

温阳益气汤

【组成】附子（先煎）3~6克，肉桂、桂枝各4.5~9克，茯苓、牛膝各15~20克，汉防己、白术各12克，黄芪、赤小豆各15~30克。

【用法】每日1剂，水煎2次，早、晚分2次温服。1个月为1个疗程，连续服用1~3个疗程。

【功效】滋补肝肾，平肝潜阳。

【主治】高血压眩晕，属肝阳上亢者。

【来源】《心血管病中医经验集成》

益气聪明汤

【组成】黄芪半两，甘草半两，芍药一钱，黄柏（酒制，锉，炒黄）一钱，人参半两，升麻三钱，葛根三钱，蔓荆子一钱半。

【用法】上㕮咀，每服三钱，水二盏，煎至一盏，去滓温服，临卧近五更再煎服之。

【功效】补脾升清，滋补肝肾。

【主治】高血压眩晕，属脾胃气虚，清阳不升者。

【来源】《东垣试效方》

益气镇肝汤

【组成】黄芪40克，丹参15克，夏枯草15克，代赭石30克，龙胆9克，钩藤9克，白茯苓9克，天麻9克，石决明9克，远志9克，怀牛膝12克，杭白芍12克，枸杞子12克，山茱萸12克，生龙骨18克，生牡蛎18克，柏子仁6克。

【用法】每日1剂，水煎2次，早、晚分2次温服。4周为1个疗程。

【功效】益气养血，滋补肝肾，通络宁神。

【主治】高血压眩晕，属气血亏虚者。

【来源】《心血管病中医经验集成》

凉血化瘀汤

【组成】牡丹皮60~80克，川芎、玄参、牛膝、丹参、白芍、龙骨各25克，钩藤30克，桑寄生20克。

【用法】每日1剂，水煎2次，早、晚分2次温服。15日为1个疗程，一般服用2~4个疗程。

【功效】凉血化瘀，敛阴潜阳。

【主治】高血压眩晕，属血热瘀阻者。

【来源】《心血管病中医经验集成》

活血潜降汤

【组成】川牛膝20克，丹参20克，泽泻20克，钩藤（后下）30克，益母草10克，地龙10克，生地黄10克，山药10克，枸杞子10克，桑寄生15克，川贝母6克，制附片3克，茶叶适量。

【用法】每日1剂，水煎取汁，分次服用。20日为1个疗程，连续服用3个疗程。

【功效】活血化瘀，潜阳降压，息风祛痰。

【主治】高血压眩晕，属血脉瘀阻者。

【来源】《心血管病中医经验集成》

龟甲养阴煎

【组成】龟甲（先煎）25克，鳖甲（先煎）25克，女贞子20克，墨旱莲20克，枸杞子20克，山茱萸15克，桑椹15克，淡菜30克。

【用法】每日1剂，水煎2次，早、晚分2次温服。

【功效】滋阴补肾除眩。

【主治】高血压眩晕，属肾阴亏损者。

【来源】《中华当代名医妙方精华》

菊花钩藤饮

【组成】菊花9克，丹参9克，川牛膝9克，钩藤12克，全当归12克，生地黄12克，白芍12克，生龙骨30克，生牡蛎30克。

肝阳上亢，见头晕目眩，面赤头胀，晕甚欲仆，行走飘浮，肢体震颤或麻木，舌红苔薄，脉弦数者，加焦栀子12克，夏枯草12克，代赭石30克，炙龟甲21克；痰浊中阻，见头晕目眩，头重如裹，形体肥胖，倦怠乏力，痰涎壅盛，舌红苔腻，脉滑数者，加姜竹茹12克，法半夏9克，槟榔9克，全瓜蒌30克；肝肾亏损，见头晕目眩，目涩咽干，腰膝酸软，耳鸣失眠健忘，舌红苔薄，脉细数者，加山茱萸10克，枸杞子15克，女贞子15克，鳖甲21克，知母9克，黄柏9克；心火炽盛，见头晕目眩，心烦易怒，目赤失眠，小便短赤，忧心忡忡，惊悸，舌尖红苔薄，脉弦数者，加焦栀子12克，川黄连6克，灵磁石30克，朱砂拌灯心草2克。

【用法】每日1剂，水煎2次，早、晚分2次温服。

【功效】清热平肝潜阳。

【主治】高血压眩晕，属肝火亢盛者。

【来源】安徽中医临床杂志，1997，9（6）

加味黄连温胆汤

【组成】天花粉20克，甘草6克，黄芩10克，莱菔子10克，天麻10克，生山楂10克，黄连8克，陈皮8克，川芎10克，姜半夏10克，枸杞子15克，茯苓10克，竹茹10克，炒蒺藜15克，炒枳壳15克，石斛15克，大枣5枚，菊花15克。

失眠心悸者，加远志、丹参；心烦口苦者，加龙胆、夏枯草；耳鸣者，加磁石15克，龟甲15克；恶心呕吐者，加藿香10克，紫苏梗10克；脘闷纳呆者，加焦三仙15克，砂仁10克。

【用法】每日1剂，水煎2次，早、晚分2次温服。

【功效】清热祛痰，化瘀利湿。

【主治】高血压眩晕，属脾虚痰阻，瘀热内生者。

【来源】光明中医，2017，32（7）

萸杞益肾定眩汤

【组成】山茱萸30克，枸杞子30克，何首乌30克，黄芪15克，天麻15克，川芎15克，葛根15克，鸡血藤30克，钩藤15克，泽泻20克，半夏10克，党参15克。

【用法】每日1剂，水煎2次，早、晚分2次温服。

【功效】补肾为主，兼顾息风、化痰、祛瘀。

【主治】高血压眩晕，属虚、火、风、痰、瘀夹杂者。

【来源】环球中医药，2018，11（3）

酸枣柏子杏仁汤

【组成】酸枣仁30克，柏子仁15克，杏仁15克。

【用法】每日1剂，水煎2次，早、晚分2次温服。

【功效】滋阴潜阳。

【主治】高血压眩晕，属阴虚阳亢者。

【来源】《偏方大全》

杞菊地黄汤加减

【组成】枸杞子15克，菊花12克，生地黄15克，山茱萸12克，泽泻12克，牡丹皮15克，茯苓15克，山药15克，杜仲20克，酸枣仁18克，甘草6克。

手足心热，盗汗，咽干，舌红少苔者，加知母10克，黄柏10克，龟甲（先煎）15克；畏寒肢冷甚，小便清长，夜尿频数者，加鹿角胶（烊化）15克，淫羊藿12克。

【用法】每日1剂，水煎2次，早、晚分2次温服。

【功效】滋补肝肾。

【主治】高血压眩晕，属肝肾阴虚者。

【来源】《内科病中医传统疗法精华》

天麻钩藤饮加减

【组成】天麻10克，龙胆10克，钩藤（后下）15克，夏枯草15克，菊花15克，牛膝15克，杜仲20克，茯苓20克，桑寄生（先煎）30克，首乌藤30克，石决明（先煎）30克。

失眠较重者，加酸枣仁15克，远志15克；血压较高者，加知母10克，栀子15克，生地黄20克。

【用法】每日1剂，每剂煎2次，分上、下午服。6日为1个疗程。

【功效】降火平肝，育阴潜阳。

【主治】高血压眩晕，属肝阳上亢者。

【来源】《常见病验方荟萃》

自拟养肝息风汤

【组成】菊花15克，钩藤15克，制何首乌15克，沙苑子15克，女贞子15克，墨旱莲15克，丹参15克，怀牛膝10克，白芍15克，炙甘草6克。

【用法】每日1剂，水煎2次，早、晚分2次温服。

【功效】养肝育阴息风。

【主治】高血压眩晕，属肝肾不足、肝阳上亢者。

【来源】《洁庐医学丛谈》

郭子光眩晕经验方

【组成】石决明、代赭石（均先煎）各30克，夏枯草30克，半夏15克，车前子15克，泽泻20克，茯苓15克。

眩晕重者，加天麻15克；呕吐频繁者，加生姜15克，竹茹12克，先少量频服以和胃止呕，呕止则分次给服；头痛者，加羌活15克；血压高者，加钩藤30克；大便秘结者，大黄10克另泡服，排便停后服。

【用法】每日1剂，水煎2次，分3~4次口服。

【功效】清肝制风，祛痰降逆，通利小便。

【主治】高血压眩晕，属肝风挟痰上扰或阻于中焦使清阳不升者。

【来源】《中医名家眩晕防治经验》

半夏白术天麻汤加减

【组成】法半夏15克，白术12克，天麻15克，陈皮15克，茯苓12克，竹茹9克，浙贝母15克，老鹳草15克，砂仁12克，生姜12克，代赭石30克，珍珠母30克。

痰湿重者，加胆南星；脾胃虚弱者，加党参、黄芪、白术；胸中不畅者，加瓜蒌、薤白。

【用法】每日1剂，温水浸泡30分钟，先用武火煮沸，后用文火煎30分钟，滤出药汁200毫升，加水文火续煎30分钟，再次滤出药汁200毫升，2次药汁充分混合，早、晚2次分服，20日为1个疗程。用药期间戒除饮酒、吸烟，忌进食刺激性食物，适当进行体育锻炼，保持心情平静，避免情绪过度波动，养成良好、规律的生活习惯。

【功效】燥湿化痰，平肝息风。

【主治】高血压眩晕，属痰浊中阻者。

【来源】河南中医，2012，32（11）

金匮肾气丸合二仙汤加减

【组成】熟地黄15克，山茱萸12克，山药15克，茯苓15克，牡丹皮12克，泽泻12克，熟附子（先煎）10克，肉桂（焗服）1.5克，淫羊藿15克，金樱子30克，炙甘草6克。

手足心热，盗汗，咽干，舌红少苔者，加知母10克，黄柏10克，龟甲（先煎）15克；畏寒肢冷甚，小便清长，面色皖白者，加鹿角胶（烊化）15克，杜仲18克。

【用法】每日1剂，水煎2次，早、晚分2次温服。

【功效】补肾养肝，益阴助阳。

【主治】高血压眩晕，属阴阳两虚者。

【来源】《内科病中医传统疗法精华》

眩晕方

【组成】天麻10克，钩藤（后下）30克，泽泻30克，生石决明（先煎）30克，法半夏10克，白茯苓15克，生白术10克，生甘草4克，制陈皮10克。

【用法】每日1剂，水煎2次，早、晚分2次温服。

【功效】平肝潜阳，健脾化痰。

【主治】高血压眩晕，属肝阳上亢者。

【来源】《名医名方录》

血压平片

【组成】毛冬青、钩藤、墨旱莲、升麻、谷精草、夏枯草、牛膝、槐米、桑寄生、黄芩、黄精、珍珠层粉。

【用法】每片0.3克，每次3片，口服，每日2次。

【功效】平肝潜阳，通血活络。

【主治】高血压眩晕。

【来源】《高血压良方大全》

牛黄降压胶囊

【组成】牛黄、羚羊角、珍珠、水牛角浓缩粉、白芍、党参、黄芪、决明子、川芎、黄芩提取物、郁金、冰片、甘松、薄荷。

【用法】每粒装0.4克，每次2~4粒，口服，每日1次。

【功效】清心化痰，平肝安神。

【主治】高血压眩晕，属心肝火旺，痰热壅盛者。

【来源】《高血压良方大全》

钩藤粥

【组成】钩藤10克，大米100克。

【用法】将钩藤择净，放入锅中，加清水适量，浸泡5~10分钟，水煎取汁，加大米煮为稀粥即成，每日1剂，连续2~3日。

【功效】清热平肝，息风止痉。

【主治】高血压眩晕，属肝经有热，肝风内动者。

【来源】食品与健康，2007（4）

蚕豆花茶

【组成】蚕豆花50克。

【用法】开水沏，代茶饮，经久服用有效。

【功效】清热散风。

【主治】高血压眩晕。

【来源】《验方精选》

莲子心茶

【组成】莲子心2~3克。

【用法】开水沏，代茶饮。

【功效】清心降压。

【主治】高血压眩晕，伴心悸。

【来源】《验方精选》

向日葵芹菜根汁

【组成】向日葵籽50克，芹菜根100克。

【用法】取生向日葵籽，每日去皮吃，配服芹菜根捣烂取汁1杯，每日3次。

【功效】清肝降压。

【主治】高血压眩晕。

【来源】《验方精选》

经验方Ⅰ

【组成】石决明30克，夏枯草15克，生地黄15克，白芍15克，泽泻15克，柴胡10克，大黄6克。

【用法】每日1剂，水煎2次，早、晚分2次温服。

【功效】平肝潜阳。

【主治】高血压眩晕，属肝阳上亢者。

【来源】《心血管病中医经验集成》

经验方Ⅱ

【组成】怀牛膝30克，代赭石30克，生龙骨15克，生牡蛎15克，生龟甲15克，白芍15克，玄参15克，天冬15克，川楝子6克，生麦芽6克，茵陈6克，甘草4克。

【用法】每日1剂，水煎2次，早、晚分2次温服。

【功效】平肝息风。

【主治】高血压眩晕，属肝阳化风者。

【来源】《心血管病中医经验集成》

经验方Ⅲ

【组成】天麻12克，牛膝12克，黄芩12克，栀子12克，钩藤18克，石决明30克，杜仲20克，白芍15克，茯苓15克，生地黄15克，首乌藤25克，甘草6克。

【用法】每日1剂，水煎2次，早、晚分2次温服。

【功效】滋阴潜阳。

【主治】高血压眩晕，属阴虚阳亢者。

【来源】《心血管病中医经验集成》

经验方Ⅳ

【组成】枸杞子15克，生地黄15克，牡丹皮15克，茯苓15克，山药15克，菊花12克，山茱萸12克，泽泻12克，杜仲20克，酸枣仁18克，甘草6克。

【用法】每日1剂，水煎2次，早、晚分2次温服。

【功效】补益肝肾，平肝潜阳。

【主治】高血压眩晕，属肝肾阴虚者。

【来源】《心血管病中医经验集成》

经验方Ⅴ

【组成】赤芍15克，生地黄15克，桃仁10克，红花10克，柴胡12克，郁金12克，牛膝12克，益母草18克，合欢皮20克，甘草6克。

【用法】每日1剂，水煎2次，早、晚分2次温服。

【功效】活血化瘀，息风潜阳。

【主治】高血压眩晕，属血脉瘀阻者。

【来源】《心血管病中医经验集成》

经验方Ⅵ

【组成】熟地黄15克，山药15克，茯苓15克，淫羊藿15克，山茱萸12克，牡丹皮12克，泽泻12克，熟附子（先煎）10克，肉桂（焗服）1.5克，金樱子30克，炙甘草6克。

【用法】每日1剂，水煎2次，早、晚分2次温服。

【功效】补肾填精。

【主治】高血压眩晕，属阴阳两虚者。

【来源】《心血管病中医经验集成》

经验方Ⅶ

【组成】黄芪30克，山药20克，白术15克，茯苓15克，女贞子15克，熟地黄15克，党参10克，牡丹皮10克，泽泻10克，山茱萸10克，猪苓10克，桂枝5克，炙甘草5克。

【用法】每日1剂，水煎2次，早、晚分2次温服。

【功效】补肾益气。

【主治】高血压眩晕，属气阴两虚者。

【来源】《心血管病中医经验集成》

·经验方Ⅷ·

【组成】仙茅10克，淫羊藿10克，巴戟天10克，当归10克，赤芍10克，川芎10克，益母草10克，生地黄12克，黄柏6克，知母6克。

【用法】每日1剂，水煎2次，早、晚分2次温服。

【功效】滋补肝肾，调和冲任。

【主治】高血压眩晕，属冲任失调者。

【来源】《心血管病中医经验集成》

·经验方Ⅸ·

【组成】熟地黄12克，牛膝12克，白术12克，山药15克，泽泻15克，车前子15克，山茱萸10克，牡丹皮10克，附片10克，肉桂10克，白芍10克，生姜3片。

【用法】每日1剂，水煎2次，早、晚分2次温服。

【功效】温阳补肾。

【主治】高血压眩晕，属阳气衰微者。

【来源】《心血管病中医经验集成》

·经验方Ⅹ·

【组成】生地黄20克，枸杞子15克，天麻15克，钩藤15克，汉防己15克，牛膝10克，丹参30克，益母草30克。

【用法】每日1剂，水煎2次，早、晚分2次温服。

【功效】滋阴潜阳。

【主治】高血压眩晕，属肝肾阴虚者。

【来源】《心血管病中医经验集成》

膏方Ⅰ

【组成】制何首乌300克，干地黄300克，怀牛膝300克，桑寄生300克，白菊花150克，槐花150克，桑叶300克，决明子300克，桑椹300克，葛根200克，枸杞子200克，山茱萸100克，北虫草50克，女贞子200克，墨旱莲200克，鳖甲胶200克，天麻150克，夏枯草200克。

【用法】将北虫草研粉备用；鳖甲胶研成粗粉备用；余药用冷水浸泡2小时，煎煮3次，每次1小时，榨渣取汁，合并滤汁，去沉淀物，加热浓缩成清膏。调入鳖甲胶粉，待鳖甲胶烊化后加冰糖300克，待冰糖溶化后调入北虫草粉，搅匀，再煮片刻即成。每次2克（一汤匙），每日2次。

【功效】滋阴潜阳，活血通脉。

【主治】高血压眩晕，属阴虚阳亢者。

【来源】《中医膏滋方临床应用荟萃》

膏方Ⅱ

【组成】天麻150克，钩藤200克，罗布麻叶150克，黄芩200克，生地黄300克，玄参300克，夏枯草200克，槐花100克，决明子200克，桑叶200克，枸杞子200克，杭白菊150克，生牡蛎200克，生龙骨200克，石决明200克，龟甲胶200克。

【用法】将龟甲胶研末备用。余药用冷水浸泡2小时，入锅加水煎煮3次，每次1小时，榨渣取汁，合并滤汁，去沉淀物，加热浓缩为清膏。加入龟甲胶细末，烊化后加入蜂蜜300克收膏即成。每次2~3克（一汤匙），每日2次。

【功效】平肝潜阳降压。

【主治】高血压眩晕，属阴虚阳亢者。

【来源】《中医膏滋方临床应用荟萃》

膏方Ⅲ

【组成】人参粉30克，炙黄芪300克，党参200克，当归300克，白芍200克，川芎100克，熟地黄300克，酸枣仁100克，柏子仁150克，白术200克，制何首乌200克，阿胶300克，炙甘草50克。

【用法】上药除人参粉、阿胶之外，余药用冷水浸泡2小时，入锅加水适量，煎煮3次，每次1小时，榨渣取汁，合并滤汁，去沉淀物。加热浓缩成清膏。阿胶打碎后用适量黄酒浸泡，隔水炖烊，冲入清膏中，和匀。加蜂蜜300克，待蜂蜜溶化后，调入人参粉，搅匀，再煮片刻即成。每次2~3克（一汤匙），每日2次。

【功效】补益气血。

【主治】高血压眩晕，属气血不足者。

【来源】《中医膏滋方临床应用荟萃》

膏方Ⅳ

【组成】生、熟地黄各300克，制何首乌300克，菟丝子200克，怀牛膝200克，山茱萸150克，枸杞子150克，菊花100克，山药200克，茯苓150克，牡丹皮100克，泽泻150克，沙苑子150克，龟甲胶150克，鹿角胶150克。

【用法】上药除龟甲胶、鹿角胶之外，余药用冷水浸泡2小时，入锅加水适量，煎煮3次，每次1小时，榨渣取汁，合并滤汁，去沉淀物。加热浓缩成清膏。龟甲胶、鹿角胶打碎后用适量黄酒浸泡，隔水炖烊，冲入清膏中，和匀。最后用蜂蜜300克收膏即成。每次2~3克（一汤匙），每日2次。

【功效】滋养肝肾。

【主治】高血压眩晕，属肝肾亏虚者。

【来源】《中医膏滋方临床应用荟萃》

膏方Ⅴ

【组成】天麻200克，钩藤250克，蒺藜200克，炒黄芩200克，地龙150克，夏枯草200克，野菊花150克，焦栀子150克，苦丁茶150克，生牡蛎300克，珍珠母300克，桑叶200克，生地黄200克，龟甲胶200克。

【用法】上药除龟甲胶之外，余药用冷水浸泡2小时，入锅加水适量，煎煮3次，每次40分钟，榨渣取汁，合并滤汁，去沉淀物。加热浓缩成清膏。龟甲胶打碎后用适量黄酒浸泡，隔水炖烊，冲入清膏中，和匀。最后用蜂蜜300克收膏即成。每次2~3克（一汤匙），每日2次。

【功效】息风潜阳。

【主治】高血压眩晕，属风阳上亢者。

【来源】《中医膏滋方临床应用荟萃》

膏方Ⅵ

【组成】制半夏300克，天麻300克，白术300克，蒺藜200克，陈皮150克，茯苓200克，泽泻200克，蔓荆子150克，莱菔子150克，制天南星150克，川芎100克，枳实150克，姜竹茹150克，川黄连50克，生姜50克。

【用法】上药用冷水浸泡2小时，入锅加水适量，煎煮3次，每次40分钟，榨渣取汁，合并滤汁，去沉淀物，加热浓缩成清膏。最后用蜂蜜300克收膏即成。每次2~3克（一汤匙），每日2次。

【功效】化痰和中。

【主治】高血压眩晕，属痰浊中阻者。

【来源】《中医膏滋方临床应用荟萃》

膏方Ⅶ

【组成】太子参15克，生白术30克，茯苓12克，生薏苡仁30克，怀山药30克，北秫米30克，炒防风9克，五味子9克，黄精30克，玉竹12克，枸杞子12克，何首乌12克，龟甲12克，鳖甲9克，灵芝12克，山茱萸12克，桑椹30克，桑寄生30克，怀牛膝12克，丹参30克，川芎12克，泽兰9克，当归12克，红花3克，桃仁6克，葛根30克，青葙子12克，干地龙12克，瓜蒌皮30克，郁金12克，檀香9克，柴胡9克，预知子12克，田基黄30克，鸡骨草30克，半枝莲30克，佛手9克，香橼皮9克，川楝子9克，旋覆梗12克，鸡内金12克，谷芽15克，麦芽15克。

【用法】上方15剂，以阿胶100克、鳖甲胶100克、龟甲胶150克、饴糖200克、黄酒200克、冬虫夏草粉10克收膏。早、晚空腹各服一匙，开水冲服或含化。

【功效】平肝潜阳。

【主治】高血压眩晕，属阴虚阳亢者。

【来源】《中医膏滋方临床应用荟萃》

膏方Ⅷ

【组成】生地黄200克，赤芍200克，川芎80克，当归200克，枸杞子500克，橘络100克，地龙100克，天麻200克，珍珠母1000克，桑椹700克，山茱萸300克，淫羊藿200克，巴戟天100克，杜仲400克，功劳叶300克，桑寄生400克，墨旱莲300克，蒲黄40克，三七80克，鸡血藤250克，茯苓500克，竹茹120克，郁金300克，川贝母200克，瓜蒌皮300克，大黄300克，黄芩300克，玉米须600克，夏枯草100克，生山楂800克，半边莲700克，绞股蓝300克。

【用法】上方药物浸泡10小时以上，再按规范要求煎煮，去渣取汁，浓煎。再加入阿胶100克、龟甲胶200克、鳖甲胶200克、矫味剂元贞糖500进行收膏。如法进行加工（膏滋总重量约2000克）。每日服2次，每次20克，共服56~70日（8~10周），饭前服用。

【功效】清泄祛浊，平潜和肝，理血畅络。

【主治】高血压眩晕，属肝阳偏盛者。

【来源】《中医膏滋方临床应用荟萃》

膏方Ⅸ

【组成】枸杞子300克，杭菊花180克，熟地黄300克，怀山药300克，山茱萸200克，牡丹皮300克，泽兰300克，泽泻300克，茯苓300克，玄参300克，麦冬300克，黄精300克，女贞子300克，墨旱莲300克，豨莶草300克，蒺藜300克，天麻300克，钩藤（后下）300克，石决明450克，赤芍300克，川芎300克，葛根300克，浙贝母300克，全瓜蒌360克，法半夏300克，陈皮180克，郁金300克，丹参300克，炒苍术300克，炒白术300克，炒谷芽300克，炒麦芽300克，焦山楂300克，焦神曲300克，龟甲胶150克，鳖甲胶150克。

【用法】上药加水浸泡2小时以上，煎煮3次，浓缩，加入烊化后的龟甲胶、鳖甲胶，最后以蜂蜜收膏。每日2次，每次20克，以开水冲服。

【功效】滋补肝肾，平肝潜阳。

【主治】高血压眩晕，属肝阳偏盛者。

【来源】《中医膏滋方临床应用荟萃》

第二节 外用方

药枕方

【组成】杭菊花、冬桑叶、野菊花、辛夷、薄荷、桑寄生、钩藤、红花、冰片。

【用法】将上药粉碎后装入布袋作枕用，每个药枕可用3~6个月。

【功效】疏风清热，平肝降压。

【主治】高血压眩晕，属肝阳上亢者。

【来源】《内科疾病中医外治法》

穴贴方Ⅰ

【组成】吴茱萸粉10克。

【用法】先用温水洗脚，擦干后取吴茱萸粉用适量醋调成糊状，做成6厘米×5厘米的药饼，贴于两脚的涌泉穴，用纱布包住，24小时换药1次，1周为1个疗程，可连续应用3~5个疗程。

【功效】理气止痛，温中燥湿，逐风邪。

【主治】高血压眩晕，属中焦虚寒，厥阴风动者。

【来源】《内科疾病中医外治法》

穴贴方Ⅱ

【组成】白花蛇、蜈蚣、蝉蜕、地龙、土鳖虫、黄连、白芥子、延胡索、葛根、甘遂、细辛、三七、姜汁、麝香。

【用法】前12味药等份研末，拌以姜汁做成药饼，中心放少许麝香末置于有纱布的塑料纸上，贴于两侧心俞、肾俞及关元穴，8~12小时取下。

【功效】活血通络，温经化痰。

【主治】高血压眩晕，属痰瘀互结者。

【来源】《内科疾病中医外治法》

穴贴方Ⅲ

【组成】桃仁12克，杏仁12克，栀子3克，胡椒7粒，糯米14粒，鸡蛋清适量。

【用法】上药共捣烂，加鸡蛋清调成糊状，分3次用。每晚临睡前敷贴于足心涌泉穴，晨起除去不用。每日1次，每次敷一足，两足交替敷贴。6日为1个疗程。敷药处皮肤出现青紫色无妨。

【功效】清热活血通络。

【主治】高血压眩晕，属气滞血瘀，肝阳上亢者。

【来源】《中药外贴治百病》

穴贴方Ⅳ

【组成】吴茱萸、白芥子。

【用法】取穴：神阙、涌泉（双）。将上药共研为极细末，加醋调成糊状，外敷穴位，用代温灸膏固定，每次8~12小时。每周3次。

【功效】引火归原，化痰泄浊，疏通经络气血。

【主治】高血压眩晕，属肝阳上亢，痰浊中阻者。

【来源】中医外治杂志，2010，19（4）

足浴方Ⅰ

【组成】钩藤20克。

【用法】上药剪碎，布包（加少量冰片）。于每日晨起和晚睡前放入盆（或桶）内，加温水浴脚，每次30~45分钟，可不断加水，以保持水温。每包用1日，10日为1个疗程。

【功效】清热平肝，息风止痉。

【主治】高血压眩晕，属肝阳上亢者。

【来源】《内科疾病中医外治法》

足浴方Ⅱ

【组成】茺蔚子10~15克，桑枝10~15克，桑叶10~15克。

【用法】上药煎汤约150毫升，待温即可倒入盆内，泡脚30分钟，洗后上床休息。

【功效】清肝活血，祛风通络。

【主治】高血压眩晕，属肝阳上亢者。

【来源】《内科疾病中医外治法》

足浴方Ⅲ

【组成】夏枯草30克，桑叶15克，钩藤20克，菊花20克。

【用法】上药共煎水洗脚，每日1次，每次10~15分钟，10~15日为1个疗程。

【功效】清泻肝火，祛风通络。

【主治】高血压眩晕，属肝阳上亢者。

【来源】《内科疾病中医外治法》

足浴方Ⅳ

【组成】磁石5克，石决明5克，杜仲5克，牛膝5克，党参5克，黄芪5克，当归5克，桑枝5克，枳壳5克，乌药5克，蔓荆子5克，蒺藜5克，白芍5克，独活20克。

【用法】每晚临睡前用上药煎水泡脚30分钟。

【功效】滋补肝肾。

【主治】高血压眩晕，属肝肾不足者。

【来源】《内科疾病中医外治法》

第三章　高血压头痛

头痛是高血压临床常见的主要症状，高血压头痛是由于血压升高导致的机械压迫使血管异常扩张，刺激动脉血管壁的痛觉感受器而引起。临床多表现为前额、两颞部或后枕部疼痛，或全疼痛，往往随血压升高而加重，头痛性质多为胀痛、剧痛、隐痛或紧箍感、搏动痛，同时出现眩晕、易怒、失眠、耳鸣、颜面潮红等症状。头痛程度或与劳累、情绪波动有关。

本病可参考中医学“头痛”“头风”“中风先兆”等疾病进行辨证治疗。

第一节　内服方

小续命汤

【组成】防风、防己、丹参、黄芩、芍药、川芎各12克，麻黄、杏仁、附子（先煎）各9克，桂心6克，甘草、生姜各3克。

【用法】每日1剂，水煎2次，早、晚分2次温服，1个月为1个疗程。

【功效】平肝潜阳，息风止痛。

【主治】高血压头痛，属肝阳上亢者。

【来源】上海中医药杂志，1994（5）

天麻钩藤饮

【组成】天麻9克，钩藤（后下）12克，生石决明（先煎）18克，川牛膝12克，杜仲9克，益母草9克，栀子9克，黄芩9克，桑寄生9克，首乌藤9克，朱茯神9克。

【用法】每日1剂，水煎2次，早、晚分2次温服。

【功效】平肝潜阳，息风止痛。

【主治】高血压头痛，属肝阳上亢者。

【来源】《中医内科杂病证治新义》

镇肝熄风汤

【组成】怀牛膝一两，生赭石一两（轧细），生龙骨五钱（捣碎），生牡蛎五钱（捣碎），生龟板五钱（捣碎），生杭芍五钱，玄参五钱，天冬五钱，川楝子二钱（捣碎），生麦芽二钱，茵陈二钱，甘草钱半。

【用法】每日1剂，水煎2次，早、晚分2次温服。

【功效】镇肝息风，滋阴潜阳。

【主治】高血压头痛，属阴虚阳亢者。

【来源】《医学衷中参西录》

血府逐瘀汤

【组成】桃仁12克，红花、当归、生地黄、牛膝各9克，川芎、桔梗各5克，赤芍、枳壳各6克，柴胡、甘草各3克。

【用法】每日1剂，水煎2次，早、晚分2次温服，7~10日为1个疗程。

【功效】活血去瘀，息风止痛。

【主治】高血压头痛，属瘀血内阻者。

【来源】北京中医，1985（6）

清肝降压汤

【组成】夏枯草18克，天麻12克，钩藤12克，龙胆15克，当归10克，川芎12克，全蝎10克，红花12克，青皮12克，桔梗10克，柴胡10克。

【用法】每日1剂，水煎2次，早、晚分2次温服。

【功效】清肝疏郁，活血化瘀。

【主治】高血压头痛，属肝阳上亢，瘀血阻络者。

【来源】人人健康（医学导刊），2008（3）

平肝降压汤

【组成】全蝎5克，钩藤25克，天麻、菊花、茯苓、白芍各15克，石决明、牛膝各30克，川芎20克。

【用法】每日1剂，水煎2次，早、晚分2次温服。

【功效】清火平肝，息风降逆。

【主治】高血压头痛，属肝火亢逆者。

【来源】中国实用医药，2018，13（10）

平肝逐瘀汤

【组成】桃仁15克，当归15克，钩藤15克，地龙15克，枳壳15克，郁金15克，丹参20克，地黄20克，川芎10克，赤芍10克，红花10克，牛膝10克，天麻10克。

【用法】每日1剂，水煎2次，早、晚分2次温服。

【功效】平肝潜阳，活血化瘀，理气止痛。

【主治】高血压头痛，属肝肾阴虚，肝阳化风，痰瘀阻络者。

【来源】四川中医，2002，20（1）

平肝降浊汤

【组成】天麻12克，钩藤10克，生石决明30克，牛膝15克，茯苓10克，菊花15克，白芍10克，川芎10克，石菖蒲10克，白术10克，制半夏12克。

【用法】每日1剂，水煎2次，早、晚分2次温服。

【功效】平肝潜阳，化痰降浊。

【主治】高血压头痛，属肝阳上亢，痰浊蒙窍者。

【来源】中国中医药科技，2011，18（6）

清上蠲痛汤

【组成】当归（酒洗）15克，川芎15~30克，白芷10克，细辛3克，羌活10克，防风10克，菊花10克，蔓荆子10克，苍术15克，麦冬15克，独活10克，甘草6克，生姜3克，黄芩（酒炒）15克。

【用法】每日1剂，水煎2次，早、晚分2次温服。7日为1个疗程，服用1~2个疗程。

【功效】祛风清热，活络止痛。

【主治】高血压头痛。

【来源】河北中医，1998，20（2）

夏栀泻肝汤

【组成】夏枯草10克，炒栀子6克，蒺藜20克，黄芩6克，生白芍20克，生地黄15克，泽泻10克，生石决明30克，甘草5克。

【用法】每日1剂，水煎分2~3次温服。

【功效】清肝泻火，平肝潜阳。

【主治】高血压头痛，属肝火上逆者。

【来源】《常见病名医秘验良方》

葵花托枣汤

【组成】向日葵花托1个，大枣20个。

【用法】将花托掰碎，同大枣共放砂锅内，加清水3碗，煎至1碗。饮汤吃枣。

【功效】平肝降压，散风祛痛。

【主治】高血压头痛，属风阳上扰者。

【来源】《偏方大全》

半夏白术天麻汤

【组成】半夏一钱，天麻一钱，白术三钱，茯苓一钱，橘红一钱，甘草五分，生姜一片，大枣二枚。

【用法】每日1剂，水煎2次，早、晚分2次温服。

【功效】健脾燥湿，化痰降逆。

【主治】高血压头痛，属痰浊蒙窍者。

【来源】《医学心悟》

祛瘀平肝化痰汤

【组成】天麻10克，钩藤10克，全蝎5克，白芷10克，川芎10克，葛根30克，石菖蒲10克，茯苓15克，当归10克，白芍10克，甘草6克。

【用法】每日1剂，水煎2次，早、晚分2次温服。

【功效】平肝潜阳，化痰息风，兼顾活血。

【主治】高血压头痛，属肝肾亏损，肝木乘脾，痰浊蒙窍者。

【来源】中医药临床杂志，2019，31（6）

凉肝化瘀降压饮

【组成】牡丹皮10克，钩藤30克，川芎、玄参、牛膝、丹参、白芍、龙骨各25克，桑寄生30克。

【用法】每日1剂，水煎服，日服2~3次，15日为1个疗程，需服用2~4个疗程。

【功效】凉血化瘀。

【主治】高血压头痛，属血瘀化热者。

【来源】中西医结合杂志，1990（1）

通瘀补肾定痛组方

【组成】川芎20克，白芷10克，白芍20克，甘草10克，羌活10克，延胡索20克，葛根20克，蜈蚣2条，藁本10克，川续断20克，杜仲20克，枸杞子20克。

【用法】每日1剂，水煎2次，早、晚分2次温服。

【功效】平肝补肾，活血祛风。

【主治】高血压头痛，属肾虚阳亢，瘀血阻络者。

【来源】河北中医，2011，33（6）

真武汤加减

【组成】茯苓15克，生白术10克，白芍6克，川附片6克，生姜4.5克，法半夏15克，生龙牡各20克。

【用法】每日1剂，水煎2次，早、晚分2次温服。

【功效】温阳镇水，健脾化痰。

【主治】高血压头痛，属阳虚水逆者。

【来源】《蒲辅周医疗经验》

温胆汤加减

【组成】法半夏10克，陈皮6克，茯苓12克，甘草6克，竹茹15克，枳壳12克，瓜蒌皮12克，钩藤15克，天麻10克，珍珠母20克，丹参20克，白芍15克。

【用法】每日1剂，水煎2次，早、晚分2次温服。

【功效】清热化痰，平肝息风。

【主治】高血压头痛，属痰湿壅盛者。

【来源】国医论坛，1997，12（5）

通窍活血汤加减

【组成】桃仁10克，红花10克，川芎6克，赤芍10克，牛膝15克，石菖蒲10克，郁金10克，柴胡6克，枳壳6克，决明子20克，蜈蚣3条，葱白2根（去须）。

【用法】每日1剂，水煎2次，早、晚分2次温服。

【功效】行气活血。

【主治】高血压头痛，属气滞血瘀者。

【来源】北京中医，1998，17（40）

黄精四草汤加减

【组成】黄精12~16克，茜草15~30克，夏枯草10~20克，益母草15~30克，川芎10~15克，全蝎6~10克。

【用法】每日1剂，水煎2次，早、晚分2次温服。

【功效】益肾养肝，活血止痛。

【主治】高血压头痛，属久病入络者。

【来源】河南中医学院学报，2003，18（6）

麻黄附子细辛汤加味

【组成】麻黄12克，附子（先煎）9克，细辛6克，川芎10克，葛根12克。

【用法】每日1剂，水煎2次，早、晚分2次温服。

【功效】散寒解表，温通血脉，缓急止痛。

【主治】高血压头痛，属血虚寒凝者。

【来源】光明中医，2010，25（8）

路氏经验方

【组成】川芎15~45克，赤、白芍各10~20克，桃仁10克，红花10克，川牛膝10~15克，菊花10克，钩藤（后下）30克，蒺藜15克，天麻6克，生石决明（先煎）30克。

【用法】每日1剂，水煎2次，早、晚分2次温服。

【功效】活血平肝。

【主治】高血压头痛，属肝阳上亢，肝火上炎者。

【来源】黑龙江中医院，1995，7（12）

朱良春经验方

【组成】怀牛膝30克，桑寄生30克，枸杞子15克，天冬15克，生代赭石30克（先煎），生龙牡各20克（先煎），夏枯草10克，车前子30克（包），生麦芽30克，生白芍15克。

【用法】每日1剂，水煎2次，早、晚分2次温服。

【功效】滋养肝肾，潜阳息风。

【主治】高血压头痛，属肝肾不足、虚阳亢扰者。

【来源】《中国百年百名中医临床家丛书：朱良春》

董桂英经验方

【组成】天麻12克，钩藤15克，桑寄生15克，牛膝15克，桑椹15克，生地黄15克，地龙15克，桃仁9克，白芍12克，川芎9克，当归12克，红花9克，丹参12克，延胡索15克。

【用法】水煎服，每日1剂，分早、晚2次服用。

【功效】滋补肝肾，平肝潜阳，活血通络。

【主治】高血压头痛，属肝肾阴虚，瘀血阻络者。

【来源】山东中医药大学（学位论文），2016

周仲瑛经验方Ⅰ

【组成】夏枯草12克，炒黄芩10克，僵蚕10克，海藻12克，牡蛎（先煎）25克，泽泻15克，竹沥半夏10克，陈胆星6克，天麻10克，川芎10克，蒺藜15克。

【用法】每日1剂，水煎2次，早、晚分2次温服。

【功效】清热化痰，平肝息风。

【主治】高血压头痛，属痰火内盛，内风上扰者。

【来源】《中国百年百名中医临床家丛书：周仲瑛》

周仲瑛经验方Ⅱ

【组成】夏枯草12克，炒黄芩10克，竹沥半夏10克，陈胆星6克，泽泻15克，海藻12克，炙僵蚕10克，汉防己12克，天仙藤12克，生龙骨（先煎）12克，牡蛎（先煎）25克，知母10克，焦栀子10克。

【用法】每日1剂，水煎2次，早、晚分2次温服。

【功效】清火化痰。

【主治】高血压头痛，属痰火内盛者。

【来源】南京中医药大学学报，2004，20（5）

强力定眩片

【组成】天麻、杜仲、野菊花、杜仲叶、川芎。

【用法】口服。每次4~6片，每日3次。

【功效】平肝潜阳，祛风通络。

【主治】高血压头痛，属肝阳上亢者。

【来源】心血管病防治知识，2019，9（16）

愈风宁心片

【组成】葛根。

【用法】口服。每次5粒，每日3次。

【功效】疏肝理气，解痉止痛。

【主治】高血压头痛，属肝郁气滞者。

【来源】大家健康，2014，8（10）

全天麻胶囊

【组成】天麻。

【用法】口服。每次2粒，每日3次。

【功效】平肝息风。

【主治】高血压头痛，属肝风上扰者。

【来源】中国民康医学，2007，19（2）

镇脑宁胶囊

【组成】猪脑粉、丹参、细辛、水牛角浓缩粉、川芎、天麻、葛根、藁本、白芷。

【用法】口服。每次1袋，每日3次。

【功效】息风通络。

【主治】高血压头痛，属风邪上扰者。

【来源】现代药物与临床，2013，28（6）

脑心通胶囊

【组成】黄芪、赤芍、丹参、当归、川芎、桃仁、红花、乳香（制）、没药（制）、鸡血藤、牛膝、桂枝、桑枝、地龙、全蝎、水蛭。

【用法】口服。每次3粒，每日3次。

【功效】益气活血，化瘀通络。

【主治】高血压头痛，属气虚血滞，脉络瘀阻者。

【来源】实用心脑肺血管病杂志，2011，19（8）

头痛宁胶囊

【组成】天麻、土茯苓、制何首乌、当归、防风、全蝎。

【用法】口服。每次4粒，每日3次。

【功效】息风涤痰，逐瘀止痛。

【主治】高血压头痛，属痰瘀阻络者。

【来源】中国实用医药，2012，7（22）

都梁软胶囊

【组成】白芷、川芎。

【用法】口服。每次3粒，每日3次。

【功效】祛风散寒，活血通络。

【主治】高血压头痛，属风邪入络者。

【来源】传统医药，2011，20（24）

参七脑康胶囊

【组成】人参、三七、川芎、红花、何首乌、丹参。

【用法】口服。每次4粒，每日3次。

【功效】息风涤痰，逐瘀止痛。

【主治】高血压头痛，属痰瘀阻络者。

【来源】中国卫生产业，2014，11（9）

丹珍头痛胶囊

【组成】高原丹参、夏枯草、川芎、当归、白芍、熟地黄、珍珠母、鸡血藤、菊花、蒺藜、钩藤、细辛。

【用法】口服。每次4粒，每日3次。

【功效】平肝息风，散瘀通络，解痉止痛。

【主治】高血压头痛，属肝阳上亢，瘀血阻络者。

【来源】中华中医药学刊，2019，37（3）

天麻头痛灵胶囊

【组成】天麻、钩藤、菊花、地龙、川芎、生龙骨、生牡蛎、白芍、生地黄、石决明、朱茯神、远志、川牛膝。

【用法】口服。每次4~6粒，每日3次。

【功效】补益肝肾，平肝息风，通络止痛。

【主治】高血压头痛，属肾精不足，肝阳上亢者。

【来源】中医药学刊，2006，24（1）

降压丸

【组成】天麻、钩藤、石决明、地龙、僵蚕、杜仲。

【用法】口服。每次6克，每日2次。

【功效】平肝息风，补益肝肾，通络开窍。

【主治】高血压头痛，属肝肾亏损，肝阳上亢，肝风上扰者。

【来源】临床医学研究与实践，2018，3（27）

羚羊角滴丸

【组成】羚羊角。

【用法】口服。每次10丸，每日2次。

【功效】平肝息风，清肝明目，散血解毒。

【主治】高血压头痛，属肝阳上亢者。

【来源】中医药临床杂志，2005，17（4）

麝香保心丸

【组成】人工麝香、人参提取物、人工牛黄、肉桂、苏合香、蟾酥、冰片。

【用法】口服。每次2粒，每日3次。

【功效】开窍醒神，活血化瘀，行气止痛。

【主治】高血压头痛，属肾精不足，肝木失养，肝阳上亢者。

【来源】中国临床医生，2009，37（10）

川芎清脑颗粒

【组成】川芎、当归、防风、白芷、麦冬、细辛、羌活、独活、苍术、菊花、蔓荆子、黄芩、甘草。

【用法】口服。每次1袋，每日3次。

【功效】祛风胜湿，活血止痛。

【主治】高血压头痛，属风湿蒙蔽，瘀血阻滞者。

【来源】中国神经免疫学和神经病学杂志，2014，21（5）

养血清脑颗粒

【组成】当归、川芎、白芍、熟地黄、钩藤、鸡血藤、夏枯草、决明子、珍珠母、延胡索、细辛。

【用法】口服。每次1包，每日3次。

【功效】养血平肝，活血通络。

【主治】高血压头痛，属血虚肝亢者。

【来源】中国医药指南，2012，10（10）

葡芹饮

【组成】葡萄汁、芹菜汁各200毫升。

【用法】将两汁混合，温开水送服，每日2~3次。20日为1个疗程。

【功效】清肝泻火。

【主治】原发性高血压，属肝火偏旺者。

【来源】《民间偏方秘方精选》

茵陈蓟根饮

【组成】茵陈蒿15克，大蓟根15克。

【用法】水煎服，每日1剂，每日2次。

【功效】清热平肝。

【主治】高血压头痛，属肝火上扰者。

【来源】《民间偏方秘方精选》

玉兰鱼球

【组成】生鱼肉（草鱼或海鱼肉均可）200克，玉兰花瓣15个，鸡蛋5个，味精、料酒、香油及盐各适量。

【用法】将鱼肉去刺切碎，玉兰花切成丝或末，两者混拌成泥。取蛋清，用筷子搅匀发稠，放入少许香油、料酒、味精及盐。然后将玉兰肉泥做成数个小球，放入配好的蛋清中蘸匀，捞出后码在盘子中央。将整盘玉兰鱼球放在开锅的蒸屉上蒸5分钟，即可食用。

【功效】养阴润燥祛风。

【主治】高血压头痛，属虚火上升者。

【来源】《偏方大全》

凉拌菠菜海蜇

【组成】菠菜根100克，海蜇皮50克，香油、盐、味精各适量。

【用法】先将海蜇洗净切成丝，再用开水烫过，然后将用开水焯过的菠菜根与海蜇加调料同拌，即可食用。

【功效】平肝清热。

【主治】高血压头痛，属火热上扰者。

【来源】《偏方大全》

第二节　外用方

畲医搓痧法

【组成】食凉茶60克，新鲜橘叶7片，新鲜生姜3片，新鲜大葱2棵，乱头发1撮。

【用法】上药加入7滴茶油进行研磨，加盖蒸15分钟后备用。患者取俯卧位，赤裸上身，趁热将药物用力在患者背部自上而下反复揉搓，用力以患者耐受为准，揉搓至背部发红为止，勿损伤皮肤。每3日进行1次，连续治疗10次。

【功效】活血通络，行气止痛。

【主治】高血压头痛，属气滞血瘀者。

【来源】中华全科医学，2020，18（2）

耳穴压豆法

【组成】王不留行适量。

【用法】选择晕区、内耳、交感、神门、降压沟等穴位对患者的头痛头晕症进行按压治疗，为患者选择适合其身体情况的体位（仰卧/坐位），将王不留行贴于事先选择好的患者耳部穴位，同时使用拇指进行按压，并观察患者的疼痛程度，以患者可忍受的程度为标准。叮嘱患者每日对穴位进行按压3次（2分钟/次）以上，1个周期为3日，6个周期为1个疗程。

【功效】疏通经络，理气止痛。

【主治】高血压头痛，属气血不调者。

【来源】中国现代医生，2020，58（5）

头风外枕法

【组成】绿豆干皮、干菊花各适量。

【用法】将绿豆皮及菊花装入枕芯，睡觉时当枕头。

【功效】祛风清火，平肝明目。

【主治】高血压头痛，属肝火上逆者。

【来源】《验方精选》

第四章 高血压耳鸣

耳鸣是指在没有任何外界刺激的条件下，患者本人存在的一种异常声音感觉，是临床上的常见症状。其发病原因和发病机制十分复杂，目前尚未完全清楚。一般认为，外耳、中耳、耳蜗、听神经、脑干及听中枢等听觉传导通路的任何部位发生病变均可能导致耳鸣。高血压患者普遍存在大血管和微血管病变，故对听觉通路的任何部位都可能产生影响，从而导致耳鸣。

耳鸣是高血压患者常见的症状之一，据统计，有50%~80%的高血压患者会有耳鸣现象。随着血压水平增高，耳鸣的发病率也增高。

中医学认为“耳鸣为耳聋之渐”，意思是说耳鸣久了就会造成耳聋。因此，高血压耳鸣绝非小事。

中医治疗本病主要依据辨证论治的原则处方遣药。

内服方

女贞鸡

【组成】 女贞子100克，墨旱莲50克，乌骨鸡1只（去净毛和内脏），磁石30克（双层纱布包裹），葱茎20克，生姜15克，酱油15克，料酒10克。

【用法】 共同放入砂锅，加水适量，大火煮沸后掠去浮沫，小火炖至鸡肉烂熟，拣去女贞子、墨旱莲、磁石即成。吃鸡肉、喝汤。

【功效】 滋补肾精。

【主治】老年高血压耳鸣，属肾精不足者。

【来源】家庭中医药，2006（12）

桑夏汤

【组成】桑寄生、夏枯草、酸枣仁各30克，川芎、牛膝、山楂、地龙各15克。

【用法】每日1剂，水煎2次，早、晚分2次温服。

【功效】活血通络，降压止逆。

【主治】高血压耳鸣，属肝阳上亢者。常伴头目胀痛、急躁易怒。

【来源】《高血压病中医诊疗养护》

莲椹汤

【组成】莲须12克，桑椹12克，女贞子12克，墨旱莲12克，山药15克，龟甲（先煎）30克，生牡蛎（先煎）30克，牛膝15克。

【用法】每日1剂，水煎2次，早、晚分2次温服。

【功效】滋阴补肾，平肝潜阳。

【主治】高血压耳鸣，属阴虚阳亢者。多伴眩晕、精神不振、记忆力减退。

【来源】《高血压中医治疗精粹》

清肝汤

【组成】川芎、川牛膝、地骨皮各15克，菊花20克，地龙10克，夏枯草、玉米须各30克。

【用法】每日1剂，水煎2次，早、晚分2次温服。

【功效】平肝清热，通络止痛。

【主治】高血压耳鸣，属肝火上扰者。多伴头痛、眩晕。

【来源】《高血压中医治疗精粹》

涤痰汤

【组成】代赭石12克，沉香（后入）1.5克，橘红4.5克，竹沥1克（分2次冲服），生紫菀6克，杏仁12克，枳壳4.5克，郁金6克，天南星6克，半夏10克，煅石决明15克，杭菊花12克，秦艽6克，桑枝30克。

【用法】每日1剂，水煎2次，早、晚分2次温服。

【功效】宣气涤痰，平肝和络。

【主治】高血压耳鸣，属肝阳上亢，痰气内阻者。多伴头晕、胸闷、痰多。

【来源】《高血压中医治疗精粹》

石决牡蛎汤

【组成】石决明、生牡蛎各30克，白芍、钩藤、牛膝、龙胆各15克，莲子心、莲须各10克。

【用法】每日1剂，水煎2次，早、晚分2次温服。

【功效】滋阴潜阳。

【主治】高血压耳鸣，属肝阳上亢者。

【来源】《高血压病中医诊疗养护》

附子龟甲汤

【组成】附子（先煎）6克，龟甲（先煎）、女贞子、墨旱莲各9克，何首乌、丹参各15克，磁石（先煎）30克，石决明（先煎）24克。

【用法】每日1剂，水煎2次，早、晚分2次温服。

【功效】滋阴潜阳，清火息风。

【主治】高血压耳鸣，属阴阳两虚者。伴面浮头胀、眼花、腰酸、尿频等。

【来源】《高血压中医治疗精粹》

柴陈泽泻汤

【组成】柴胡10克，黄芩6~10克，法半夏10克，党参12~15克，甘草3~5克，大枣10~12克，生姜6~10克，陈皮10克，茯苓15克，白术10~15克，泽泻10~15克，天麻10克，钩藤12克，菊花10克。

【用法】每日1剂，水煎2次，早、晚分2次温服。

【功效】运脾和胃，平肝息风。

【主治】高血压耳鸣，属肝阳上亢，脾虚痰盛者。伴头晕目眩、恶心呕吐等。

【来源】《高血压中医治疗精粹》

龙牡真武汤

【组成】茯苓、清半夏各9克，白术、白芍、炮附子（先煎）各6克，生姜4.5克，生龙骨（先煎）、生牡蛎（先煎）各12克。

【用法】每日1剂，水煎2次，早、晚分2次温服。

【功效】温阳利水，健脾化痰。

【主治】高血压耳鸣，属阳虚痰阻者。伴头晕头痛、形体肥胖、手足怕冷等。

【来源】《高血压饮食与中医调养》

活血息风汤

【组成】天麻10克，川芎10克，红花6克，地龙10克，丹参

30克，葛根30克，钩藤20克，牛膝15克，石决明、生牡蛎（均先煎）各30克，磁石30克。

【用法】每日1剂，水煎2次，早、晚分2次温服。3周为1个疗程。

【功效】平肝潜阳，活血降压。

【主治】高血压耳鸣，属肝阳上亢，气滞血瘀者。

【来源】《高血压病中医诊疗养护》

滋阴平肝汤

【组成】女贞子、墨旱莲、白芍、竹茹、钩藤、龙骨、牡蛎、冬瓜仁各12克，枸杞子、菊花、牛膝、茯苓各10克，制何首乌15克。

【用法】每日1剂，水煎2次，早、晚分2次温服。

【功效】滋阴养血，平肝利水。

【主治】高血压耳鸣。伴头昏、视物昏花等。

【来源】《高血压中医治疗精粹》

滋潜平肝汤

【组成】生白芍20克，珍珠母10克，夏枯草20克，天麻10克，钩藤20克，牡丹皮10克，菊花20克，茺蔚子10克，地龙15克，川牛膝20克，蒺藜10克。

【用法】每日1剂，水煎2次，早、晚分2次温服。

【功效】平肝潜阳，清火息风。

【主治】高血压耳鸣，属肝阳上亢者。多伴头晕、脑胀、少寐多梦、急躁易怒。

【来源】《高血压中医治疗精粹》

镇肝熄风汤

【组成】生龙牡（先下）各30克，醋龟甲（先下）30克，川牛膝30克，代赭石（先下）15克，杭白芍15克，天门冬12克，玄参9克，茵陈6克，川楝子6克，生麦芽6克，炙甘草6克。

【用法】每日1剂，水煎2次，早、晚分2次温服。

【功效】育阴潜阳。

【主治】高血压引起的耳鸣、耳聋，属肝肾不足，肝阳上亢者。

【来源】家庭中医药，2004（9）

清眩降压汤

【组成】苦丁茶30克，天麻30克，钩藤（后下）30~60克，黄芩10克，川牛膝10克，生杜仲10克，首乌藤30克，鲜生地黄30克，桑叶15克，菊花15克，羚羊角粉3~4.5克（分2次冲服）。

【用法】每日1剂，水煎2次，早、晚分2次温服。

【功效】滋补肝肾，平肝潜阳。

【主治】高血压耳鸣，属肝肾阴虚，肝阳上亢者。

【来源】《高血压病中医诊疗经验集》

芩仲降压汤

【组成】黄芩15克，杜仲15克，生地黄15克，山茱萸10克，牡丹皮8克，生石决明10克，钩藤（后入）10克，甘菊花10克，川牛膝12克，茯苓10克，茯神10克，柏子仁10克。

眩晕重者，加生牡蛎18克，天麻8~10克；头痛者，加夏枯草、白芷各10克；胸闷痰多者，去山茱萸，加瓜蒌皮10克，枳壳6克；心悸者，加炙甘草、麦冬各10克；大便燥结者，加当归12克，枳实6克。

【用法】每日1剂，水煎2次，早、晚分2次温服。

【功效】滋阴潜阳，平肝泻火，补益肝肾。

【主治】高血压耳鸣，属阴虚阳亢者。多伴头晕目眩、心烦急躁。

【来源】《高血压中医治疗精粹》

决明降压汤

【组成】生石决明10克，菊花10克，钩藤10克，川芎6克，丹参6克，生牛膝10克，夏枯草10克，桑寄生10克。

肝阳上亢，耳鸣伴头晕头痛、口苦易怒者，加龙胆6克，炒栀子10克；肝肾阴虚，耳鸣伴少寐健忘、腰膝酸软者，加山茱萸12克，牡丹皮10克。

【用法】每日1剂，水煎2次，早、晚分2次温服。14日为1个疗程。

【功效】平肝潜阳，清火化痰。

【主治】高血压耳鸣。

【来源】《高血压病中医诊疗养护》

八味降压汤

【组成】何首乌15克，白芍12克，当归9克，川芎5克，炒杜仲18克，黄芪30克，黄柏6克，钩藤30克。

伴失眠、烦躁者，加炒酸枣仁30克，首乌藤30克，栀子9克；便稀苔腻，手足肿胀者，加半夏9克，白术12克，泽泻30克；大便干燥者，加生地黄30克，淫羊藿18克；上热下寒，舌红口干，面热足冷者，加黄连5克，肉桂5克。

【用法】每日1剂，水煎2次，早、晚分2次温服。

【功效】益气养血，滋阴泻火。

【主治】高血压耳鸣，属阴血亏虚者。

【来源】《高血压病中医诊疗经验集》

肝肾双补方

【组成】桑寄生30克，何首乌24克，川芎9克，淫羊藿9克，玉米须30克，杜仲9克，磁石（先煎）30克，生龙骨（先煎）30克。

【用法】每日1剂，水煎2次，早、晚分2次温服。

【功效】平肝滋阴潜阳。

【主治】高血压耳鸣，属肝肾阴阳两虚者。多伴头晕眼花、腰酸腰痛等。

【来源】《高血压中医治疗精粹》

潜息宁合剂

【组成】珍珠母12克（先煎），天麻12克，钩藤15克，菊花10克，桑椹12克。

【用法】每日1剂，水煎2次，早、晚分2次温服。

【功效】育阴潜阳，平肝息风。

【主治】高血压耳鸣，属肝阳上亢者。多伴眩晕、心烦易怒等。

【来源】《高血压中医治疗精粹》

首乌降压汤

【组成】何首乌30克，牛膝20克，枸杞子15克，珍珠母30克，夏枯草20克，钩藤（后下）20克，菊花20克，川芎12克，丹参15克，地龙15克，泽泻20克，女贞子15克，菟丝子15克。

【用法】每日1剂，水煎2次，早、晚分2次温服。30日为1个疗程，根据病情可服1~2个疗程。

【功效】滋养肝肾，平肝潜阳。

【主治】高血压耳鸣，属肾阴不足者。

【来源】《高血压病中医诊疗养护》

济生肾气汤加味

【组成】熟地黄9~15克，山茱萸6~9克，山药9~15克，泽泻9~15克，五味子3~6克，牡丹皮6~12克，肉桂3~6克，制附子（先煎）6~9克，车前子9~15克，牛膝9~12克，葛根30克，石菖蒲9克。

【用法】每日1剂，水煎2次，早、晚分2次温服。

【功效】平补阴阳，化生肾气。

【主治】高血压耳鸣，属阴阳俱亏者。

【来源】《高血压病中医诊疗养护》

杞菊地黄汤加味

【组成】熟地黄24克，山药15克，山茱萸15克，牡丹皮12克，泽泻15克，茯苓12克，枸杞子12克，怀菊花15克，钩藤10~15克，夏枯草15克，黄芩10克，桑寄生20克，牛膝15克，杜仲10克。

【用法】每日1剂，水煎2次，早、晚分2次温服。

【功效】滋补肾阴，平肝降压。

【主治】高血压耳鸣，属肝肾阴虚，虚阳上亢者。

【来源】《高血压病中医诊疗养护》

六味地黄丸加减

【组成】熟地黄30克，山药18克，山茱萸12克，茯苓18克，牡丹皮12克，泽泻10克，龟甲20克，杜仲15克。

【用法】每日1剂，水煎2次，早、晚分2次温服。

【功效】滋养肝肾，滋阴明目。

【主治】高血压耳鸣，属肝肾阴虚者。

【来源】《高血压病中医诊疗经验集》

耳聋左慈丸加减

【组成】熟地黄30克，山药12克，山茱萸15克，泽泻9克，茯苓9克，牡丹皮9克，磁石30克（先煎），菖蒲12克，五味子12克，狗脊15克，补骨脂15克，淫羊藿15克，枸杞子12克，何首乌20克，女贞子15克，菟丝子20克。

【用法】每日1剂，水煎2次，早、晚分2次温服。3周为1个疗程，可连续服2~3个疗程。

【功效】平肝潜阳，补益肾精。

【主治】高血压耳鸣，属肝肾不足，阴虚阳亢者。

【来源】医学理论与实践，2000，13（10）

变通天麻钩藤饮

【组成】天麻10克，钩藤10克，磁石30克（先煎），菊花10克，川牛膝15克，地龙10克，川芎10克，生龙骨30克（先煎），决明子30克，杜仲12克，桑寄生15克，栀子10克，炒麦芽10克。

【用法】每日1剂，水煎2次，早、晚分2次温服。

【功效】平肝息风，益肾活血。

【主治】高血压耳鸣，属肝肾不足，肝阳上亢者。

【来源】《高血压病中医诊疗经验集》

汪履秋经验方

【组成】熟地黄30克，山药12克，山茱萸15克，泽泻9克，茯苓9克，牡丹皮9克，磁石30克（先煎），菖蒲12克，五味子12克，狗脊15克，补骨脂15克，淫羊藿15克，枸杞子12克，何首乌20克，女贞子15克，菟丝子20克。

【用法】每日1剂，水煎2次，早、晚分2次温服。3周为1个疗程，可连续服2~3个疗程。

【功效】平肝潜阳，补益肾精。

【主治】高血压耳鸣，属肝肾不足，阴虚阳亢者。

【来源】医学理论与实践，2000，13（10）

祝谌予降压经验方

【组成】夏枯草15克，苦丁茶10克，菊花10克，黄芩10克，槐花10克，钩藤10克，茺蔚子10克，桑寄生20克，牛膝15克，石决明（先下）30克。

【用法】每日1剂，水煎2次，早、晚分2次温服。

【功效】清肝泻火，平肝潜阳。

【主治】高血压耳鸣，属肝火上炎，肝阳上亢者。

【来源】《高血压病中医诊疗养护》

周次清八物降压汤

【组成】黄芪15~30克，党参12~15克，黄精9~12克，葛根15~30克，五味子3~6克，当归9~12克，何首乌15~30克，玄参12~15克。

少寐多梦，心悸心烦，血压波动较大者，加炒酸枣仁15~30克，首乌藤30克；头痛明显，血压波动不大，收缩压与舒张压均增高，或伴有胸闷、胸痛，冠心病心绞痛者，去何首乌、玄参，加丹参、生山楂、瓜蒌各15~30克。

【用法】每日1剂，水煎2次，早、晚分2次温服。

【功效】益气养血，升降阴阳。

【主治】老年性高血压耳鸣，属气阴不足者。

【来源】《高血压病中医诊疗养护》

柴浩然经验方Ⅰ

【组成】珍珠母24~30克，生石决明24~30克，生白芍15~18克，夏枯草15~18克，天麻6~9克，钩藤12~18克，磁石15~30克，生牡蛎15~24克，生龟甲15~24克，甘草6克。

【用法】每日1剂，水煎2次，早、晚分2次温服。

【功效】平肝息风。

【主治】高血压耳鸣，属肝阳上亢，肝风内动者。

【来源】《高血压病中医诊疗养护》

柴浩然经验方Ⅱ

【组成】何首乌18~24克，女贞子9~15克，生地黄9~15克，杭白菊9~15克，墨旱莲9~12克，桑寄生9~15克，牛膝9~15克，珍珠母15~30克，制龟甲9~15克，枸杞子9~15克，炙甘草6克。

【用法】每日1剂，水煎2次，早、晚分2次温服。

【功效】滋阴潜阳。

【主治】高血压耳鸣，属肾阴不足，虚阳上亢者。

【来源】《高血压病中医诊疗养护》

柴浩然经验方Ⅲ

【组成】熟地黄15~24克，山茱萸6~10克，淫羊藿9~12克，杜仲9~12克，桑寄生9~12克，巴戟天9~12克，牛膝12~15克，制龟甲12~15克，珍珠母15~30克，炙甘草6克。

【用法】每日1剂，水煎2次，早、晚分2次温服。

【功效】补阴和阳。

【主治】高血压耳鸣，属肝肾不足，阴阳两虚者。

【来源】《高血压病中医诊疗养护》

海带决明饮

【组成】海带100克，决明子50克。

【用法】海带洗净切成小块，决明子洗净，用清水400毫升，煮半小时。分1~2次食海带，喝汤。

【功效】清肝潜阳。

【主治】高血压耳鸣，属肝阳上亢者。伴头晕、急躁易怒等。

【来源】《高血压饮食与中医调养》

葛根槐花饮

【组成】葛根15克，槐花20克，泽泻30克，益母草15克，夏枯草15克，决明子15克，钩藤10克，地龙10克，黄芩10克，甘草3克。

【用法】每日1剂，水煎2次，早、晚分2次温服。

【功效】清肝潜阳，利水通络。

【主治】高血压耳鸣。

【来源】《高血压病中医特色疗法》

清上宁眩茶

【组成】菊花10克，枸杞子15克，山茱萸10克，车前草12克。

【用法】将上药低温烘干后研成粗末，瓷器储存备用，服时取粗末50克，放保温杯中，冲入沸水，加盖闷20分钟后，代茶饮。

【功效】滋肝益肾，息风明目。

【主治】高血压耳鸣。伴视物模糊、眩晕。

【来源】《高血压病中医诊疗养护》

桑菊竹叶茶

【组成】菊花10克，桑叶10克，竹叶15克。

【用法】上药共切碎，置保温瓶中，用沸水泡闷10分钟后，代茶频饮。

【功效】祛风清热，平肝清心。

【主治】高血压耳鸣，属肝胆火盛者。

【来源】《高血压病中医诊疗养护》

夏枯菊荷茶

【组成】夏枯草10克，荷叶10克，菊花10克。

【用法】每日1剂，水煎2次，早、晚分2次温服。30日为1个疗程，根据病情可服1~2个疗程。

【功效】清肝明目。

【主治】高血压耳鸣，属肝肾阴亏，虚火上扰者。伴头晕、目眩。

【来源】《高血压病中医诊疗养护》

龙胆菊花茶

【组成】龙胆10克，菊花5克，槐花5克，绿茶5克。

【用法】每日1剂，水煎2次，早、晚分2次温服。30日为1个疗程，根据病情可服1~2个疗程。

【功效】泻肝火，清热明目。

【主治】高血压耳鸣，属肝火上炎者。伴头晕目眩、目赤肿痛。

【来源】《高血压病中医诊疗养护》

丹参决明茶

【组成】丹参6克，决明子6克，茶叶6克。

【用法】每日1剂，开水冲泡30分钟，温热少量多次频服，每日4~5杯，连服7~15日为1个疗程。

【功效】活血祛瘀，平肝降压。

【主治】高血压耳鸣，属肝火上炎，气滞血瘀者。

【来源】中华实用中西医结合杂志，2002，2（15）

茺蔚子粥

【组成】茺蔚子10克，枸杞子15克，大米100克，白糖适量。

【用法】将茺蔚子、枸杞子先煎，去渣取汁，加入大米，文火煮成稀粥，熟时调入白糖即可。

【功效】平肝潜阳，清火息风。

【主治】高血压耳鸣，属肝阳上亢者。

【来源】《高血压病中医诊疗养护》

松花淡菜粥

【组成】皮蛋1个，淡菜50克，大米100克，盐、味精各适量。

【用法】将淡菜洗净后切成细末，皮蛋切成小块，大米淘净，然后把淡菜、皮蛋、大米同置于锅内，加水适量，熬成稀粥，食用时加盐、味精调味。

【功效】补益肝肾，降火除烦。

【主治】高血压耳鸣。伴头晕。

【来源】《高血压病中医诊疗养护》

天麻钩藤粥

【组成】天麻10克，钩藤10克，石决明30克，大米100克，白糖适量。

【用法】将前3味中药先煎，去渣，取上清汁，加入大米，用文火煮成稀粥，熟时倒入白糖即可。

【功效】平肝息风，滋阴清热。

【主治】高血压耳鸣，属肝阳上亢者。

【来源】《高血压病中医诊疗养护》

桑叶荷叶粥

【组成】桑叶10克，鲜荷叶1张，大米50克，白糖适量。

【用法】将桑叶、荷叶洗净，先煎，去渣取汁，加入大米，文火煮成稀粥，熟时调入白糖即可。

【功效】清热化瘀，降压降脂。

【主治】高血压耳鸣。

【来源】《高血压病中医诊疗养护》

第五章　高血压脑卒中

高血压脑卒中是指由高血压引起的脑部血液循环障碍而导致的神经功能缺失的一类疾病，其临床特征通常为突然出现感觉、运动、意识、智能障碍等，症状可轻可重，可为一过性，也可为永久性。

脑卒中，又称中风、脑血管意外。根据病理类型不同，分为缺血性脑卒中和出血性脑卒中两大类。前者约占脑卒中的60%~70%，主要指脑部血液供应障碍、缺血、缺氧引起局限性脑组织的缺血性坏死或软化，而出现相应的神经系统症状，主要包括脑血栓形成、脑栓塞、腔隙性脑梗死、脑分水岭梗死；后者约占脑卒中的30%~40%，指非外伤性脑实质内的出血或脑组织表面血管破裂，突发局灶性神经功能缺损症状，主要包括脑出血、蛛网膜下腔出血，其中以脑出血为多见。

脑卒中是高血压最主要的并发症，是我国高血压患者致死、致残的主要原因。高血压又是脑梗死和脑出血最重要的危险因素，尤其是老年人单纯收缩期高血压（收缩压≥160mmHg，舒张压<90mmHg）更易发生脑卒中。控制血压可以明显降低脑卒中的发病率。

本病可参考中医学“中风”“厥证”等疾病进行辨证治疗。

内服方

三化汤

【组成】大黄（后下）9克，枳实9克，天竺黄9克，钩藤9克，瓜蒌9克，川贝母9克，石菖蒲6克，胆南星6克，甘草6克。

【用法】每日1剂，水煎2次，早、晚分2次温服。

【功效】息风化痰，通腑泄热。

【主治】高血压脑出血，属痰热生风，风痰上扰者。

【来源】江西中医药，1995，26（5）

大承气汤

【组成】枳实15克，厚朴15克，生大黄（后下）15克，芒硝10克。

【用法】每日1剂，水煎2次，早、晚分2次温服。意识不清者用胃管鼻饲。

【功效】通腑泄热。

【主治】高血压脑出血，属脏腑实热者。症见高热，头痛，面赤，神昏，频繁呕吐，失语，一侧鼻唇沟变浅，半身不遂，大便秘结，舌尖红，苔黄黑，脉弦滑数。

【来源】中西医结合杂志，1988（5）

桑麻地黄汤

【组成】桑叶10克，黑芝麻12克，生地黄30克，茯苓18克，山茱萸12克，山药30克，牡丹皮10克，泽泻10克，何首乌12克，石菖蒲12克，胆南星10克，红花10克，豨莶草30克，全蝎10克，甘草6克。

肢体麻木不见恢复者，加地龙、桑枝；心烦不寐，舌光红无苔者，去山茱萸、泽泻、胆南星，加阿胶、酸枣仁、五味子；烦躁耳鸣，两颊潮红，舌质红绛者，去胆南星、红花、豨莶草、全蝎，加龟甲、玄参、白芍、生牡蛎。

【用法】每日1剂，水煎2次，早、晚分2次温服。

【功效】滋阴祛风。

【主治】高血压脑卒中，属阴虚风动者。

【来源】《现代名中医高血压中风治疗绝技》

丹参防风汤

【组成】黄芪16克，龟甲14克，川芎14克，制何首乌14克，丹参18克，怀牛膝16克，豨莶草18克，葛根6克，郁金14克，石菖蒲14克，半夏14克，菊花16克，人工牛黄0.4克，生山楂15克。

【用法】每日1剂，水煎2次，早、晚分2次温服。5周为1个疗程。

【功效】滋肾平肝，化痰醒神，益气活血。

【主治】高血压脑卒中。

【来源】《高血压传承老药方》

补肾补阳汤

【组成】当归6克，黄芪28克，赤芍16克，桃仁15克，川芎5克，菊花6克，地龙干16克，丹参28克。

【用法】每日1剂，水煎2次，早、晚分2次温服。2周为1个疗程。

【功效】补肾助阳，活血化瘀。

【主治】高血压脑卒中，属气虚血瘀者。症见肢麻偏瘫，或头晕头痛，或胸闷心悸，或神倦乏力，腰酸，舌胖大，舌下脉络瘀紫，舌质紫暗或有瘀点，脉细涩或结代。

【来源】《高血压传承老药方》

补气健脑汤

【组成】葛根18克，黄芪30~60克，桑寄生28克，丹参28克，生山楂16克，川芎14克。

【用法】每日1剂，水煎2次，分2~3次温服。

【功效】益心健脑，补气活血。

【主治】高血压脑卒中，属气虚血瘀者。

【来源】《高血压传承老药方》

通便降压汤

【组成】芦荟11克，决明子28克，当归11克，龙胆11克，炒莱菔子，生地黄11克，山茱萸11克，甘草14克。

【用法】每日1剂，水煎2次，早、晚分2次温服。

【功效】清肝通便降压。

【主治】高血压脑卒中，属阳明腑实者。

【来源】《高血压传承老药方》

活血化瘀汤

【组成】大黄（后下）14克，水牛角、生龙骨、生牡蛎（均先煎）各28克，枳实、川厚朴各7克，三七粉（冲服）6克，牡丹皮、赤芍各11克。

【用法】每日1剂，水煎2次，早、晚分2次温服或鼻饲。

【功效】通腑活血化瘀。

【主治】高血压脑出血，属热盛血瘀者。

【来源】《高血压传承老药方》

清热化痰汤

【组成】玄参、北沙参、桑寄生、丹参、赤芍、生葛根、地龙、郁金各16克，绞股蓝、玉竹各28克，桃仁、红花、胆南星、虎杖各7克。

【用法】每日1剂，水煎2次，早、晚分2次温服。6周为1个疗程。

【功效】活血化痰，养阴清热。

【主治】高血压脑出血（恢复期），属阴虚痰瘀者。

【来源】《高血压传承老药方》

补气活血汤

【组成】淫羊藿、枸杞子、川芎、赤芍各10克，当归、地龙、山楂、桃仁、红花、黄芪、黄柏各15克。

【用法】水煎服，每日1剂，水煎取汁并浓缩至70毫升，早、晚分2次服。

【功效】补气养血柔肝。

【主治】高血压脑卒中，属气血两虚者。

【来源】《高血压传承老药方》

通腑泻瘀汤

【组成】大黄（后下）10克，厚朴10克，枳实15克，生地黄20克，丹参20克，菊花20克，赤芍15克，钩藤12克，甘草6克。

【用法】每日1剂，水煎2次，早、晚分2次温服。意识不清者用胃管鼻饲。

【功效】通腑泄瘀。

【主治】高血压脑卒中，属阳明腑实者。

【来源】中国中西医结合急救杂志，2008，15（4）

星蒌承气汤

【组成】生大黄（后下）10克，芒硝（冲服）10克，全瓜蒌15克，胆南星15克。

【用法】每日1剂，水煎2次，早、晚分2次温服。意识不清者用胃管鼻饲。

【功效】清热化痰通腑。

【主治】高血压脑出血，属痰热腑实者。症见半身不遂，肢体强痉，言语不利，口舌㖞斜，腹部胀满，头晕目眩，吐痰，午后面红烦热，舌质暗红，苔黄腻或黄燥，脉滑数。

【来源】河北中医，2010，32（12）

清脑通络汤

【组成】决明子30克，川芎12克，赤芍10克，山楂15克，丹参15克，磁石30克，菊花12克，葛根15克，地龙10克，豨莶草30克，川牛膝15克，水蛭6克。

【用法】每日1剂，水煎2次，早、晚分2次温服。

【功效】清脑降压，活血通络。

【主治】高血压脑卒中。症见头痛，头晕，眩晕，耳鸣，肢体麻木，手足逐渐不利，疲乏无力，舌质淡紫，舌下脉络紫暗。

【来源】贵阳中医学院学报，1991（2）

羌活愈风汤

【组成】羌活、炙甘草、防风、黄芪、蔓荆子、前胡、川芎、细辛、枳壳、人参、地骨皮、麻黄、知母、甘菊、薄荷、枸杞子、当归、独活、白芷、杜仲、秦艽、柴胡、半夏、厚朴、熟地黄、防己各二两，芍药、黄芩、茯苓各三两，石膏、生地黄、苍术各四两，桂枝一两。

【用法】上药锉，每服一两，水二盏，煎至一盏，去渣温服。

【功效】祛风通络，养肝益肾。

【主治】高血压脑卒中，属肝肾不足者。

【来源】《素问病机气宜保命集》

补肾益髓汤

【组成】黄芪30克，熟地黄24克，当归12克，山药12克，枸杞子12克，山茱萸12克，龟甲12克，菟丝子12克，地龙10克，川芎15克，天麻15克，钩藤15克。

【用法】每日1剂，水煎2次，早、晚分2次温服。意识不清者用胃管鼻饲。

【功效】滋阴补肾，益气填髓，散瘀通络。

【主治】高血压脑出血，属肾精亏虚，瘀血阻络者。症见言语謇涩或失语，舌强，口眼歪斜，口角流涎，偏身麻木，半身不遂，兼见精神不振，心悸气短，舌质暗，苔黄，脉细涩。

【来源】中国药业，2015，24（8）

逐瘀化痰汤

【组成】钩藤15克，水蛭10克，甘遂10克，红参12克，大黄15克，丹参20克。

【用法】每日1剂，水煎2次，早、晚分2次温服。意识不清者用胃管鼻饲。

【功效】逐饮降痰化瘀，补气扶正。

【主治】高血压脑出血，属气血失调，痰湿内盛者。症见半身不遂，肢体瘫痪，言语不利，口眼歪斜，气短乏力，偏身麻木，心悸自汗，舌质暗淡或有瘀斑，苔白腻，脉细涩。

【来源】福建中医学院学报，2005，15（3）

醒脑开窍汤

【组成】西洋参（单煎，兑服）6克，三七15克，胆南星15克，麝香（冲服）0.15克，大黄（后下）6克，丹参10克，郁金10克。

【用法】每日1剂，水煎2次，早、晚分2次温服。不能进食者可鼻饲。

【功效】醒脑开窍，逐瘀化痰，清热息风。

【主治】高血压脑出血，属正气亏虚，痰瘀互结，风火相煽者。症见猝然昏倒，半身不遂，口眼歪斜，言语不利，肢体强痉，面色通红，呼吸气粗，胸闷呕恶，大便干，小便短涩，舌质红，苔黄腻，脉滑数。

【来源】中国医学创新，2011，8（18）

降压偏瘫汤

【组成】蜈蚣3条，全蝎3克，石决明30克，钩藤20克，白芍20克，黄芪100克，川芎10克，天麻10克，桃仁10克，地龙10克，牛膝10克，红花10克，当归10克，土鳖虫10克，夏枯草10克，生龙骨15克，生牡蛎15克。

【用法】每日1剂，水煎2次，早、晚分2次温服。

【功效】益气活血，化痰泻火。

【主治】高血压脑出血后期，属气血亏虚、痰热内盛者。症见头痛，头晕，耳鸣，半身不遂，口眼歪斜，语言謇涩，便秘腹胀，舌质淡紫，苔薄黄，脉弦滑无力。

【来源】求医问药（下半月），2012（5）

活血消肿汤

【组成】当归尾12克，赤芍12克，川芎12克，丹参10克，泽兰12克，泽泻12克，桃仁12克，红花6克，牛膝15克，车前子（布包）20克，生甘草5克。

【用法】每日1剂，水煎2次，早、晚分2次温服。意识不清者用胃管鼻饲。

【功效】活血化瘀，利水消肿。

【主治】高血压脑出血，属瘀血阻络，水湿内停者。症见头晕，头刺痛，甚至呕吐，肢体偏瘫，口干渴，但不欲饮水，小便不利，舌质暗红或有瘀斑，苔黄腻，脉滑。

【来源】河北中医，2002（1）

平肝清晕汤

【组成】天麻15克，钩藤15克，熟地黄20克，山茱萸10克，怀山药15克，杭菊花10克，蒺藜10克，葛根15克，石菖蒲10克，丹参20克，枸杞子20克，何首乌20克，甘草6克。

【用法】每日1剂，水煎2次，早、晚分2次温服。

【功效】滋补肝肾，平肝潜阳。

【主治】高血压脑卒中，属肝肾阴虚、肝阳上亢者。症见头晕，头痛，颈项部强直不舒，腰膝酸软，健忘，失眠，多梦，舌质红，苔薄白，脉弦细。

【来源】中医药导报，2006（3）

通腑活血汤

【组成】生大黄（后下）10克，红花15克，川芎15克，丹参20克，水蛭（碾吞）10克，虻虫5克，桃仁15克。

【用法】每日1剂，水煎2次，早、晚分2次温服。

【功效】通腑泄热，活血祛瘀。

【主治】高血压脑出血，属痰热腑实者。症见半身不遂，肢体强痉，口眼歪斜，言语不利，头晕目眩，面红，腹胀便秘，小便短赤，舌质暗红，苔黄腻，脉数。

【来源】中国医药指南，2008，6（15）

平肝止血汤

【组成】代赭石（先煎）15克，钩藤15克，珍珠母（先煎）20克，龙胆15克，黄芩10克，栀子10克，三七8克，大黄（后下）10克，生地黄15克，泽泻15克，酸枣仁10克，柴胡10克。

【用法】每日1剂，水煎2次，早、晚分2次温服。不能进食者可鼻饲。

【功效】平肝息风，泻热止血。

【主治】高血压脑出血，属肝阳暴亢，热迫血行者。症见突然头痛剧烈，甚则呕吐，突然昏仆，不省人事，半身不遂，肢体强痉，口舌歪斜，面目红赤，舌质红或绛，苔黄燥，脉弦数。

【来源】中医药导报，2009，15（6）

化痰醒神汤

【组成】酒大黄6克，水蛭5克，石菖蒲20克，白薇20克，桃仁10克，羌活3克，葛根15克，豨莶草15克，蒲黄6克，川贝母10克，枳壳6克，地龙10克。

【用法】每日1剂，水煎2次，早、晚分2次温服。不能进食者可鼻饲。

【功效】化痰醒神，通腑泄热，止血祛瘀。

【主治】高血压脑出血，属痰热腑实者。症见半身不遂，肢体强痉，口眼㖞斜，满面通红，言语不利，腹胀便秘，痰多，舌质红，苔黄腻，脉滑。

【来源】中西医结合实用临床急救，1997，4（11）

消肿化瘀汤

【组成】**三七粉（冲服）5克，血竭（研磨冲服）3克，川芎10克，大黄10克，红花10克，桃仁10克，石菖蒲15克，水蛭10克，郁金15克，胆南星15克，全蝎15克，珍珠母10克。**

【用法】每日1剂，水煎2次，早、晚分2次温服。不能进食者可鼻饲。

【功效】消肿化瘀。

【主治】高血压脑出血，属瘀水互结者。症见运动及言语障碍，呕吐，意识障碍，头痛，头晕，偏盲，眼球活动障碍等。

【来源】中药药理与临床，2015，31（1）

醒脑通窍汤

【组成】**牛黄（冲服）0.2克，冰片（冲服）0.5克，三七粉（冲服）5克，柴胡6克，麝香（冲服）0.1克，丹参30克，牡丹皮20克，石菖蒲12克，川牛膝10克，川芎15克，赤芍10克，生地黄20克，当归20克，桃仁12克，红花10克。**

【用法】每日1剂，水煎2次，早、晚分2次温服。不能进食者可鼻饲。

【功效】凉血开窍，活血化瘀。

【主治】高血压脑出血，属闭证之痰热阻滞脑络者。症见猝然昏倒，不省人事，失语，半身不遂，面赤气粗，便秘腹胀，小便赤涩，舌暗红或有瘀斑，苔黄燥，脉数。

【来源】四川中医，2012，30（9）

通腑逐瘀汤

【组成】厚朴12克，枳实12克，水蛭8克，川芎12克，赤芍10克，桃仁10克，红花8克，甘草6克。

【用法】每日1剂，水煎2次，早、晚分2次温服。不能进食者可鼻饲。

【功效】破血逐瘀。

【主治】高血压脑出血，属瘀血阻滞脑络者。症见半身不遂，肢体强痉，口眼歪斜，言语不利，头晕目眩，腹胀便秘，小便短赤，舌质暗红或有瘀斑，苔黄厚，脉涩。

【来源】四川中医，2013，31（12）

通脑灵合剂

【组成】制大黄30克，桃仁20克，水蛭10克，郁金10克，胆南星10克。

【用法】每日2剂，服药后大便每日超过5次者，改为1剂。14日为1个疗程。神昏者予以鼻饲。

【功效】凉血化瘀。

【主治】高血压脑出血，属痰凝血瘀者。

【来源】中国中医药科技，1998，5（6）

化痰通腑醒脑汤

【组成】生大黄（后下）15克，厚朴15克，枳壳15克，芒硝（冲服）10克，天麻15克，钩藤15克，全瓜蒌30克，皂荚15克，九节菖蒲（包）15克，茜草15克，生蒲黄（包）15克，三七（冲）3克，白及15克，焦麦芽15克，焦山楂15克，焦神曲15克。

【用法】每日1剂，水煎2次，早、晚分2次温服。意识不清者用胃管鼻饲。

【功效】化痰通腑，醒神开窍。

【主治】高血压脑出血，属痰热闭窍者。症见突发昏仆，不省人事，鼻鼾痰鸣，面赤气粗，单侧肢体偏瘫，腹部胀满，大便秘结，小便失禁，舌质暗红，苔黄腻，脉滑数。

【来源】河南中医，2010，30（8）

养血柔肝息风汤

【组成】当归、白芍、全蝎各10克，天麻、僵蚕、枸杞子、地龙各15克，钩藤、菊花各18克，牛膝、龙骨、牡蛎（均先煎）各30克，蜈蚣4条。

【用法】每日1剂，水煎2次，早、中、晚分3次温服。10日为1疗程。

【功效】养血柔肝息风。

【主治】高血压脑血管病，属肝阴不足，阳亢化风者。

【来源】《中华民间秘方大全》

补阴活血化瘀汤

【组成】玉竹30克，玄参15克，北沙参15克，桑寄生15克，丹参15克，赤芍15克，生葛根15克，地龙15克，郁金15克，桃仁9克，红花9克，胆南星9克，虎杖9克，绞股蓝30克。

【用法】每日1剂，水煎2次，早、晚分2次温服。意识不清者用胃管鼻饲。

【功效】补阴活血化痰。

【主治】高血压脑出血恢复期，属阴虚痰瘀者。症见言语謇涩或失语，舌强，口眼歪斜，口角流涎，偏身麻木，半身不遂，兼见腰膝酸软，潮热盗汗，舌质暗，苔腻，脉滑涩。

【来源】浙江中医杂志，2002（8）

滋阴化瘀通窍汤

【组成】生地黄15克，牡丹皮12克，山茱萸12克，三七15克，川芎12克，石菖蒲9克，竹茹12克。

【用法】每日1剂，水煎2次，早、晚分2次温服。意识不清者用胃管鼻饲。

【功效】滋补肝肾，化瘀通窍。

【主治】高血压脑出血，属肝肾阴虚，瘀血阻窍者。症见偏身瘫软不用伴肢体麻木，甚则感觉完全消失，口舌歪斜，腰膝酸软，面色萎黄，潮热盗汗，或偏侧肢体强痉而屈伸不利，舌质紫暗，或有瘀斑，脉细涩而无力。

【来源】上海中医药杂志，2014，48（6）

息风化痰通腑汤

【组成】生大黄（后下）6克，芒硝3~5克，厚朴10克，枳实9克，法半夏15克，制胆南星6克，石菖蒲10克，全瓜蒌15克，川贝母20克，三七10克，甘草5克。

【用法】每日1剂，水煎2次，早、晚分2次温服。意识不清者用胃管鼻饲。

【功效】清热息风，化痰通腑。

【主治】高血压脑出血，属痰热蒙蔽清窍，肝阳上亢，瘀血阻络者。症见半身不遂，肢体强痉，口眼歪斜，言语不利，满脸通红，双目胀痛，腹胀便秘，口黏痰多，胸闷呕恶，舌质红，苔黄腻，脉滑。

【来源】实用中西医结合临床，2008（2）

息风泻火通瘀方

【组成】羚羊角粉（冲服）0.5克，石决明（先煎）20克，菊花10克，夏枯草15克，黄芩10克，栀子10克，连翘10克，生大黄（后下）10克，水蛭3克，三七粉（冲服）3克。

【用法】每日1剂，水煎2次，早、晚分2次温服。大便通后，生大黄改为同煎。

【功效】息风泻火通腑。

【主治】高血压脑出血，属肝风内动，痰热阻络者。症见神昏，头痛，面赤，身热，恶心呕吐，躁扰不宁，肢体抽搐，便闭，舌暗红，苔黄燥，脉弦数。

【来源】北京中医，2006，25（9）

祛风化痰通腑汤

【组成】酒大黄12克，炒水蛭5克，石菖蒲20克，白薇20克，桃仁9克，羌活3克，芒硝6克，厚朴9克，红花9克，土鳖虫6克，瓜蒌6克，天麻12克，钩藤10克，石决明30克。

【用法】每日1剂，水煎2次，分2~3次口服或鼻饲。15日为1个疗程。

【功效】通腑泄热，止血祛瘀，化痰醒神。

【主治】高血压脑出血，属中经络者。

【来源】中西医结合实用临床急救，1997，4（11）

化痰醒神汤

【组成】酒大黄6克，炒水蛭5克，石菖蒲20克，白薇20克，桃仁10克，羌活3克，葛根15克，豨莶草5克，蒲黄6克，川贝母10克，枳壳6克，地龙10克。

【用法】每日1剂，水煎2次，分2 ~ 3次口服或鼻饲。15日为1个疗程。

【功效】通腑泄热，止血祛瘀，化痰醒神。

【主治】高血压脑出血，属中脏腑者。

【来源】中西医结合实用临床急救，1997，4（11）

醋蛋

【组成】优质米醋（9度为宜）150毫升，生鸡蛋1个。

【用法】把生鸡蛋洗净浸入醋里，经36~48小时（红皮鸡蛋稍长），蛋壳被软化，仅剩一层薄皮包着已涨大的鸡蛋，用筷子将皮敲破，把蛋清、蛋黄与醋搅匀即可。把制成的醋蛋分5~7日服完。每日1次，在清晨起床后空腹服用，每次加2~3倍开水，再加适量蜂蜜调匀服下（软蛋皮可1次食完）。

【功效】活血化瘀，软化血管。

【主治】高血压脑血栓形成、动脉硬化。

【来源】《高血压病食疗食谱》

枸麦饮

【组成】枸杞子10克，麦冬30克。

【用法】水煎，代茶饮，每日1剂。

【功效】滋肾补阴。

【主治】高血压脑血管病。

【来源】《高血压病食疗食谱》

羊肚粥

【组成】羊肚1具，梗米100克，葱、姜、豆豉、蒜、胡椒各适量。

【用法】先将羊肚洗净后切片与粳米煮熟，下另五味调适，分3次食用。

【功效】补益肝肾，化痰逐瘀。

【主治】高血压脑出血。症见半身不遂、神疲健忘、身体虚弱。

【来源】《高血压病食疗食谱》

健脑粥

【组成】核桃仁25克，百合10克，黑芝麻20克，粳米100克。

【用法】将以上四味洗净，加水适量，同煮成粥。每顿服之。

【功效】填精益髓，补脑醒神。

【主治】高血压脑出血。

【来源】《高血压病食疗食谱》

芡实粥

【组成】芡实（去壳）150克，粳米150克。

【用法】芡实鲜者研如膏，干者为粉，入粳米熬粥。

【功效】增强智力，聪耳明目。

【主治】高血压脑血管病。

【来源】《高血压病食疗食谱》

月见草粥

【组成】月见草40克（干品20克），生石膏15克，粳米60克，白砂糖少许。

【用法】将生石膏先煎煮半小时，取煎生石膏的水煮粥，当粥快煮熟时放入月见草和糖，注意不要早放月见草，否则有效成分会挥发或被破坏。可早、晚服食，长期服用亦可。

【功效】清热活血降压。

【主治】高血压脑出血，兼有高脂血症。

【来源】《高血压病食疗食谱》

鹿角枸杞粥

【组成】鹿角胶、枸杞子各20克，粳米60克。

【用法】先煮粳米和枸杞子为粥，后加入鹿角胶待其溶化，再二三沸即可。以上为1次量，每日1次，以粥代食，可加糖调味，半个月为1个疗程。

【功效】补肝肾，益精血。

【主治】高血压脑动脉硬化，伴贫血等。

【来源】《高血压病食疗食谱》

人参薤白粥

【组成】人参10克，薤白12克，鸡蛋（去黄）1枚，小米50克。

【用法】先将人参打碎，加水用文火煎汤，然后加入小米煮熟，将熟时下鸡蛋清及薤白煮熟。早、晚分2次服食。

【功效】益气通阳，豁痰祛风。

【主治】高血压脑出血。症见偏瘫、短气、乏力、胸闷等。

【来源】《高血压病食疗食谱》

枸杞菊花粥

【组成】枸杞子、菊花末各30克，粳米100克。

【用法】将菊花末磨粉，先将粳米、枸杞子淘洗干净，加水适量，如常法煮粥，待粥将成时调入菊花粉，煮沸即可。三餐食用。

【功效】补肾益精，散风清热。

【主治】高血压脑血管病后遗症，伴头晕、目眩。

【来源】《高血压病食疗食谱》

桂圆莲子粥

【组成】龙眼肉15克，莲子心15克（去皮），白糖适量，糯米15克。

【用法】同熬粥。

【功效】安神益智。

【主治】高血压脑血管病。症见心烦、少眠。

【来源】《高血压病食疗食谱》

淡菜皮蛋粥

【组成】淡菜50克，粳米50克，皮蛋1个，精盐、味精各适量。

【用法】皮蛋、淡菜、粳米分别洗净一同加水煮粥，加精盐、味精调味。每日早、晚温热服用。

【功效】补益肝肾，补益精血，除烦降火。

【主治】高血压脑血管病。

【来源】《高血压病食疗食谱》

茼蒿鸡蛋汤

【组成】鲜茼蒿250克，鸡蛋清3个。

【用法】首先将茼蒿加清水适量煮汤，当汤将好时加入鸡蛋清，静煮片刻，用盐调味，佐餐食用。日服3次。

【功效】补虚降压。

【主治】高血压脑血管病。

【来源】《高血压病食疗食谱》

南瓜大枣汤

【组成】老南瓜250克，小米150克，大枣10余枚。

【用法】南瓜切成3厘米左右的小块，与小米、大枣以水共煮为粥。吃时蘸红糖少许，早、晚食用。

【功效】健脾化痰。

【主治】高血压脑血管病。

【来源】《高血压病食疗食谱》

山楂荷叶茶

【组成】山楂20克，荷叶15克。

【用法】上2味煎水取汁，代茶饮。

【功效】化痰降脂。

【主治】高血压脑出血。

【来源】《高血压病食疗食谱》

返老还童茶

【组成】槐角18克，何首乌30克，冬瓜皮18克，山楂15克，乌龙茶3克。

【用法】前4味水煎，去渣，冲泡乌龙茶。

【功效】减肥降脂，兼以补益。

【主治】高血压脑血管病。

【来源】《高血压病食疗食谱》

桑菊枸杞饮

【组成】枸杞子9克，石决明6克，桑叶9克，菊花9克。

【用法】上药水煎取汁，代茶饮。

【功效】滋阴潜阳，平肝息风。

【主治】高血压脑血管病后遗症，伴腰膝酸软、健忘失眠、眩晕头痛。

【来源】《高血压病食疗食谱》

清炖双耳

【组成】白、黑木耳各10克，冰糖20克。

【用法】将木耳温水泡发，并摘除蒂柄，除去杂质，洗净后放入碗内。加入冰糖、清水适量，上笼蒸约1小时，至木耳熟烂即成。吃木耳、喝汤，每日2次。

【功效】滋阴润肺补肾。

【主治】高血压脑动脉硬化。

【来源】《高血压病食疗食谱》

猪皮红枣煲

【组成】猪皮500克，大枣250克，冰糖适量。

【用法】将猪皮去毛洗净，加水适量炖煮成黏稠的羹汤，再加入大枣及冰糖适量煮熟。早、晚分服。

【功效】滋阴补肾，益气止血。

【主治】高血压脑出血。

【来源】《高血压病食疗食谱》

黄芪猪肉煲

【组成】黄芪30克，当归、枸杞子各10克，大枣30枚，猪瘦肉100克，大葱、生姜、盐各适量。

【用法】将黄芪、当归用布包好，同枸杞子、大枣、猪肉、大葱、生姜共炖汤，加盐适量。

【功效】益气健脾，补血养阴。

【主治】高血压脑血管病。

【来源】《高血压病食疗食谱》

青果白金膏

【组成】鲜青果（打碎）500克，郁金250克，白矾粉100克，僵蚕（研末）100克，蜂蜜适量。

【用法】将青果与郁金放入砂锅内加水1000毫升，煮1小时后滤出药汁，再加水500毫升。煎煮前，将两次药汁混合，文火浓缩至500毫升，加白矾粉、僵蚕粉及蜂蜜收膏。每日早、晚各服10毫升，开水送下。要间断服用，以免伤胃。

【功效】豁痰息风，开闭散结。

【主治】高血压脑出血，属风痰阻络者。症见语言不利或有神志障碍。

【来源】《高血压病食疗食谱》

黑芝麻西红柿酱

【组成】黑芝麻酱适量，西红柿2个。

【用法】将西红柿洗净，用果汁机将西红柿打成酱，与黑芝麻酱搅匀。于早餐食用。

【功效】补虚降压。

【主治】高血压脑血管病。

【来源】《高血压病食疗食谱》

海参木耳冬瓜煲

【组成】海参30克，冬瓜500克，木耳30克，盐、味精、香油各适量。

【用法】海参、冬瓜、木耳加清水适量炖烂，再加适量的盐、味精、香油即成。

【功效】补肾益精，养血润燥，利尿消肿。

【主治】高血压脑血管病，合并心力衰竭。

【来源】《高血压病食疗食谱》

砂锅天麻鱼头汤

【组成】天麻15克，鱼头800克（鲜），川芎10克。

【用法】加料炖，食鱼喝汤。

【功效】清脑祛风。

【主治】高血压脑血管病。症见头胀痛、昏蒙。

【来源】《高血压病食疗食谱》

第六章　高血压脑病

高血压脑病是指血压突然升高超过脑血流自动调节的阈值（中心动脉压大于140mmHg）时，脑血流出现高灌注，毛细血管压力过高，渗透性增强，导致脑水肿和颅内压升高，甚至形成脑疝，引起一系列暂时性脑循环功能障碍的一类疾病。血压急剧增高时，常伴有剧烈头痛、抽搐、意识障碍、嗜睡、恶心、呕吐、视力模糊，甚至发生昏迷。

本病多见于老年高血压患者，在原发性高血压患者中发病率仅占1%左右，妊娠期高血压、肾性高血压等继发性高血压患者更容易发生。如果不及时治疗，脑部会严重受损，甚至危及生命。

本病可参考中医学“厥头痛”“真头痛”“类中风”等疾病进行辨证治疗。

第一节　内服方

龟石汤

【组成】龟甲30克，石决明20克，菊花10克，钩藤、牛膝各15克。

肝阳亢盛者，加羚羊角（先煎）2克，焦栀子、龙胆各10克；肝肾阴虚，风阳上扰者，加僵蚕10克，白芍15克；痰盛者，加天竺黄10克，胆南星6克；便秘者，加大黄10~15克。

【用法】每日1剂，水煎2次，早、晚分2次温服或鼻饲。

【功效】滋阴潜阳，清火息风。

【主治】高血压脑病，属肝肾阴虚，肝阳上亢者。

【来源】新中医，1996，28（6）

凉膈散

【组成】大黄（后下）、栀子、黄芩、竹叶、连翘、芒硝（冲）各9克，甘草、薄荷（后下）各6克，钩藤、白芍各15克。

【用法】每日1剂，水煎2次，早、晚分2次温服。

【功效】泻火通便，清上泄下。

【主治】高血压脑病，属上、中二焦邪热炽盛者。

【来源】《新编中国心血管病秘方全书》

养血柔肝汤

【组成】当归、白芍、全蝎各10克，天麻、僵蚕、枸杞子、地龙各15克，钩藤、菊花各18克，牛膝、龙骨、牡蛎各30克，蜈蚣（去头、足）4条。

【用法】每日1剂，水煎2次，早、晚分2次温服。10日为1个疗程，一般连续服用1~3个疗程。

【功效】养血柔肝，息风通络。

【主治】高血压脑病，属肝阴亏虚，肝阳上亢者。

【来源】《新编中国心血管病秘方全书》

清肝息风汤

【组成】夏枯草、菊花各10克，丹参30克，生地黄、决明子、钩藤、蒺藜各15克，全蝎6克，蜈蚣3条。

【用法】每日1剂，水煎2次，早、晚分2次温服。服药1周后，再每日以决明子30克水煎，分2次服用。

【功效】清肝泻火，平肝息风。

【主治】高血压脑病，属肝火上炎者。

【来源】《新编中国心血管病秘方全书》

葛根旋代汤

【组成】葛根30克，旋覆花、桂枝、白芍各9克，代赭石15克，姜半夏10克，党参12克，炙甘草6克，大枣5枚，生姜3片。

【用法】每日1剂，水煎2次，早、晚分2次温服。嘱患者药后啜热稀粥1碗。

【功效】调和营卫，和胃降逆。

【主治】高血压脑病，属肝气上逆，营卫失和者。

【来源】《新编中国心血管病秘方全书》

活络蠲痹汤

【组成】天麻、木瓜、牛膝各10克，钩藤20克，萆薢、当归、白芍、黄芪、松节、威灵仙各15克，续断、僵蚕各12克。

【用法】每日1剂，水煎2次，早、晚分2次温服。

【功效】息风蠲痹，养血活络。

【主治】高血压脑病，属风痰袭络者。症见半身不遂，或麻木不仁，关节酸痛，或咳吐痰涎。

【来源】《新编中国心血管病秘方全书》

下瘀息风汤

【组成】桃仁、芒硝（冲服）、牵牛子、大黄（后下）各10克，地龙20克，旋覆花9克，白芍、代赭石、川牛膝、钩藤各15克。

【用法】每日1剂，水煎2次，早、晚分2次温服。

【功效】活血利尿，平肝息风。

【主治】高血压脑病。

【来源】《新编中国心血管病秘方全书》

养血柔肝息风汤

【组成】当归10克，白芍10克，全蝎10克，天麻15克，僵蚕15克，枸杞子15克，地龙15克，钩藤18克，菊花18克，牛膝30克，龙骨30克，牡蛎30克，蜈蚣4条（去头、足）。

【用法】每日1剂，水煎2次，早、晚分2次温服。10日为1个疗程。

【功效】养血柔肝息风。

【主治】高血压脑病，属肝血不足，肝风上扰者。症见眩晕，头痛，眼花，肢体麻木，甚至呕吐、抽搐等，舌质淡，苔薄白，脉细弦。

【来源】上海中医药杂志，1990（12）

血府逐瘀汤加减

【组成】当归15克，桃仁10克，红花10克，泽泻10克，川芎15克，牡丹皮15克，赤芍15克，茯苓15克，胆南星10克，山药20克，熟地黄20克，枳壳10克，桔梗10克，大黄10克，柴胡10克，酒炒黄芩10克，甘草10克。

【用法】每日1剂，水煎2次，早、晚分2次温服。

【功效】活血化瘀，清热息风。

【主治】高血压脑病，属血瘀生风者。症见剧烈头痛，眩晕，恶心呕吐。

【来源】黑龙江中医药，1994（3）

豁痰化瘀方

【组成】法半夏12克，枳实12克，大黄12克，橘红12克，竹茹15克，石菖蒲15克，茯苓30克，赤芍30克，丹参30克，地龙30克，甘草6克。

【用法】每日1剂，水煎2次，早、晚分2次温服。

【功效】豁痰化瘀。

【主治】高血压脑病，属痰热瘀阻，蒙闭清窍者。症见昏迷不醒，面红耳赤，肢体瘫痪，唇干舌燥，大便秘，小便黄少，舌质紫暗，苔黄腻，脉弦滑而数。

【来源】安徽中医临床杂志，2000，12（2）

罗广荫经验方

【组成】羚羊角（先煎）、石决明（先煎）、白芍、生地黄各30克，磁石（先煎）60克，钩藤25克，天冬、菊花、牛膝各15克，甘草10克。

【用法】每日1剂，水煎2次，早、晚分2次温服。

【功效】镇肝息风，潜阳制痉。

【主治】高血压脑病，属肝阳暴张，气血逆乱者。

【来源】新中医，1994，26（8）

叶靖经验方

【组成】制水蛭4.5克，远志6克，决明子12克，葛根15克，川芎10克，泽泻10克，巴戟天15克，枸杞子15克。

【用法】每日1剂，水煎2次，早、晚分2次温服。

【功效】化瘀浊，益肝肾。

【主治】高血压脑病。

【来源】光明中医，2010，25（4）

田爱萍经验方

【组成】石菖蒲12克，钩藤12克，蒺藜15克，滁菊花5克，法半夏9克，陈皮9克，茯苓12克，竹茹12克，黄连5克，川牛膝9克，地龙10克。

【用法】每日1剂，水煎2次，早、晚分2次温服。

【功效】祛湿化痰。

【主治】高血压脑病，属痰湿壅盛者。

【来源】中国社区医师（医学专业），2010，12（8）

王联庆经验方

【组成】半夏10克，竹茹10克，枳实10克，胆南星10克，石菖蒲10克，栀子10克，郁金10克，川芎10克，生石决明20克，山楂15克，茯苓12克，天麻6克，甘草5克。

【用法】每日1剂，水煎2次，早、晚分2次温服。

【功效】清胆和胃，理气化痰。

【主治】高血压脑病，属痰蒙清窍者。

【来源】陕西中医，2004，25（3）

李英杰经验方

【组成】当归10克，柴胡10克，炒白芍15克，炒白术15克，茯苓15克，牡丹皮10克，炒栀子10克，枳实10克，生姜10克，薄荷9克，大枣10克，女贞子10克，酸枣仁20克，首乌藤15克，石菖蒲

10克，远志10克，生龙骨20克，生牡蛎20克，甘草10克。

【用法】每日1剂，水煎2次，早、晚分2次温服。

【功效】疏肝健脾，清解肝热。

【主治】高血压脑病，属肝郁化火者。

【来源】中国中医急症，2010，19（7）

王国三经验方

【组成】当归10克，白芍10克，全蝎10克，天麻15克，僵蚕15克，枸杞子15克，地龙15克，钩藤18克，菊花18克，牛膝30克，龙骨30克，牡蛎30克，蜈蚣（去头、足）4条。

【用法】每日1剂，水煎2次，早、晚分2次温服。

【功效】养血柔肝息风。

【主治】高血压脑病头痛。

【来源】上海中医药杂志，1990（12）

马洪明经验方

【组成】白芍15~30克，羚羊角粉（分冲）0.6克，天麻10克，钩藤（后下）10克，珍珠母（先煎）30克，牛膝15~30克，赤芍10克，菊花10克，川楝子6克。

【用法】每日1剂，水煎2次，早、晚分2次温服。

【功效】柔肝息风潜阳。

【主治】高血压脑病，属肝阳上亢者。

【来源】中国临床医生，2010，38（6）

岳桂华经验方

【组成】黄芪30克，杜仲15克，黄连10克，黄柏6克，蒲黄

10克，三七6克，钩藤20克。

【用法】每日1剂，水煎2次，早、晚分2次温服。

【功效】益气活血解毒。

【主治】高血压脑病，属气虚血瘀者。

【来源】中国中医急症，2010，19（8）

李英杰经验方

【组成】夏枯草15克，菊花15克，钩藤10克，赤芍10克，川芎12克，怀牛膝10克，地龙15克，葛根10克，石菖蒲10克，丹参15克，黄精10克，泽泻15克，茯苓15克，焦三仙各10克，鸡内金10克，淫羊藿10克，甘草10克。

【用法】每日1剂，水煎2次，早、晚分2次温服。

【功效】平肝健脾，益肾降压。

【主治】高血压脑病，属肝阳上亢，脾肾两虚者。

【来源】中国中医急症，2010，19（7）

第二节　外治方

菊花帽

【组成】夏枯草、菊花、淡竹叶、谷精草各50克，黄芩、白芷、川芎、当归、丹参各30克，防风、牛膝、钩藤、薄荷、透骨草、决明子、藁本各20克，细辛、冰片各3克。

【用法】将上方诸药研末拌匀，装入帽带（长50厘米，宽8厘米）和帽盖（呈圆形，直径15厘米）中，备用。一般情况下，将药帽用菊花、白芷各60克的煎汁浸泡2小时后，加热外用，每日用4~8小时，1个月为1个疗程。注意：属脑血管出血性疾病则采用将帽冷冻后外用，血栓性脑病则采用热帽；遇冷病情加重者，多用热帽；属神经衰弱者，用朱砂、远志煎汁泡后温用；属眩晕症者，用天麻、柴胡煎汁泡后温用。

【功效】活血祛瘀，通经止痛，祛风止痉。

【主治】高血压脑病等老年性脑血管疾病。

【来源】《新编中国心血管病秘方全书》

第七章 高血压心脏病

高血压控制不佳，长期体循环动脉血压增高，可引起心脏结构和功能的改变，称为高血压心脏病，简称高心病。本病早期可出现左室舒张功能减退、左室肥厚，逐步发展可出现心肌收缩功能减退，并出现与之相关的冠心病、心房颤动，甚至心力衰竭等心脏合并症。

原发性高血压或继发性高血压都可引起高心病，由于原发性高血压多见，故临床上所见的高心病多为原发性高血压引起。在心力衰竭未发生前应着重治疗高血压，应用降压药物和其他措施降低血压，并避免劳累、感染等增加心脏负担的因素，以防发生心力衰竭。发生心力衰竭时，用强心、利尿药及血管扩张剂等积极治疗心力衰竭，同时降低血压。发生并发症时，应针对不同情况采取相应的治疗措施。

本病可参考中医学“心悸”“胸痹”“喘证”“水肿”等疾病进行辨证治疗。

内服方

增率汤

【组成】黄芪60克，丹参30克，炙甘草30克，党参30克，当归12克，降香12克，附子（先煎）15克，枳壳10克，桂枝10克，红花6克，生姜5克，大枣10克，石决明20克。

【用法】每日1剂，水煎2次，早、晚分2次温服。10日为1个疗程。

【功效】益气温阳，活血化瘀。

【主治】高血压合并缓慢型心律不齐。

【来源】湖南中医杂志，1997，13（1）

益心汤

【组成】黄芪30克，党参15克，白术15克，茯苓15克，泽泻15克，泽兰15克，郁金15克，葶苈子30克，当归15克，枳壳12克，全瓜蒌15克，桂枝12克，炙甘草12克。

【用法】每日1剂，水煎2次，早、晚分2次温服。

【功效】益气温阳，活血通络，利水消肿。

【主治】高血压合并心力衰竭，属气虚阳衰，水瘀内停者。

【来源】时珍国医国药，2013，24（3）

宁心汤

【组成】太子参9克，丹参9克，当归6克，川芎3克，生地黄9克，赤芍9克，白芍9克，桃仁15克，红花5克，茯苓9克，广木香5克，陈皮3克，炙甘草3克。

【用法】每日1剂，水煎2次，早、晚分2次温服。

【功效】益气养阴，活血化瘀。

【主治】高血压合并冠心病，属气阴两虚，瘀血阻滞者。

【来源】《千家名老中医妙方秘典》

补心汤

【组成】制附子（先煎）10克，黄芪40克，白术15克，淫羊藿15克，桂枝9克，猪苓20克，茯苓20克，葶苈子10克，桑白皮15克，泽泻20克，麦冬15克，车前子（包煎）20克，丹参20克，川芎10克，焦神曲20克，炙甘草5克。

【用法】每日1剂，水煎2次，早、晚分2次温服。

【功效】益气温阳，活血利水。

【主治】高血压合并心力衰竭，属阳虚水泛者。

【来源】河北中医，2014，36（4）

通络汤

【组成】党参30克，桂枝10克，瓜蒌20克，薤白15克，丹参30克，当归12克，红花12克，枳实10克，炙甘草10克，石决明12克，菊花12克，钩藤12克。

【用法】每日1剂，水煎2次，早、晚分2次温服。1个月为1个疗程。

【功效】补血温阳，活血化瘀，行气止痛。

【主治】高血压合并冠心病心绞痛。

【来源】河北中医，1997，19（2）

三龙汤

【组成】煅龙骨（先煎）30克，龙胆6克，干地龙15克，灵磁石（先煎）30克，桑枝15克，桑叶9克，牡蛎（先煎）30克。

【用法】每日1剂，水煎2次，早、晚分2次温服。

【功效】镇肝潜阳，清肝泻热。

【主治】高血压合并心悸，属肝阳上亢者。

【来源】《中国当代名医验方大全》

败藤汤

【组成】败酱草、大血藤、薏苡仁、大豆黄卷、白茅根各30克，桃仁12克，丝瓜络8克，茜草、紫草各15克，淡竹叶10克，冬瓜仁25克。

【用法】每日1剂，水煎2次，早、晚分2次温服。

【功效】活血通络，清热利湿。

【主治】高血压心脏病，属瘀滞、郁热、湿郁不化，阳越上亢者。

【来源】《新编中国心血管病秘方全书》

治心方

【组成】黄芪30克，党参20克，麦冬15克，生地黄18克，五味子6克，丹参15克，赤芍12克，桃仁12克，白术6克，鳖甲12克，甘松5克，葶苈子20克。

【用法】每日1剂，水煎2次，早、晚分2次温服。

【功效】益气化瘀，健脾固肾。

【主治】高血压合并心力衰竭，属气虚血瘀者。

【来源】中药材，2008，31（3）

心胸宁

【组成】瓜蒌18克，薤白9克，半夏9克，川芎9克，柴胡9克，丹参30克，山楂30克，郁金10克，木香6克，甘草6克。

【用法】每日1剂，水煎2次，早、晚分2次温服。

【功效】化痰活血，开胸理气。

【主治】高血压心脏病

【来源】陕西中医，1991，12（4）

山苍子汤

【组成】山苍子10克，茯苓10克，附子（先煎）10克，党参15克，制何首乌15克，淫羊藿15克，熟地黄15克，枸杞子15克，麦冬15克，山楂15克，桂枝5克，泽泻20克，丹参30克，黄芪30克，生杜仲20克，地龙20克。

【用法】每日1剂，水煎2次，早、晚分2次温服。3个月为1个疗程。

【功效】温肾健脾，活血通冠。

【主治】高血压合并冠心病心绞痛。

【来源】湖北中医杂志，1996，15（6）

心舒1号

【组成】人参10克，制附子（先煎）6克，黄芪30克，丹参15克，茯苓15克，泽泻15克，半夏15克。

【用法】每日1剂，水煎2次，早、晚分2次温服。

【功效】益气温阳，活血化瘀。

【主治】高血压合并心力衰竭，属气虚血瘀者。

【来源】当代医学，2010，16（3）

益心汤1号

【组成】太子参15克，麦冬15克，五味子10克，丹参30克，益母草15克，瓜蒌15克，白檀香3克，胆南星6克，半夏6克，枳实10克，羌活6克，川牛膝10克，磁石（先煎）10克，石决明（先煎）10克。

心悸失眠者，加首乌藤、黑米、铁落或朱砂、琥珀；心气虚者，加人参，去太子参；心阳欲脱者，加人参、山茱萸、制附子（先煎）、生龙骨（先煎）、生牡蛎（先煎）；心痛甚者，加五灵脂、蒲黄，或冲服三七粉。

【用法】每日1剂，水煎2次，早、晚分2次温服。

【功效】益气活血祛瘀。

【主治】高血压合并心绞痛。

【来源】《高血压·心脏病最新专方专药690》

胸痹3号

【组成】天麻15克，钩藤12克，杜仲15克，桑寄生15克，牛膝12克，葛根15克，丹参15克，川芎10克，酸枣仁15克，茯苓20克，郁金10克。

【用法】每日1剂，水煎2次，早、晚分2次温服。

【功效】补益肝肾，活血化瘀。

【主治】高血压合并冠心病，属肝肾亏虚，气滞血瘀者。

【来源】中医中药，2013，11（21）

磁琥定心液

【组成】太子参15克，磁石（先煎）20克，琥珀（冲服）6克，缬草12克，檀香10克，丹参10克，虎刺12克，红叶韭树10克，当归15克，桂枝15克，夏枯草20克，桑寄生15克，生山楂15克。

心绞痛发作较频者，加降香6克；心悸失眠者，加酸枣仁20克，生龙骨15克，生牡蛎15克。

【用法】每日1剂，水煎2次，早、晚分2次温服。1~3个月为1个疗程。

【功效】益气通阳，活血化瘀，安神定心。

【主治】高血压合并冠心病。

【来源】《高血压·心脏病最新专方专药690》

通冠生脉饮

【组成】黄芪30克，五味子6克，麦冬10克，丹参15克，川芎10克，莪术10克，红花6克，天麻10克，钩藤10克。

心痛胸闷者，加降香10克，三七粉3克；心慌、失眠者，加酸枣仁15克；高血脂者，加山楂15克，何首乌15克；早搏者，加苦参15克，黄连5克。

【用法】每日1剂，水煎2次，早、中、晚分3次温服。20日为1个疗程。

【功效】益气养心，活血化瘀，宣痹通脉。

【主治】高血压合并冠心病。

【来源】辽宁中医杂志，1993（4）

仙方活命饮

【组成】生乳香12克，皂角刺12克，生没药12克，白芷12克，当归尾18克，陈皮12克，金银花12克，赤芍24克，天花粉15克，贝母15克，防风6克，甘草6克，白酒15毫升（同煎）。

【用法】每日1剂，水煎2次，早、中、晚饭后3次温服。21日为1个疗程。

【功效】活血化瘀，理气止痛，通络化痰，清热解毒。

【主治】高血压合并冠心病心绞痛。

【来源】四川中医，1991，18（3）

茯苓四逆汤

【组成】茯苓30克，党参12克，附子（先煎）9克，干姜9克，炙甘草9克。

外感表证者，可加桂枝9克，柴胡12克；寒痰内甚者，加半夏9克；咳喘甚者，加制麻黄6克，制紫菀9克；气虚甚者，加黄芪30克；有阴伤者，加白芍12克；瘀血甚者，加益母草15克，红花9克；便秘者，加大黄6克，郁李仁15克；虚寒泻痢者，可加赤石脂15克；烦躁明显者，可加龙骨30克，牡蛎30克。

【用法】每日1剂，水煎2次，早、晚分2次温服。

【功效】回阳救逆。

【主治】高血压合并心力衰竭，属阳虚者。

【来源】中国实验方剂学杂志，2011，17（19）

丹参通冠汤

【组成】丹参16克，当归16克，红花6克，地龙11克，降香16克，生山楂16克，生何首乌14克，泽泻16克。

肝肾阴虚者，加石决明、生牡蛎、鳖甲；胸痹心痛者，可加三七粉、葛根；头痛者，加川芎、钩藤；痰热苔黄者，加夏枯草、茵陈。

【用法】每日1剂，水煎2次，早、晚分2次温服。8周为1个疗程。

【功效】活血通痹。

【主治】高血压合并冠心病心绞痛。

【来源】《高血压传承老药方》

八味肾气汤

【组成】山茱萸7克，陈皮7克，牡丹皮7克，生地黄11克，何首乌11克，茯苓14克，钩藤14克，制附片6克，红花6克，桂枝6克，桑寄生16克，丹参16克，泽泻14克，天麻14克，川芎14克。

【用法】每日1剂，水煎2次，早、晚分2次温服。

【功效】滋肾温阳，平肝息风，养心化瘀。

【主治】高血压合并冠心病。

【来源】《高血压传承老药方》

葛根槐茺汤

【组成】葛根30克，槐米、茺蔚子各15克。

兼胸闷烦躁（常见于左心室肥厚者），加丹参、何首乌各30克；兼心悸失眠，筋惕肉瞤（常见于心肌劳损者），加黄芪20克，酸枣仁15克；兼眼胀耳鸣，肢体麻木（常见于眼底动脉硬化者），加山楂30克，地龙10克；兼腰酸腿软或夜尿增多（常见于尿蛋白持续阳性者），加吴茱萸10克，肉苁蓉15克；兼行动气急，小便赤涩（常见于尿红细胞持续阳性者），加墨旱莲30克，熟地黄20克。

【用法】每日1剂，水煎2次，早、晚分2次温服。或泡水代茶饮。1个月为1个疗程。为长期服用方便，视病情需要，可适当加大剂量，制成蜜丸，每日早、中、晚各服10克，连服3~6个月。

【功效】升清降浊，祛瘀通络，泻肝清心。

【主治】高血压合并冠心病，属瘀血阻络，肝火上炎者。

【来源】湖北中医杂志，1985（1）

益气温阳汤

【组成】附片3~6克，桂枝4.5~9克，茯苓、牛膝各15~20克，防己、白术、黄芪各12克，白芍12~30克，赤小豆20~30克。

气虚者，重用黄芪至30克，加党参15克；痰湿盛者，加半夏9克，陈皮、枳壳各4.5克，竹茹6克，去白芍、牛膝；气滞者，加玄参、香附、郁金各6克，玫瑰花4.5克，去黄芪、白术；血瘀者，加丹参15克，牡丹皮、泽兰各12克，白芍改赤芍，去白术；尿量少者，加车前子15克，泽泻20克；兼肝阳亢者，加夏枯草、蒺藜、钩藤，去附片、黄芪；肾阴阳两虚者，酌加沙苑子、补骨脂、菟丝子、二至丸、麦冬、玉竹、熟地黄；水湿化热，出现伤阴化燥者，加桑白皮、白茅根、龟甲、地骨皮，去附片、桂枝、白术、赤小豆，茯苓用量酌减；肥胖及高血脂者，加荷叶、竹茹、谷芽、麦芽等。

【用法】每日1剂，水煎2次，早、晚分2次温服。

【功效】益气温阳，健脾利水。

【主治】高血压合并心力衰竭，属阳虚者。症见畏寒，脉虚，苔白滑及舌底青紫。

【来源】陕西中医，1983（2）

凉肝通络汤

【组成】牡丹皮30克，地龙30克，栀子12克，白芍24克，石决明24克，牛膝15克，桂枝12克。

【用法】每日1剂，水煎2次，早、晚分2次温服。

【功效】凉血清热，化瘀散结，平肝通络，通脉解痹。

【主治】高血压合并心悸，属肝瘀血热者。

【来源】北京中医学院学报，1990（2）

丹芎通络汤

【组成】丹参30克，川芎10克，葛根30克，蒲黄15克，瓜蒌皮10克，薤白10克，法半夏10克，山楂15克。

风阳阻络者，去薤白，加天麻10克，钩藤15克，白芍12克，石决明30克；兼瘀阻心络者，加郁金15克，降香10克；兼瘀水互结者，加泽泻15克，葶苈子10克，防己10克。

【用法】每日1剂，水煎2次，早、晚分2次温服。

【功效】活血通络。

【主治】高血压合并冠心病，属瘀血阻络者。

【来源】中国中西医结合杂志，2002，2（11）

百合生脉汤

【组成】百合24克，生地黄12克，沙参20克，麦冬9克，五味子6克，丹参12克，黄芪12克，当归12克，山楂核12克，莲子心12克，炙甘草9克，桂枝3克，钩藤9克，珍珠母9克。

气虚者，去沙参，加党参；血虚者，加阿胶、艾叶；血瘀者，加玫瑰花、川芎；肝肾不足者，加枸杞子、沙苑子；心烦者，生地黄易知母；低热不退者，加白薇。

【用法】每日1剂，水煎2次，早、晚分2次温服。

【功效】镇静安神，滋水降火，养血行血，宁心平悸。

【主治】高血压合并心悸。

【来源】河北中医，1994，17（1）

益心健脑汤

【组成】黄芪30~60克，葛根15~30克，桑寄生15~30克，丹参20~40克，生山楂9~15克，川芎6~9克。

畏寒肢冷者，加桂枝6克，炮附子（先煎）9克；口干，舌红少苔，大便干结等阴虚证象明显者，加麦冬12克，生何首乌15克；体倦，神疲，气短等气虚证象明显者，加党参30克，五味子6克；血瘀气滞，疼痛明显者，加香附12克，延胡索9克；失眠多梦者，加炒酸枣仁15克，首乌藤30克。

【用法】每日1剂，水煎2次，分2~3次温服。

【功效】益心健脑。

【主治】高血压心脏病，属气虚血瘀者。

【来源】《千家名老中医妙方秘典》

发郁通络汤

【组成】羌活3~6克，葛根15~30克，川芎15~30克，地龙10~15克，白附子6~12克，牛膝6~12克，车前子6~12克，肉桂6~12克，菊花15~30克，淫羊藿6~12克。

【用法】每日1剂，水煎2次，早、晚分2次温服。

【功效】发郁化痰，通络祛瘀，息风解痉。

【主治】高血压合并冠心病，属风痰瘀阻者。

【来源】《千家名老中医妙方秘典》

活血定心汤

【组成】当归10克，丹参20克，桃仁10克，红花10克，延胡索10克，柴胡10克，牛膝6克，桔梗10克，瓜蒌10克，薤白10克，沉香8克，白豆蔻10克，茯神10克，远志10克，人参10克，麦冬10克，五味子10克，羚羊角0.5克，甘草6克，米醋100克。

【用法】每日1剂，水煎2次，早、晚分2次温服。

【功效】益气养心，活血化瘀，宽胸豁痰。

【主治】高血压合并冠心病。

【来源】《千家名老中医妙方秘典》

寄生真武汤

【组成】附片（先煎）9克，白术、茯苓各15克，白芍、丹参、川芎、桑寄生各12克，生姜6克，黄芪30克。

【用法】每日1剂，水煎2次，早、晚分2次温服。

【功效】温肾健脾，行气通络。

【主治】高血压心脏病，属脾肾阳虚者。

【来源】《新编中国心血管病秘方全书》

新鸡血藤汤

【组成】鸡血藤、黄芪各30克，桂枝10克，白术、茯苓各12克，党参、酸枣仁各15克，远志、炙甘草各6克。

【用法】每日1剂，水煎2次，早、晚分2次温服。

【功效】益气通阳，安神定悸。

【主治】高血压心脏病。

【来源】《新编中国心血管病秘方全书》

龙牡珍珠汤

【组成】生龙骨（先煎）、生牡蛎（先煎）、桑寄生各24克，珍珠母（先煎）、夏枯草各30克，枸杞子、制何首乌、黄芩各12克，当归18克，菊花10克，灵磁石（先煎）20克。

【用法】每日1剂，水煎2次，早、晚分2次温服。

【功效】滋补肝肾，平肝潜阳。

【主治】高血压合并冠心病、心房颤动。

【来源】《新编中国心血管病秘方全书》

温阳化浊汤

【组成】桂枝、甘草各9克，茯苓15克，白术6克。

【用法】每日1剂，水煎2次，早、晚分2次温服。

【功效】温阳利水，降浊通络。

【主治】高血压心脏病，属心阳不振，肾水凌心者。

【来源】《新编中国心血管病秘方全书》

黄芪养心汤

【组成】生黄芪28克，天麻14克，杭菊花（后下）14克，夏枯草14克，蒺藜16克，丹参16克，赤芍16克，红花6克，炒酸枣仁18克，瓜蒌皮16克，生龙齿16克，生地黄18克，决明子16克，首乌藤18克。

【用法】每日1剂，水煎2次，早、晚分2次温服。

【功效】益气养心，活血通脉，平肝定悸。

【主治】高血压合并心绞痛、冠心病、心律失常，属阴虚阳亢，气虚血瘀者。

【来源】《高血压传承老药方》

补气强心汤

【组成】黄芪30克，党参20克，丹参20克，川芎15克，当归10克，红花10克，蒲黄12克。

【用法】每日1剂，水煎2次，早、晚分2次温服。

【功效】益气强心，活血通络。

【主治】高血压合并冠心病，属心气亏虚，瘀血阻络者。

【来源】江西中医药，2001，32（6）

调压益心汤

【组成】汉防己30克，钩藤（后下）20克，生地黄25克，山茱萸15克，黄芪30克，党参15克，丹参20克，川芎15克，首乌藤12克。

【用法】每日1剂，水煎2次，早、晚分2次温服。

【功效】滋肾养阴，平肝潜阳，益气强心，活血通络。

【主治】高血压合并冠心病，属肝肾不足，阴虚阳亢，心气亏损，瘀血阻络者。

【来源】江西中医药，2001，32（6）

温阳益心汤

【组成】红参20克，白芍12克，白术10克，黑附片（先煎）9克，泽泻10克，猪苓10克，桑白皮15克，葶苈子（包煎）30克，干姜6克，黄芪30克，丹参9克，益母草15克，桂枝9克，黄精15克。

肾阳虚及喘重者，加杏仁10克；瘀血重者，加桃仁9克，水蛭10克；睡眠差者，加酸枣仁15克，远志12克；咳痰且痰色黄者，加鱼腥草15克，黄芩12克。

【用法】每日1剂，水煎2次，早、晚分2次温服。

【功效】温阳益气，活血利水。

【主治】高血压合并心力衰竭，属阳虚水停者。

【来源】湖北中医药大学学报，2014，16（6）

益气养心汤

【组成】红参13克，丹参15克，麦冬10克，五味子6克，川芎10克，赤芍15克，郁金15克，全瓜蒌10克，薤白6克，三七粉（冲服）7克，细辛4克，延胡索15克，降香5克，檀香5克，山楂13克，炙甘草15克。

【用法】每日1剂，水煎2次，早、晚分2次温服。

【功效】益气养心，温阳宽胸，活血宣痹，通络止痛。

【主治】高血压合并冠心病，属心气虚弱，胸阳不展，心血痹阻者。

【来源】长春中医药大学学报，2013，2（2）

益气强心汤

【组成】黄芪20克，生晒参（另煎兑入）10克，炒白术40克，桂枝10克，葶苈子15克，猪苓15克，茯苓15克，泽兰15克，泽泻15克，益母草30克。

【用法】每日1剂，水煎2次，早、晚分2次温服。

【功效】益气温阳，活血利水。

【主治】高血压合并心力衰竭，属气虚血瘀者。

【来源】南京中医药大学学报，2014，30（5）

益气活血汤

【组成】黄芪40克，党参15克，丹参15克，苦参15克，玄参15克，石菖蒲10克，川芎10克，赤芍10克，枳壳8克。

气虚兼心脉瘀阻，见舌淡暗或舌有瘀斑者，加桃仁10克，红花10克；气虚兼阴虚火旺，见失眠少寐，口干欲饮，舌质红，苔少或剥脱者，去黄芪，加太子参30克，生地黄10克，黄连10克，茯苓20克，五味子6克；气虚兼心阳不振，见形寒肢冷，身肿而喘，脉沉结代者，加附子（先煎）10克，桂枝10克，干姜8克，茯苓20克；气虚兼痰浊痹阻，见胸痛彻背，胸闷，舌淡苔白腻，脉滑者，加瓜蒌12克，薤白10克，半夏10克。

【用法】每日1剂，水煎2次，早、晚分2次温服。

【功效】补益气血，调畅气机，疏通血脉。

【主治】高血压合并冠心病，属气虚者。

【来源】河北中医，2010，32（2）

补气降压汤

【组成】黄芪12~30克，人参3~9克（或党参12~15克），茯苓10~15克，炙甘草3~6克。

心悸气短，脉结代者，党参换人参，加桂枝2克，阿胶、麦冬各9克，炙甘草用至12克；胸闷憋气或胸痛者，加瓜蒌皮12~18克，薤白7~9克，丹参16~30克；头痛项强或有拘急感者（多见于高血压病兼有动脉硬化者），加葛根9~15克；心悸不寐或多梦易醒者，加酸枣仁12~16克；气血两虚，头晕眼花，面色㿠白者，加当归9克，熟地黄13克，白芍12克，川芎6克，升麻、柴胡各1.5克；眩晕甚者，加天麻；脱发者，加鹿角胶6~9克，熟地黄12~14克。

【用法】每日1剂，水煎2次，早、晚分2次温服。血压降至正常后改成丸剂，继服3个月。

【功效】益气降压。

【主治】高血压合并心力衰竭，属气虚者。

【来源】陕西中医，1981（2）

养血降压汤

【组成】生牡蛎（先煎）30克，珍珠母（先煎）30克，白芍24克，桑椹30克，菊花12克，蒺藜15克，地骨皮20克，木防己12克，黄芩12克。

头昏易怒者，加夏枯草30克，天麻12克；失眠者，加生龙骨30克，茯苓15克；目涩尿频者，加枸杞子15克，山茱萸15克；肢麻肉瞤者，加地龙12克，川芎12克。

【用法】每日1剂，水煎3次，早、中、晚饭后分3次服。

【功效】平肝潜阳，清肝泻火，柔肝养阴。

【主治】高血压合并心悸。

【来源】《中国当代名医验方大全》

首乌降压汤

【组成】龟甲28克，何首乌28克，肉桂14克，制附片7克，桂枝14克，瓜蒌28克，薤白14克，丹参28克，川芎16克，益母草28克，牛膝16克，桑寄生28克，泽泻16克，夏枯草28克，菊花16克，蝉蜕11克，决明子16克，珍珠母（先煎）28克，木香16克。

夜寐不安者，加首乌藤28克，酸枣仁28克；手足心热，腰膝酸软者，加玄参28克，生地黄11克，知母11克，黄柏11克；肢体麻木明显者，加乌梢蛇28克，威灵仙11克；头痛明显者，可加全蝎6克，地龙11克；耳鸣者，加磁石（先煎）28克；痰浊偏重者，加半夏14克，白术16克；中气不足，清阳不升，伴有气短乏力，脱肛者，加黄芪28克，升麻14克，柴胡14克。

【用法】每日1剂，水煎2次，早、晚分2次温服。

【功效】活血通脉，降压除眩。

【主治】高血压合并冠心病。

【来源】《高血压传承老药方》

固本救心方

【组成】党参15克，麦冬15克，五味子5克，茯苓皮30克，肉桂6克，白术30克，葶苈子15克，丹参20克，白芍30克，熟附子（先煎）10克，大枣10克，炙甘草5克，生姜3片。

【用法】每日1剂，水煎2次，早、晚分2次温服。

【功效】温补心肾。

【主治】高血压合并心力衰竭，属心肾阳虚者。

【来源】时珍国医国药，2013，24（4）

化痰除瘀方

【组成】生地黄12克，熟地黄12克，当归12克，川芎15克，茯苓15克，陈皮9克，半夏9克，白术15克，白芍15克，葛根15克，郁金9克，延胡索12克，砂仁6克，丹参12克，莪术12克，薤白9克，炙甘草6克。

【用法】每日1剂，水煎2次，早、晚分2次温服。

【功效】健脾祛痰，活血除痹。

【主治】高血压合并冠心病，属血瘀痰结者。

【来源】内蒙古中医药，2001（9）

温阳滋阴方

【组成】淫羊藿15克，鹿角胶20克，制附片25克，桂枝15克，干姜15克，人参20克，巴戟天15克，锁阳15克，胡芦巴15克，小茴香10克，肉桂10克，肉苁蓉15克，黄芪50克，党参15克，山药25克，白术15克，枸杞子15克，山茱萸15克，茯苓15克，太子参15克，苍术15克，白豆蔻5克。

【用法】每日1剂，水煎2次，早、晚分2次温服。

【功效】温阳益气，滋阴养血，宁心安神。

【主治】高血压合并冠心病，属阳气亏虚，阴血不足者。

【来源】中国民间疗法，2008（6）

宣痹基础方

【组成】桂枝15克，人参15克，麦冬12克，枸杞子12克，熟地黄12克，当归12克，酸枣仁15克，远志12克，桃仁12克，川芎12克。

心肾阳虚，见形寒肢冷，身体浮肿，舌苔淡白，脉沉细者，加附子（先煎）6克，山茱萸15克；气虚血瘀，见神疲乏力，胸部刺痛，痛处不移，舌暗苔红，脉弦者，加黄芪45克，红花12克；阳虚水泛，见颜面浮肿，心下怔忡不宁，气上冲心，舌淡胖大，苔白，脉沉者，加茯苓15克，泽泻15克。

【用法】每日1剂，水煎2次，早、晚分2次温服。

【功效】益气滋阴，活血强心。

【主治】高血压合并冠心病，属气阴两虚者。

【来源】中外健康文摘，2012，9（36）

徐迪华经验方

【组成】制附片（先煎）8克，肉桂（后下）3克，黄芪30克，熟地黄15克，山茱萸10克，天麻12克，川牛膝10克，泽泻15克，茯苓15克，桑寄生10克。

【用法】每日1剂，水煎2次，早、晚分2次温服。

【功效】滋阴和阳，息风消肿。

【主治】高血压心脏病。

【来源】《名医名方录》

延胡散加味

【组成】延胡索30克，当归15克，黄连30克，麦冬40克，丹参30克，牡丹皮15克，黄芪15克，半夏15克，甘草15克，菊花15克，钩藤15克。

【用法】水煎服，每剂煎2次，每日服1~2剂（2~4次）。显效后维持剂量每日1剂。

【功效】散瘀清热，扶正养心。

【主治】高血压合并快速型心律失常。

【来源】吉林中医药，1996（1）

半夏汤加味

【组成】陈皮4.6克，法半夏、枳壳、瓜蒌、薤白各11克，茯苓、白芍、钩藤各24克，甘草6克，竹茹16克，石决明28克。

【用法】每日1剂，水煎2次，早、晚分2次温服。

【功效】清热化痰，平肝息风。

【主治】高血压合并冠心病。

【来源】《高血压传承老药方》

加味建瓴汤

【组成】生地黄30克，生白芍15克，柏子仁12克，川牛膝15克，代赭石（先煎）30克，紫丹参15克，郁金9克，钩藤15克，党参15克，麦冬15克。

肝风内动，神志恍惚不清者，加生龙齿；突然痉厥者，另加羚羊角粉吞服。

【用法】每日1剂，水煎2次，早、晚分2次温服。

【功效】滋补肝肾，平肝息风。

【主治】高血压合并早搏、心律不齐。

【来源】《千家名老中医妙方秘典》

加减益元汤

【组成】熟附子（先煎）10克，干姜10克，人参（切开另煎）

10克，甘草5克，艾叶5克，五味子10克，黄连6克，知母10克，麦冬20克，葶苈子20克，水蛭6克，厚朴10克，生姜10克，葱白6克，大枣2枚。

气虚明显者，加黄芪15克，白术10克；阳虚明显者，加桂枝9克；阴虚明显者，加玉竹9克，山茱萸9克；瘀血明显者，加丹参12克，桃仁9克，红花9克，益母草20克；水肿明显者，加泽泻15克，茯苓15克；痰盛者，去附子，加瓜蒌仁20克。

【用法】每日1剂，水煎2次，早、晚分2次温服。

【功效】扶阳济阴，活血利水。

【主治】高血压合并心力衰竭，属阴阳两虚，水瘀互结者。

【来源】河北医科大学（学位论文），2004

加减四逆汤

【组成】制附子（先煎）15克，干姜10克，肉桂10克，砂仁10克，红参15克，生龙骨30克，生牡蛎30克，磁石30克，麦冬20克，五味子10克，炙甘草15克。

【用法】每日1剂，水煎2次，早、晚分2次温服。

【功效】温补心阳，潜阳敛阴。

【主治】高血压合并冠心病，属心阳虚脱者。

【来源】医学美学美容，2014（11）

加减参苏饮

【组成】党参12克，紫苏叶12克，紫苏梗12克，川芎12克，瓜蒌仁12克，薤白12克，炒枳壳12克，茯苓12克，葛根15克，丹参30克，广木香9克，姜半夏10克，炙甘草5克，怀牛膝30克，桑寄生30克，石决明30克。

阴虚者，去党参、薤白，加太子参30克；失眠者，加酸枣仁12克，柏子仁12克，炙远志9克。

【用法】每日1剂，水煎2次，早、晚分2次温服。

【功效】通阳散结，行气祛痰。

【主治】高血压合并冠心病。

【来源】浙江中医杂志，1995，30（5）

加味交泰丸

【组成】川黄连3克，肉桂3克，沉香2克（1次药量），竹叶卷心9克，瓜蒌皮12克，丹参15克，麦冬12克，鹿角胶（烊化）12克。

【用法】前3味药研末吞服，每日1次。余药除鹿角胶外共研细末，布包水煎，每日1剂，早、晚各服1次。

【功效】清上温下，交通心肾。

【主治】高血压心脏病室性早搏。

【来源】广西中医药，1994，17（4）

加味酸枣仁汤

【组成】酸枣仁30克，茯苓15克，川芎15克，炙甘草15克，知母10克，延胡索30克，麦冬40克，牡丹皮15克，半夏15克，天麻15克，黄芪15克，甘菊15克。

咳喘者，加瓜蒌、川贝母；心阳虚，脉结迟无力者，加附子（先煎）、肉桂。

【用法】水煎服，每剂煎2次，每日服1~2剂（2~4次），获效后维持剂量为每日1剂，2周为1个疗程。

【功效】养心安神，消痰化瘀。

【主治】高血压心脏病室性早搏。

【来源】湖南中医杂志，1995，11（6）

益气活血利水方

【组成】党参15克，黄芪30克，三七粉（药汤冲服）3克，丹参24克，茯苓15克，猪苓10克，葶苈子10克，肉苁蓉30克，制附片6克。

食欲差者，加焦山楂10克，焦神曲10克，焦麦芽10克，鸡内金15克；自汗严重者，加牡蛎30克，浮小麦30克；夜间失眠多梦者，加用酸枣仁24克，远志10克。

【用法】每日1剂，水煎2次，早、晚分2次温服。

【功效】益气活血利水。

【主治】高血压合并心力衰竭，属气虚血瘀，阳虚水停者。

【来源】黑龙江医学，2015，39（1）

理气活血通脉汤

【组成】黄芪30克，党参15克，甘草10克，丹参15克，三七粉（冲服）3克，红花12克，旋覆花15克，郁金12克，佛手15克，全瓜蒌18克，薤白12克，枳壳12克。

【用法】每日1剂，水煎2次，早、晚分2次温服。

【功效】补益心气，活血通脉。

【主治】高血压合并冠心病，属心阳不振，心气不足，瘀血内停者。

【来源】世界最新医学信息文摘，2014，14（14）

新炙甘草汤加减

【组成】炙甘草15克，红参6克，麦冬12克，生地黄12克，桂枝9克，阿胶15克，火麻仁20克，薤白9克，丹参30克，苦参

15克，炒酸枣仁30克，茯苓15克，大枣10枚，生姜6克。

【用法】每日1剂，水煎2次，早、晚分2次温服。

【功效】益气养阴，活血化瘀。

【主治】高血压合并冠心病。症见胸部隐痛，心悸不寐，乏力气短，倦怠懒言，口咽干燥，心烦躁热，多汗，夜间尤重。

【来源】山东中医杂志，1994，13（12）

加味真武汤

【组成】赤芍30克，炙甘草30克，丹参24克，茯苓24克，党参24克，白术18克，桃仁18克，制附片（先煎）12克，桂枝12克，降香10克。

【用法】每日1剂，水煎2次，分4次口服，5~7日为1个疗程。

【功效】温补心肾，化饮利水，活血化瘀。

【主治】高血压合并冠心病，属心肾阳虚者。

【来源】陕西中医，1993，14（11）

加减桂枝养心方

【组成】黄芪30克，当归15克，桂枝10克，丹参15克。

以气虚为主者，加党参10克，白术10克，茯苓12克；以阳虚为主者，加黑附片10克，干姜10克；以瘀血为主者，加桃仁10克，红花10克，玄参15克；以水停为主者，加葶苈子15克，猪苓10克，泽泻15克。

【用法】每日1剂，水煎2次，早、晚分2次温服。

【功效】补气养血，活血化瘀。

【主治】高血压合并心力衰竭，属气虚血瘀者。

【来源】内蒙古中医药，2014（9）

加减天麻钩藤饮

【组成】天麻10克，钩藤20克，石决明15克，黄芩10克，杜仲15克，桑寄生15克，西洋参6克，酸枣仁20克，茯神10克，丹参15克，牛膝10克，山栀6克，甘草6克。

【用法】每日1剂，水煎2次，早、晚分2次温服。

【功效】滋养肝肾，益气安神，交通心肾。

【主治】高血压合并冠心病，属肝肾亏虚，肝阳上亢者。

【来源】湖南中医杂志，2006，2（6）

加味麦味地黄汤

【组成】熟地黄15克，山茱萸15克，山药15克，牡丹皮10克，泽泻10克，茯苓10克，麦冬12克，五味子6克，人参（另煎）12克，浮小麦30克，糯稻根30克，煅龙骨30克，煅牡蛎30克。

兼咳嗽咳痰，痰少而黏者，加紫苏子10克，陈皮10克，半夏10克，前胡10克；尿少肢肿者，加生白术15克，车前子（包煎）10克，葶苈子10克，生黄芪30克；面唇紫绀，胸痛者，加丹参15克，红花6克，桃仁10克，川芎10克；食少腹胀者，加炒白术15克，炒枳实10克，焦山楂10克，陈皮10克。

【用法】每日1剂，水煎2次，早、晚分2次温服。

【功效】补益心肾，固涩止汗。

【主治】高血压合并冠心病，属心肾阴虚者。

【来源】实用中医药杂志，2010，26（5）

加味天王补心丹

【组成】玄参15克，麦冬15克，生地黄20克，熟地黄15克，天冬15克，丹参15克，牡丹皮15克，太子参30克，黄芪30克，淫羊藿10克，巴戟天10克，桂枝10克，龙骨30克，牡蛎30克，黄连3克，黄柏15克，知母10克，黄精15克。

兼失眠者，加磁石；兼心悸怔忡者，加龙眼肉、首乌藤。

【用法】每日1剂，水煎2次，早、晚分2次温服。

【功效】滋阴降火，益气温阳。

【主治】高血压合并冠心病，属气阴亏虚，阴虚火旺者。

【来源】环球中医药，2012，5（5）

加减柴胡疏肝散

【组成】柴胡10克，香附10克，枳壳12克，白芍15克，川芎12克，甘草6克，丹参20克，陈皮10克，当归10克，桂枝6克，青蒿6克，常山6克，酸枣仁10克。

【用法】每日1剂，水煎2次，早、晚分2次温服。

【功效】疏肝活血。

【主治】高血压合并冠心病，属肝郁血瘀者。

【来源】山东中医药大学学报，2003，27（6）

加减补阳还五汤

【组成】生黄芪30克，当归尾12克，赤芍12克，地龙8克，川芎8克，红花6克，桃仁6克，丹参30克，三七6克。

心血瘀阻者，加丹参；寒凝心脉者，加薤白、桂枝；痰浊内阻者，加瓜蒌、半夏；心气虚者，加党参；心肾阴虚者，加熟地黄、枸杞子；心肾阳虚者，加人参（另煎）、附子（先煎）。

【用法】每日1剂，水煎2次，早、晚分2次温服。

【功效】补气活血通络。

【主治】高血压合并冠心病，属气虚血瘀者。

【来源】北京中医药大学学报，2001，24（5）

加味人参生脉饮

【组成】人参9克，黄芪30克，麦冬30克，五味子6克，野葛根30克，丹参30克。

气虚及阳者，加桂枝、炮附子（先煎）；阴虚火旺者，加知母、黄柏；失眠明显者，加炒酸枣仁；瘀血明显者，加当归、川芎；泛酸、食欲不振者，加陈皮、砂仁；尿少、浮肿明显者，加车前子；便干秘结者，加生地黄、大黄。

【用法】每日1剂，水煎2次，早、晚分2次温服。

【功效】益气养阴。

【主治】高血压合并心力衰竭，属气阴两虚者。

【来源】山东中医药大学（学位论文），2006

加味桂枝龙骨牡蛎汤

【组成】桂枝15克，桃仁15克，红花15克，黄芪10克，当归25克，生龙骨（先下）50克，生牡蛎（先下）50克，甘松15克，土茯苓60克，炙甘草15克，苦参20克，川芎15克。

兼寐差多梦者，加酸枣仁30克，首乌藤50克；兼周身乏力者，黄芪用量加至60克；兼气短喘促者，加紫石英30克，葶苈子（包煎）15克。

【用法】每日1剂，水煎2次，早、晚分2次温服。

【功效】调和阴阳，潜镇摄纳。

【主治】高血压合并冠心病，属心气阴两虚者。

【来源】中国农村卫生，2014（2）

加味瓜蒌薤白半夏汤

【组成】全瓜蒌25克，薤白15克，半夏10克，人参10克，葛根25克，丹参15克，桂枝10克，柴胡10克，郁金10克，延胡索10克，白芍20克。

【用法】每日1剂，水煎2次，早、晚分2次温服。

【功效】温通心阳，宣痹通络。

【主治】高血压合并冠心病，属胸阳不振，痰气互结者。

【来源】中国医药指南，2014，12（35）

加味黄芪参麦五苓汤

【组成】黄芪30克，党参15克，麦冬15克，五味子6克，茯苓15克，猪苓15克，泽泻10克，白术15克，桂枝6克，丹参15克，郁金15克，炙甘草6克。

【用法】每日1剂，水煎2次，早、晚分2次温服。

【功效】益气化瘀，健脾固肾，理气化痰，泄浊利水。

【主治】高血压合并心力衰竭，属阴阳两虚，痰瘀互结者。

【来源】广东医学，2007，28（5）

柴胡疏肝汤合二陈汤

【组成】柴胡18克，枳实18克，白芍12克，炙甘草6克，香附9克，瓜蒌9克，茯苓9克，竹茹9克，紫苏梗9克，厚朴9克，半夏10克。

【用法】每日1剂，水煎2次，早、晚分2次温服。

【功效】行气化痰，清心泻肝。

【主治】高血压心脏病，属气滞痰阻者。

【来源】《实用高血压中医证治》

黄连温胆汤合天王补心丹

【组成】黄连6克，天竺黄6克，胆南星6克，瓜蒌9克，半夏9克，茯苓9克，陈皮6克，枳壳6克，甘松6克，生地黄（酒洗）120克，玄参15克，麦冬15克，天冬15克，丹参15克，苦参15克，酸枣仁15克，柏子仁15克，五味子15克。

【用法】每日1剂，水煎2次，早、晚分2次温服。

【功效】清心化痰，滋阴宁心。

【主治】高血压心脏病，属痰热扰心，心阴不足者。

【来源】《实用高血压中医证治》

丹栀逍遥散合导赤散加减

【组成】炒栀子12克，牡丹皮9克，柴胡9克，黄芩9克，当归12克，生大黄9克，淡竹叶9克，生地黄9克，赤芍9克。

【用法】每日1剂，水煎2次，早、晚分2次温服。

【功效】行气化痰，清心泻肝。

【主治】高血压心脏病，属心气不足者。

【来源】《实用高血压中医证治》

天麻钩藤饮合瓜蒌薤白汤

【组成】天麻10克，钩藤15克，生石决明30克，全瓜蒌30克，丹参30克，降香10克，菊花15克，怀牛膝15克，杜仲15克，续断15克，川牛膝10克，龟甲15克，麦冬15克，黄芩15克，远志5克。

【用法】每日1剂，水煎2次，早、晚分2次温服。

【功效】平肝息风，清肝火，补益肝肾。

【主治】高血压合并冠心病，属肝肾阴虚者。

【来源】医学美学美容，2014（11）

苓桂术甘汤合半夏白术天麻汤加减

【组成】法半夏10克，广陈皮10克，天麻10克，炒白术10克，茯苓15克，牛膝10克，桂枝10克，炙甘草5克。

【用法】每日1剂，水煎2次，早、晚分2次温服。

【功效】温中化饮，祛痰降浊。

【主治】高血压合并冠心病。症见胸脘痞满，心悸乏力，头重如裹，困倦肢麻，恶心，呕吐痰涎，小便短少，大便溏稀。

【来源】《实用高血压中医证治》

血府逐瘀汤合瓜蒌薤白半夏汤加减

【组成】当归20克，生地黄20克，川芎12克，赤芍30克，桃红12克，红花10克，柴胡6克，枳壳12克，甘草6克，桔梗6克，牛膝12克，瓜蒌30克，薤白15克，丹参10克，降香6克，半夏12克。

【用法】每日1剂，水煎2次，早、晚分2次温服。

【功效】活血化瘀，祛痰通络。

【主治】高血压合并冠心病。症见胸闷胸痛，痛处固定不移，夜间尤甚，面唇发绀，头痛如劈，头晕耳鸣，脘腹胀满，大便溏稀。

【来源】《实用高血压中医证治》

生脉散加味合葶苈大枣泻肺汤、血府逐瘀汤加减

【组成】人参15克，黄芪15克，黄精10克，五味子10克，桑寄生10克，麦冬10克，甘松10克，桂枝10克，细辛10克，巴戟天10克，淫羊藿10克，葶苈子15克，北五加皮10克，汉防己10克，黄芪10克，大枣12枚，桃仁6克，红花10克，当归10克，赤芍10克，益母草10克。

【用法】每日1剂，水煎2次，早、晚分2次温服。

【功效】补益心气，温通心阳，活血利水。

【主治】高血压心脏病，属心气不足，水瘀互结者。

【来源】《实用高血压中医证治》

灵乌二仁膏

【组成】灵芝、何首乌各500克，核桃仁、薏苡仁各250克。

【用法】先将灵芝、何首乌、薏苡仁反复浓煎，加蜜收膏，再将核桃仁研细末兑入拌匀，贮瓶备用。每日早、晚各服10克。

【功效】滋养肝肾，补益精血，调和脾肺。

【主治】高血压合并冠心病。

【来源】《新编中国心血管病秘方全书》

腐植酸钠益寿丸

【组成】腐植酸钠50克，当归、泽泻、生山楂、决明子、制黄精各30克，川芎、紫丹参、郁金、荷叶各15克，白术100克，茺蔚子12克，制何首乌（用女贞子等量煎汤，浸后炒制，并去女贞子即成）20克，粉葛25克。

【用法】以上诸药共研极细末，炼蜜为丸，每丸12克。每日早、晚各服1丸，开水送服。

【功效】活血化瘀，补肾通脉。

【主治】高血压心脏病，属心肝肾虚损者。

【来源】《新编中国心血管病秘方全书》

生山楂露

【组成】生山楂30克，红糖10克。

【用法】生山楂切片，放入砂锅加水，大火煮沸，改小火慢煨30分钟，去渣留汁。加入红糖，小火煨化煮至稀露即成。早、晚分服。

【功效】活血通络，散瘀降压。

【主治】高血压合并冠心病，属血瘀阻络者。

【来源】《高血压病食疗食谱》

蒲黄酒方

【组成】蒲黄20克，赤小豆、大豆各200克。

【用法】将上3味以清酒2000毫升煮取600毫升即成。

【功效】健脾利湿，活血降压。

【主治】高血压合并心力衰竭，伴尿少、下肢水肿。

【来源】《高血压病食疗食谱》

鲜蘑扁豆

【组成】白扁豆750克，鲜蘑菇罐头1听。

【用法】白扁豆两头去尖，去两边筋膜，清水洗净，切块，蘑菇去根洗净放热水中焯水备用。锅中加油烧热，将白扁豆炸透，捞出控油。锅洗净，依次放入鸡汤、鸡油、鲜蘑菇、白扁豆、黄酒、精盐、白糖、味精烧开，撇去浮沫，勾芡，盛入盘中即可。

【功效】健脾祛湿。

【主治】高血压合并心律失常。

【来源】《高血压病食疗食谱》

柠檬马蹄汤

【组成】柠檬1个，马蹄（荸荠）10个。

【用法】水煎，可食可饮。常服有效。

【功效】清心除烦。

【主治】高血压合并心肌梗死。

【来源】《验方精选》

菊花山楂汤

【组成】菊花、山楂、茶叶各10克。

【用法】每日1剂，水煎2次，早、晚分2次温服。

【功效】平肝潜阳，清热化痰。

【主治】高血压合并冠心病。

【来源】《花疗偏方》

鲜莲银耳汤

【组成】水发银耳25克，鲜莲子50克。

【用法】将发好的银耳去根去杂洗净，放入大碗中，加鸡汤放笼屉中蒸30分钟取出。将鲜莲子剥皮用牙签挑出莲子心，放开水中泡一段时间。锅中放入鸡汤烧沸，加料酒、精盐、白糖再烧沸，将银耳、莲子同放入大碗中，注入鸡汤即成。

【功效】健脾养心，补肝益肾。

【主治】高血压合并冠心病。

【来源】《高血压病食疗食谱》

山楂蜂蜜茶

【组成】山楂片20克，蜂蜜20克。

【用法】将山楂片加水煎煮30分钟，过滤取汁，加入蜂蜜，混匀即可。

【功效】消积散瘀，活血降压。

【主治】高血压合并心力衰竭，伴肝肿大者。

【来源】《高血压病食疗食谱》

薏米海带鸡蛋汤

【组成】海带30克，薏苡仁30克，鸡蛋3个，盐、食用油、味精、胡椒粉各适量。

【用法】海带洗净，切成条状，薏苡仁洗净，共放入高压锅中加水炖至极烂，铁锅热油，将打散的鸡蛋炒熟，将海带汤倒入，加盐、胡椒粉各适量，炖煮片刻加味精起锅，即食。

【功效】强心活血，利尿软坚。

【主治】高血压合并冠心病，属血瘀者。

【来源】《高血压病食疗食谱》

玉米须香蕉皮饮

【组成】玉米须50克，香蕉皮50克。

【用法】将玉米须、香蕉皮洗净，切碎放入砂锅，加水600毫升，小火浓煎成300毫升，过滤取汁即成。每日1剂。

【功效】清热解毒，利尿降压。

【主治】高血压合并心力衰竭，属肺热壅盛者。

【来源】《高血压病食疗食谱》

第八章　高血压肾病

高血压肾病是指原发性高血压引起的肾脏结构和功能损害，分为良性高血压肾硬化症和恶性高血压肾硬化症。前者是由于良性高血压（≥140/90mmHg）长期作用于肾脏所致，后者则是在原发性高血压基础上发展为恶性高血压（舒张压>130mmHg）后引起的肾脏损害。高血压和肾损害如果同时存在，会互为因果，互相加重。

本病多属中医学“眩晕”“肾劳”“腰痛”“水肿”“溺毒”“尿浊”等范畴。多因年老体虚、饮食不节、情志失调、房事不节及消渴等引起，迁延日久可致肝肾阴亏、肾虚精亏、腰府失养、肾失气化、封藏失职、分清泌浊功能失调、精微下注，故可见腰痛、眩晕、尿浊等。

本病初期病位主要在心、肝、肾，病机核心是阴虚、精亏、气少。进展中会出现阴虚及阳、肾元损伤、肾精不足，后期会出现阴阳两虚，水、湿、热、瘀等病理因素贯穿疾病的各个阶段。治疗上，总以治气、滋阴为大法，针对微观层面的水、湿、热、瘀等病理因素，又需结合利水、化湿、清热、散瘀等治法，从而达到标与本、整体与局部辨证的有机结合。

第一节　内服方

补肾汤

【组成】黄芪30克，熟地黄20克，白芍20克，龟甲15克，甘草10克，牡丹皮15克，当归20克，菟丝子15克，茯苓20克，白术20克，山茱萸15克，牛膝15克，知母20克，山药15克，枸杞子15克，女贞子15克，丹参15克。

【用法】每日1剂，水煎2次，早、晚分2次温服。1个月为1个疗程。

【功效】补血养阴，补气健脾，化瘀通络。

【主治】高血压肾病，属气阴两虚，瘀血阻络者。症见乏力，头晕，耳鸣，夜尿频繁，下肢浮肿。

【来源】光明中医，2018，33（18）

真武汤

【组成】茯苓9克，白术6克，白芍9克，附子（先煎）9克，生姜9克。

【用法】每日1剂，水煎2次，早、晚分2次温服。8周为1个疗程。治疗期间限盐、戒烟、戒酒，避免食用生冷、辛辣等刺激性食物。

【功效】脾肾双补。

【主治】高血压肾病，属脾肾阳虚者。症见全身水肿，头痛，眩晕。

【来源】吉林医学，2019，40（12）

潜降汤

【组成】熟地黄18克，山茱萸12克，枸杞子12克，女贞子15克，丹参15克，赤芍12克，牛膝15克，石决明24克，珍珠母24克，紫贝齿15克，杜仲15克，桑寄生15克，续断15克，钩藤12克，夏枯草15克。

心虚者，加茯神、龙骨、酸枣仁；气虚者，加西洋参、辽参或人参；血脂高者，加山楂、决明子、泽泻；血管硬化者，加地龙、木瓜；便秘者，加决明子、何首乌、桃仁或肉苁蓉；数日不便者，可以番泻叶5克日间泡饮代茶；痛风、高尿酸血症者，加活血化瘀止痛药，如苏木、土鳖虫、红花、乳香、没药等，适当加利水药如猪苓、云茯苓、泽泻等；肾功能不好者，加滋肾利水药或滋肾缩尿、降浊分清药，如萆薢、石莲子、桑螵蛸、覆盆子、胡芦巴、冬葵子、车前子等；肾硬化者，加软坚及穿透利水药，如莪术、三棱、车前子、瞿麦等；肝损害者，加养血柔肝利胆药，如柴胡、泽兰叶、半枝莲、土鳖虫、莪术等；合并有慢性阻塞性肺疾病者，加宣肺化痰，调节肺功能之药，如瓜蒌、川贝母、紫菀、款冬花、紫苏子、白芥子之类，或蛤蚧、沉香等纳气之药。

【用法】每日1剂，水煎2次，早、晚分2次温服。3周为1个疗程。

【功效】滋水涵木，引血下行，清肝息风，滋肾强腰膝，壮筋骨。

【主治】高血压肾病，属虚证者。

【来源】《中国百年百名中医临床家丛书：邢子亨》

清利汤

【组成】柴胡10克，黄芩、白芍、制半夏各12克，黄柏、生地黄、党参各15克，土茯苓、半枝莲、忍冬藤、泽泻、漏芦各30克，菝葜20克。

【用法】每日1剂，水煎2次，早、晚分2次温服。1个月为1个疗程。

【功效】清热利湿，疏通三焦。

【主治】高血压肾病，属湿热者。

【来源】新中医，2019，51（12）

鸡鸣散

【组成】槟榔七枚，陈皮、木瓜各一两，吴茱萸二钱，桔梗半两，生姜（和皮）半两，紫苏茎叶三钱。

【用法】每日1剂，水煎2次，早、晚分2次温服。3个月为1个疗程。

【功效】行气降浊，化湿通络，兼健脾、宣肺、疏肝。

【主治】高血压肾病，水肿甚者。

【来源】《类编朱氏集验医方》

右归丸

【组成】熟地黄120克，附子30克，肉桂30克，山茱萸60克，山药60克，杜仲60克，枸杞子60克，菟丝子60克，鹿角胶45克，当归45克。

【用法】上为末，为蜜丸，早、晚各服10克。

【功效】滋阴潜阳，引火归原。

【主治】老年高血压肾病。症见四肢清冷，小便清而频数，舌质淡白，脉沉微，重按无力。

【来源】《中国百年百名中医临床家丛书：马光亚》

杞菊地黄汤

【组成】生地黄10克，熟地黄10克，麦冬13克，女贞子10克，山茱萸10克，枸杞子10克，牡丹皮10克，怀牛膝10克，菊花6.5克，山药13克，茯苓6.5克，石决明（研）6.5克，泽泻6.5克，玄参10克。

【用法】每日1剂，水煎2次，早、晚分2次温服。3个月为1个疗程。

【功效】滋补肝肾，养阴平肝。

【主治】高血压肾病，属肝阳上亢者。

【来源】《中国百年百名中医临床家丛书：马光亚》

知柏地黄汤

【组成】熟地黄24克，山茱萸12克，干山药12克，泽泻9克，茯苓（去皮）9克，牡丹皮9克，知母24克，黄柏24克。

伴有血尿者，加大蓟30克，小蓟30克，白茅根30克；腰痛者，加川续断15克，桑寄生15克，墨旱莲15克；尿急、尿痛等排尿刺激者，加木通15克，玄参15克；浮肿者，加防己15克，黄芪15克；烦躁口渴者，加蒲公英20克，地骨皮20克；小便量少者，加肉桂12克。

【用法】每日1剂，水煎2次，早、晚分2次温服。2周为1个疗程。治疗2~3个疗程。

【功效】补肾滋阴，清火通淋。

【主治】高血压肾病，属阴虚火旺者。

【来源】中华医院感染学杂志，2011，21（14）

防己茯苓汤

【组成】防己9克，黄芪9克，桂枝9克，茯苓18克，甘草6克。

【用法】每日1剂，水煎2次，早、中、晚分3次温服。

【功效】祛风渗湿，益气补肾。

【主治】高血压肾病，属脾虚水停者。症见四肢浮肿而沉重，手足不温，体倦，四肢肌肉跳动，甚则面目浮肿，舌淡，苔白滑，脉沉。

【来源】《金匮要略》

滋生清阳汤

【组成】桑叶10克，牡丹皮10克，竹柴胡8克，白芍10克，蒺藜10克，钩藤10克，石斛10克，杭菊花10克，决明子30克，生地黄10克，天麻10克，沙苑子15克，青葙子15克。

【用法】每日1剂，水煎2次，早、晚分2次温服。3周为1个疗程。

【功效】育阴清阳。

【主治】高血压肾病，属阴虚阳亢者。

【来源】《中国百年百名中医临床家丛书：章真如》

桃红四物汤

【组成】桃仁15克，红花15克，川芎20克，香附10克，党参10克，白术20克，熟地黄15克，当归25克，白芍20克，甘草8克。

【用法】每日1剂，水煎2次，早、晚分2次温服。4周为1个疗程。

【功效】活血化瘀。

【主治】高血压肾病迁延日久，属瘀血者。

【来源】中医药导报，2014，20（8）

固本化瘀汤

【组成】黄芪20克，党参20克，茯苓15克，白术15克，山药20克，丹参15克，红花15克，菟丝子15克，覆盆子15克，沙苑子20克，地龙20克，杜仲15克，牛膝15克，益智仁15克，莲子15克，甘草10克。

【用法】每日1剂，水煎2次，早、晚分2次温服。

【功效】健脾益肾，化瘀通络，固本培根，缩尿摄浊。

【主治】高血压肾病，属脾肾气虚血瘀者。症见腰脊酸痛或刺痛，疲倦乏力，浮肿，纳少或腹胀，面色黎黑或晦暗，肌肤甲错，或肢体麻木，大便溏，夜尿频多，舌质淡红或紫暗，或见散在瘀点、瘀斑，边有齿痕，苔薄白，脉象细或细涩。

【来源】黑龙江中医药大学（学位论文），2018

丹黄降氮汤

【组成】丹参30克，生大黄6~12克，菊花15克，玄参20克，焦山楂20克，生牡蛎30克。

肝气郁滞者，加郁金、香附；肝郁化热者，加黄芩、牡丹皮；肝火上炎者，加重大黄剂量或加龙胆；肝阴不足者，加生地黄、白芍；阴虚阳亢者，加龟甲、赭石；肝阳化风者，加钩藤、天麻；痰湿重者，加陈皮、半夏；瘀血重者，加当归、赤芍、桃仁、红花；偏阳虚者，加杜仲、肉桂等。

【用法】每日1剂，水煎2次，早、中、晚餐前1小时温服。

【功效】活血化瘀，平肝息风。

【主治】高血压早期肾功能损害。

【来源】山东中药杂志，2008，27（4）

潜镇化瘀汤

【组成】代赭石20克，生龙骨20克，生牡蛎20克，石决明15克，怀牛膝15克，珍珠母20克，菊花15克，水蛭15克，杜仲15克，枸杞子15克，女贞子15克，菟丝子15克，桃仁15克，赤芍15克，牡丹皮15克，葛根10克，大黄7克，甘草7克。

【用法】每日1剂，水煎2次，早、晚分2次温服。3个月为1个疗程。

【功效】滋阴潜阳，活血化瘀。

【主治】高血压肾病，属肝肾阴虚，肝阳上亢，瘀血阻络者。症见眩晕，头痛，尿浊，夜尿频多，肾体萎废。

【来源】湖北中医杂志，2019，41（9）

滋阴大补汤

【组成】枸杞子20克，熟地黄20克，牛膝20克，肉苁蓉20克，丹参20克，巴戟天15克，杜仲15克，山茱萸15克，茯苓15克，山药15克，五味子15克，小茴香10克，茯苓10克，石菖蒲10克，远志10克，大枣10克，三七3克。

【用法】每日1剂，水煎2次，早、晚分2次温服。30日为1个疗程。

【功效】活血养阴，滋补脾肾，通经活络。

【主治】高血压肾病，属脾肾两虚者。症见腰膝酸软，筋骨萎弱，步履乏力，舌红少苔，脉细弱。

【来源】中医临床研究，2019，11（7）

祛瘀化浊汤

【组成】桃仁12克，红花6克，丹参15克，川牛膝10克，灵芝15克，生大黄10克，益母草10克，泽泻10克，甘草5克。

血瘀重者，加三棱12克，莪术10克；肝火偏亢者，加天麻10克，钩藤10克，石决明10克，代赭石15克；湿热郁结者，加法半夏10克，苍术10克。

【用法】每日1剂，水煎2次，早、晚分2次温服。1个月为1个疗程。

【功效】行气化瘀，益气泄浊。

【主治】高血压肾病，属气滞血瘀者。症见眩晕，伴头胀痛，痛处固定，经久不愈，面色晦暗，腰部酸痛，肌肤甲错，肢体麻木，舌质紫暗或有瘀斑、瘀点，脉涩或细涩。

【来源】中医药导报，2013，19（1）

活血排毒汤

【组成】生大黄（后下）6克，赤芍15克，红花6克，生地黄15克，丹参15克，当归15克，云茯苓15克，泽泻10克，石韦10克，炙甘草6克。

乏力纳差者，加太子参、炙黄芪、生麦芽、鸡内金；头昏头晕者，加天麻、钩藤、石决明；脘腹胀满者，加大腹皮、莱菔子、陈皮、枳壳；腰膝酸软者，加怀牛膝、杜仲、桑寄生。

【用法】每日1剂，水煎2次，早、晚分2次温服。3个月为1个疗程。

【功效】通腑泄浊排毒。

【主治】高血压肾衰竭，属水毒内阻者。

【来源】中国社区医师，2009，19（11）

牛膝杜仲汤

【组成】牛膝、杜仲各15克，车前子30克，黑豆150克，大枣数枚。

【用法】加清水将牛膝、杜仲、车前子煮至150毫升左右，将黑豆、大枣用开水烫过后加入鸡汤中，煮烂后加入牛膝、杜仲、车前子水，改用文火煮片刻，用盐调味后即成。

【功效】利尿降压。

【主治】高血压合并肾功能不全，属肾虚者。

【来源】《高血压病食疗食谱》

化瘀降浊方

【组成】川芎12克，桃仁10克，丹参15克，大黄6克，水蛭10克，山茱萸10克，黄芪20克，泽泻15克，半夏12克。

【用法】制成颗粒剂，每袋10克。水冲服，每次1袋，每日3次。3个月为1个疗程。

【功效】化瘀降浊。

【主治】高血压肾病。

【来源】中国中西医结合肾病杂志，2010，11（11）

健脾补肾方

【组成】生黄芪30克，黄精20克，穿山龙40克，薏苡仁30克，山茱萸10克，金樱子20克，玉米须30克，炙水蛭5克。

【用法】每日1剂，水煎2次，早、晚分2次温服。3个月为1个疗程。

【功效】健脾补肾，化湿祛瘀。

【主治】高血压肾病，属脾肾虚损，痰浊湿热瘀血者。

【来源】现代中西医结合杂志，2015，24（7）

天麻钩藤饮

【组成】天麻12克，钩藤12克，菊花10克，石决明10克，桑椹10克，女贞子10克，墨旱莲10克，牛膝10克，川芎10克，赤芍10克，黄芪15克，白术10克，半夏10克，益母草10克，甘草6克。

【用法】每日1剂，水煎2次，早、晚分2次温服。1个月为1个疗程。

【功效】益气健脾，活血化瘀，滋补肝肾，平肝潜阳。

【主治】高血压肾病，属肝肾阴虚者。

【来源】实用中医药杂志，2014，30（8）

无比山药丸

【组成】怀山药15克，菟丝子15克，肉苁蓉10克，熟地黄15克，山茱萸10克，茯苓15克，泽泻10克，杜仲15克，牛膝15克，砂仁3克，蒲公英30克，紫花地丁30克。

【用法】每日1剂，水煎2次，早、晚分2次温服。1个月为1个疗程。

【功效】补脾益肾，清热利尿通淋。

【主治】高血压肾病，属脾肾两虚者。症见尿频、尿涩、尿痛明显。

【来源】《备急千金要方》

复方首乌丸

【组成】制何首乌30克，枸杞子15克，女贞子15克，豨莶草15克，菟丝子15克，桑椹15克，黑芝麻30克，菊花15克，丹参30克，葛根30克。

心慌易惊，神志不宁者，加酸枣仁15克，远志5克，灵磁石30克；血管硬化者，加桃仁、海藻、地龙等；眼底出血者，加槐花15克，花蕊石30克。

【用法】每日1剂，水煎2次，早、晚分2次温服。1个月为1个疗程。

【功效】滋养肝肾。

【主治】高血压肾病，属肝肾阴虚者。症见头晕耳鸣，视物模糊，腰腿酸软，舌红苔少，脉弦细数。

【来源】《中国百年百名中医临床家丛书：张云鹏》

益气活血补肾汤

【组成】太子参20克，黄芪15克，地黄15克，丹参15克，益母草15克，淫羊藿15克，枸杞子15克，枳壳10克，葛根10克，牛膝10克，陈皮10克，甘草8克。

【用法】每日1剂，水煎2次，早、晚分2次温服。12周为1个疗程。

【功效】健脾气，通血脉，补肾阴。

【主治】高血压肾病，属脾肾两虚，邪毒入络，痰瘀互结者。症见气短懒言，倦怠乏力，食少纳呆，腰膝酸软，面色晦暗。

【来源】现代中西医结合杂志，2018，27（5）

防己黄芪汤加减

【组成】汉防己15克，生黄芪30克，茯苓30克，炒白术15克，当归15克，白芍15克，川芎12克，楮实子15克，穿山龙30克，黑豆30克，猪苓18克，槟榔15克。

【用法】每日1剂，水煎2次，早、晚分2次温服。7日为1个疗程。

【功效】补气固表。

【主治】高血压肾病，属脾虚水停者。症见易疲劳，多汗，身重，下肢浮肿或下肢关节肿痛。

【来源】山东中医杂志，2017，36（9）

强肾泄浊煎加减

【组成】桑寄生12克，川续断12克，金狗脊12克，鹿衔草12克，土茯苓30克，忍冬藤30克，连翘9克，白薇9克，知母9克，甘草4.5克，苍术9克，白术9克，黄柏9克，柴胡9克，生牡蛎（先煎）30克，香附9克，乌药9克，鸡冠花12克，椿根皮9克，黄精9克，楮实子9克，菟丝子9克。

【用法】每日1剂，水煎2次，早、晚分2次温服。每周6剂，停药1日，以苏胃困。5个月为1个疗程。

【功效】补肾保真，解毒泄浊。

【主治】高血压合并慢性肾病。

【来源】《中国百年百名中医临床家丛书：陈苏生》

滋肾平肝息风汤

【组成】淫羊藿15克，牛膝15克，钩藤15克，天麻15克，丹参30克，黄芩10克，半夏9克。

身重困倦，纳呆腹胀者，加白术15克，紫苏15克；四肢浮肿或全身浮肿，少尿者，加茯苓20克，车前子20克；舌质紫暗，有瘀斑，腰痛者，加桃仁10克，红花10克；手足抽搐，烦躁不安者，加地龙10克。

【用法】每日1剂，水煎2次，早、晚分2次温服。8周为1个疗程。

【功效】补肝益肾，活血平肝。

【主治】高血压肾病，属肝肾阴虚者。

【来源】保健医学研究与实践，2019，16（1）

益气活血平肝汤

【组成】石决明10克，钩藤10克，菊花10克，益母草10克，赤芍10克，桑椹15克，女贞子15克，黄芪20克。

【用法】每日1剂，水煎2次，早、晚分2次温服。3个月为1个疗程。

【功效】平肝潜阳，益气活血。

【主治】高血压肾病，属肝阴不足，肝阳上亢者。

【来源】泰山医学院学报，2018，39（2）

参芪地黄汤Ⅰ

【组成】黄芪20克，山药20克，茯苓15克，生地黄12克，川芎12克，牡丹皮12克，当归12克，赤芍10克，泽泻10克，红花10克，桃仁10克，人参10克。

【用法】每日1剂，水煎2次，早、晚分2次温服。3个月为1个疗程。

【功效】补气活血，疏经活络，消肿利湿。

【主治】高血压肾病，属气阴两虚，血瘀阻滞者。症见倦怠乏力，咽干口燥，亦见失眠，气短懒言，夜尿频多，舌质淡红，脉细沉无力。

【来源】中国民族民间医药，2019，28（16）

参芪地黄汤Ⅱ

【组成】熟地黄20克，山茱萸15克，山药20克，茯苓20克，泽泻15克，牡丹皮15克，肉桂7克，附子（先煎）7克，黄芪30克，党参20克，菟丝子20克，金樱子20克。

【用法】每日1剂，水煎2次，早、晚分2次温服。3个月为1个疗程。

【功效】补肾摄精，健脾益气，清虚热，引火归原。

【主治】高血压肾病，属肾气不固者。症见蛋白尿、血尿日久，血压控制不良，腰痛腰酸，倦怠乏力，头晕耳鸣，夜尿频多，或遗精滑泄，舌质淡红，舌体胖，脉沉无力。

【来源】《中国百年百名中医临床家丛书：张琪》

清心莲子饮Ⅰ

【组成】石莲子15克，黄芪20克，党参15克，麦冬15克，茯苓15克，地骨皮12克，车前子15克，土茯苓15克，丹参12克，黄芩9克，柴胡6克，甘草3克。

【用法】每日1剂，水煎2次，早、晚分2次温服。水肿严重者，浓煎100毫升。2个月为1个疗程。

【功效】益气养阴，利湿化浊消瘀。

【主治】高血压肾病，属心肾阴虚者。症见颜面、肢体浮肿，面色无华，五心烦热，气短懒言，不寐，口干咽燥，腰脊酸痛，大便干结，尿少色黄等。

【来源】福建中医药大学（学位论文），2017

清心莲子饮Ⅱ

【组成】黄芪50克，党参30克，麦冬20克，茯苓20克，柴胡15克，黄芩15克，车前子20克，石莲子15克，甘草15克，白花蛇舌草30克，益母草30克。

咽干口干，食欲减少，舌尖赤红者，滋阴清热药加重，黄芪量减少；伴有血尿者，加大、小蓟，藕节，蒲黄；伴血瘀者，加桃仁、丹参、葛根、生地黄、大黄。

【用法】每日1剂，水煎2次，早、晚分2次温服。2周为1个疗程。

【功效】益气养阴，滋阴清热。

【主治】高血压肾病，属气阴两虚者。症见蛋白尿，血尿，血压控制不良，倦怠乏力，腰膝酸软，手足心热，无明显浮肿。

【来源】《中国百年百名中医临床家丛书：张琪》

滋肾息风方

【组成】桑寄生20克，生地黄20克，牛膝15克，白芍15克，钩藤15克，秦艽10克，当归10克，川芎10克，枸杞子10克，磁石20克，龙骨20克，牡蛎（先煎）20克，甘草4克，天麻8克，红花8克。

【用法】每日1剂，水煎2次，早、晚分2次温服。10日为1个疗程。

【功效】滋补肝肾，平肝息风。

【主治】高血压肾病，属肝肾阴亏，肝阳上亢者。症见头晕欲仆，步履不正，头痛，腰膝酸软，手足麻木，耳鸣如蝉，心烦失眠，手足心热，潮热盗汗，舌红苔少，脉弦细数。

【来源】《中国百年百名中医临床家丛书：盛国荣》

肾劳方

【组成】沙苑子9克，蒺藜9克，枸杞子12克，煅磁石（先煎）18克，怀牛膝9克，西当归9克，绵黄芪9克，潞党参9克，炒红花9克，金狗脊9克，核桃仁9克，炒菟丝子12克，南沙参9克，海蛤壳（先煎）9克。

【用法】每日1剂，水煎2次，早、晚分2次温服。半个月为1个疗程。

【功效】补气养血，滋肾养肝。

【主治】高血压肾病，属肝肾两虚者。

【来源】《中国百年百名中医临床家丛书：邹云翔》

肝肾同治方

【组成】制何首乌9克，枸杞子12克，全当归9克，制豨莶草12克，沙苑子9克，蒺藜9克，炒牛膝9克，川续断9克，炒巴戟天9克，杜红花3克，净芡实12克，河车片6片（吞）。

【用法】每日1剂，水煎2次，早、晚分2次温服。1个月为1个疗程。

【功效】调补阴阳。

【主治】难治性高血压合并慢性肾炎，属肝肾两虚者。症见头昏而晕，腰痛乏力，精神不振，面肢浮肿，苔薄白，脉沉细。

【来源】《中国百年百名中医临床家丛书：邹云翔》

滋阴潜阳方

【组成】沙苑子9克，蒺藜9克，枸杞子12克，细生地黄9克，活磁石9克，川续断9克，潞党参9克，川黄连1.5克，肉桂心1.5克，云茯苓9克。

【用法】每日1剂，水煎2次，早、晚分2次温服。1个月为1个疗程。

【功效】滋养肝肾，平潜虚阳。

【主治】难治性高血压合并慢性肾炎，属阴虚阳亢者。症见头痛，乏力，腰酸，舌质红，苔薄白，脉细弦。

【来源】《中国百年百名中医临床家丛书：邹云翔》

滋肾降压方

【组成】夏枯草20克，黄芩9克，桑叶9克，菊花20克，钩藤

20克，茺蔚子20克，决明子20克，泽泻9克，生龙骨30克，生牡蛎30克，石决明30克，生地黄20克，玄参20克，怀牛膝9克，桑寄生15克，丹参20克。

血热上攻，颜面潮红，肝阳上亢显著者，加川黄连、龙胆、栀子、青黛等；大便燥结者，加生大黄；头痛眩晕甚者，加珍珠母、生赭石、明天麻、僵蚕、蝉衣等；血压长期波动，或持续升高，表现为头重脚轻，腰膝酸软者，加女贞子、墨旱莲、石斛、玉竹、桑椹、何首乌等；胸闷胸痛，肢麻者，加广地龙、赤芍、红花、桃仁、郁金等；心悸者，加远志、酸枣仁、柏子仁等。

【用法】每日1剂，水煎2次，早、晚分2次温服。2周为1个疗程。

【功效】清肝明目，育阴潜阳，养血通络。

【主治】高血压肾病，属阴虚阳亢者。

【来源】《中国百年百名中医临床家丛书：周信有》

滋肾利水方

【组成】葛根12克，荆芥6克，石菖蒲6克，藿香9克，半夏9克，茯苓12克，猪苓12克，泽泻9克，车前子（布包）9克，茯苓皮18克，枳壳6克，大腹皮12克，厚朴9克，陈皮12克，滑石12克。

【用法】每日1剂，水煎2次，早、晚分2次温服。3个月为1个疗程。

【功效】解表开窍，和中利水。

【主治】高血压合并肾炎。症见全身浮肿，皮肤光亮，咽赤，腹胀。

【来源】《中国百年百名中医临床家丛书：邢子亨》

清热利湿分消方

【组成】川厚朴15克，枳实15克，黄连10克，黄芩15克，半夏15克，陈皮15克，姜黄15克，白术15克，人参15克，砂仁15克，茯苓15克，泽泻20克，干姜10克，猪苓15克，甘草10克，槟榔20克。

【用法】每日1剂，水煎2次，早、晚分2次温服。1个月为1个疗程。

【功效】清热利湿，分消走泄。

【主治】高血压合并肾病综合征，属脾胃湿热，水热互结者。症见腹部胀满膨隆，下肢与颜面俱肿，尿少，恶心、呕吐，手足心热，口干苦，舌赤苔厚腻，脉滑。伴蛋白尿、管型尿、血肌酐升高。

【来源】《中国百年百名中医临床家丛书：张琪》

化瘀清利颗粒

【组成】水蛭3克，土茯苓30克，益母草30克，瓜蒌20克。

【用法】制成颗粒剂，每次10克，每日2次。

【功效】化瘀清利。

【主治】高血压肾病，属痰瘀交阻者。

【来源】中成药，2006，28（2）

芪蛭胶囊

【组成】黄芪、水蛭。黄芪10倍于水蛭用量。

【用法】每次4粒，每日3次。饭后半小时服。1个月为1个疗程，常规治疗3个疗程。

【功效】补气活血化瘀。

【主治】高血压肾病，属血瘀者。

【来源】山东中医学院学报，1992，16（1）

黄葵胶囊

【组成】黄蜀葵花。

【用法】口服，每次5粒，每日3次。8周为1个疗程。

【功效】清利湿热，解毒消肿。

【主治】高血压肾病。

【来源】中国中西医结合肾病杂志，2010，11（7）

松龄血脉康胶囊

【组成】鲜松叶、葛根、珍珠层粉。

【用法】每次2~3粒，每日3次。

【功效】平肝潜阳，镇心安神。

【主治】高血压肾病合并高脂血症。

【来源】吉林医学，2010，31（31）

复方丹参滴丸联合金水宝胶囊

【组成】复方丹参滴丸：丹参、三七、冰片。薄膜衣滴丸，每丸重27毫克。

金水宝胶囊：发酵虫草菌粉。每粒装0.33克。

【用法】复方丹参滴丸吞服或舌下含服，每日3次，每次10粒；同时口服金水宝胶囊，每日3次，每次3粒。3个月为1个疗程。

【功效】活血化瘀，理气止痛，补益肺肾，秘精益气。

【主治】高血压肾病。

【来源】中国基层医药，2006，13（10）

四补酒

【组成】柏子仁、何首乌、肉苁蓉各30克，白酒1000克。

【用法】将上药切碎，洗净放入容器中，倒入白酒中浸泡，封固，置于阴凉处，每日摇晃几下，澄清即成。每日服2次，每次10~20克。

【功效】益气血，补五脏。

【主治】高血压合并肾功能不全，属气血亏虚者。

【来源】《高血压病食疗食谱》

杞菊酒

【组成】枸杞子50克，菊花10克，麦冬30克，杜仲15克，白酒1000克。

【用法】将上药切碎，纯净放入容器中，倒入白酒浸泡，封固，置于阴凉处，每日摇晃几下，30日后即成。早、晚各服1次，每次50毫升。

【功效】养肝补肾益精。

【主治】高血压合并肾功能不全，属肝肾虚损者。

【来源】《高血压病食疗食谱》

大蓟薏根茶

【组成】大蓟根15克，薏苡仁根30克。

【用法】按照上方比例加大剂量，研磨成粗末，每次取30克，以布包，放入热水瓶中，冲入沸水适量，加盖闷20分钟后即成。代茶饮，每日1剂，连服2周。

【功效】益肾利水，消蛋白。

【主治】高血压合并肾功能不全，属肾虚者。

【来源】《高血压病食疗食谱》

炝双耳

【组成】水发银耳150克，水发木耳150克，黄瓜75克，香菜10克，花椒、葱丝、姜丝、盐、糖、味精各适量。

【用法】将黄瓜洗净，切成小块；香菜洗净，切成长1厘米的段，银耳、木耳均去根，择净杂质，洗好，撕成小块，再分别放入开水锅中烫一下，捞出，过凉水，控去水分；花椒粒投入热油锅中，炸成花椒油。将黄瓜、香菜、银耳、木耳装盘拌匀，再放上葱丝、姜丝，浇上炸好的花椒油，最后加入盐、糖、味精，撒上香菜段，拌匀即成。

【功效】健脾益肾，活血降压。

【主治】高血压合并肾功能不全，属脾虚血虚者。

【来源】《高血压病食疗食谱》

枸杞头炒银耳

【组成】银耳25克，枸杞头25克，鸡蛋1个，冰糖适量。

【用法】将银耳洗净，用温水发开，除去根及杂质；将枸杞头洗净，控去水；把鸡蛋磕入碗中，取出蛋黄，蛋清留用。砂锅内加开水，烧沸后加入鸡蛋清、冰糖搅匀，再烧开，立即放入枸杞头和银耳，炒炖片刻即成。

【功效】补脾活血益肾。

【主治】高血压合并肾功能不全，属脾虚血虚者。

【来源】《高血压病食疗食谱》

香菇炖鸡腿

【组成】水发香菇150克，嫩鸡腿300克，党参10克，当归10克，黄酒、蜂蜜、葱、姜、五香粉、精盐、猪油、酱油、味精、胡椒粉、淀粉、香油各适量。

【用法】将香菇用冷水洗净，挤去水；鸡腿漂洗干净，沥水，放入锅内，加黄酒、蜂蜜适量，葱、姜各1块及适量五香粉、精盐拌匀，腌20分钟。党参、当归洗净切片。炒锅置中火上，放入猪油，烧至成熟时放入鸡腿，煎至金黄色时捞出，盛入不锈钢锅内，在炒锅中放少许猪油，下香菇炒，炒香后加酱油、味精、胡椒粉、盐和适量水，拌匀烧沸，倒入装鸡腿的锅内，再放入姜、葱、党参、当归，盖上盖，置于微火上，将鸡腿炖烂后取出，拣去香菇中的葱、姜，用水淀粉勾芡，淋上香油拌匀，浇在鸡腿上即成。

【功效】补气养血益肾。

【主治】高血压合并肾功能不全，属肾虚、气血亏虚者。

【来源】《高血压病食疗食谱》

冰糖炖海参

【组成】海参30克，冰糖20克。

【用法】将海参、冰糖同入炖盅，加适量水，以小火炖烂即成。

【功效】滋阴补阳。

【主治】老年性高血压肾病。症见食欲不振，头晕目眩，心慌心悸，夜间多尿，肢冷无力。

【来源】《中华传统保健药膳彩色图鉴》

天麻杜仲炖瘦肉

【组成】猪瘦肉50克，天麻10克，杜仲20克。

【用法】天麻、杜仲浸泡后放入猪瘦肉，加适量水小火炖熟。

【功效】平肝息风补肾。

【主治】高血压肾病。症见头晕，头胀，腰膝酸软无力，四肢麻木。

【来源】《中华传统保健药膳彩色图鉴》

桑椹薏米粥

【组成】桑椹30克，薏苡仁20克，葡萄干20克，糯米适量。

【用法】共煮1个小时即可。每日服用2次。

【功效】利水消肿补肾。

【主治】高血压肾病。

【来源】《高血压病食疗食谱》

首乌大枣粥

【组成】何首乌60克，粳米100克，大枣3~5枚，冰糖适量。

【用法】何首乌加水煎成浓汁，去渣后加入粳米、大枣以及适量冰糖，同煮为粥。

【功效】补肝肾，益精血，乌须发。

【主治】高血压肾病。

【来源】《中华传统保健药膳彩色图鉴》

白果芡实糯米粥

【组成】白果10枚，芡实10克，糯米10克。

【用法】将白果去皮洗净后与淘洗干净的芡实、糯米一同入锅，加水500毫升。先用旺火烧开，再转用文火煮成稀粥即可。早、晚食用。

【功效】健脾渗湿。

【主治】高血压合并慢性肾炎。

【来源】《高血压病食疗食谱》

蒸灵芝蜜桃

【组成】灵芝10克，鲜水蜜桃2个，银耳15克，鸡蛋清1个，冰糖100克。

【用法】将灵芝洗净，切成薄片，入锅加水适量，用文火慢煎2次，提取灵芝液，合并，滤净杂质，留汁。水蜜桃削去皮，去掉核，切成片。银耳用温水浸泡30分钟，除去根蒂和部分杂质，洗干净，再放入温水中泡发，然后捞出沥干。将锅置于中火上，加清水适量，加入冰糖溶化，然后将搅散的蛋清倒入冰糖汁中搅匀，待糖汁中有泡沫浮出时盛入碗中，加入灵芝汁、银耳、水蜜桃片，上笼隔水蒸熟即成。每日早、晚分服。

【功效】滋阴补阳。

【主治】高血压合并慢性肾炎。

【来源】《高血压病食疗食谱》

黑豆莲藕鸡汤

【组成】水发黑豆100克，鸡肉300克，莲藕180克，姜片、盐、鸡精各少许，料酒5毫升。

【用法】将洗净去皮的莲藕切丁，鸡肉切成小块。锅中注水烧开，倒入鸡块搅动后煮一会儿，去除血水后捞出沥干。砂锅中注水烧开，放入姜片，倒入鸡块、黑豆、藕丁，淋入少许料酒，加盖煮沸后用小火炖煮40分钟至食材熟透，加盐、鸡精搅匀调味，续煮至食材入味即成。

【功效】滋补肝肾。

【主治】高血压肾病，属肝肾阴虚者。

【来源】《降压降脂吃对才有效》

里脊肉薏米汤

【组成】里脊肉250克，薏苡仁40克，香附10克。

【用法】把薏苡仁去皮，用热水浸一夜，香附洗好，用纱布包好，连薏苡仁用3碗水煮熟后取出，里脊肉洗净后切成薄片，用适量水煮开，再放入药汁搅匀，煮片刻后即可饮用。

【功效】健脾理气利湿。

【主治】高血压合并肾功能不全，属脾肾两虚者。

【来源】《高血压病食疗食谱》

第二节　外用方

穴位贴敷肾衰方

【组成】菟丝子、延胡索、佩兰。

【用法】药膏穴位贴敷每日1次，选取双侧涌泉穴、双侧三阴交、双侧足三里、双肾俞等穴位进行贴敷。

【功效】补脾益肾，益气养阴，活血化瘀泄浊。

【主治】高血压肾病，属脾肾气阴两虚兼血瘀者。症见面色晦暗无华，倦怠乏力，少气懒言，头晕，耳鸣，食少纳呆，腰酸膝软，五心烦热，潮热盗汗，脘腹胀满，肌肤甲错，肢体麻木。

【来源】辽宁中医药大学（学位论文），2018

耳穴方

【组成】夏枯草、牛膝各30克，生牡蛎、代赭石各45克，天麻、冰片各10克，王不留行适量。

【用法】前6味药水煎2次，将王不留行放在药汁中浸泡24小时，阴干后同乙醇溶化的冰片搅拌，使其均匀黏附于王不留行表面，贴压在耳穴上压至有痛感，每周2次或3次，10次为1个疗程。取穴：肝阳上亢型：肝，配胰门、胆、神门、高血压点、皮质下、交感、枕、降压沟；阴虚阳亢型：肾、肝，配神门、高血压点、皮质下、交感、枕、降压点；气阴两虚型：心、肾，配小肠、膀胱、脾、皮质下、交感、降压点、降压沟；血瘀阻络型：心、脾，配肝、皮质下、脑干、太阳、高血压点、降压沟、交感、枕。

【功效】滋阴潜阳，养心补肾，化瘀通络。

【主治】高血压肾病。

【来源】《耳穴贴压疗法治百病》

第九章　高血压眼病

高血压眼病主要是指高血压造成的眼底视网膜病变，主要表现是视网膜动脉变细、反光增强，动静脉交叉处出现静脉压迫症状，视网膜上可以出现点状或小片的出血，视网膜可以有渗出等表现。严重者还有可能出现视网膜分支静脉或中央静脉栓塞等。

长期动脉血压增高能破坏血－视网膜屏障，使血浆红细胞渗出血管外，产生视网膜水肿、出血等改变，还可导致视网膜血管闭塞。在我国发病率为5.11%，高血压患者中约64%~73.3%有眼底改变，比例较高。随着年龄、病程的增加，眼底病变的发生率呈递增趋势。

很多高血压患者只知道服药控制血压，很少想到高血压也会对眼睛产生危害。初期高血压患者血压急骤升高时，视网膜动脉会发生暂时性功能性收缩，即动脉痉挛，表现为一过性视物模糊，当血压正常后，动脉管径恢复正常，视物又重新变得清楚。眼底血管的改变早期往往是正常的，随着病情的演变，眼底血管就会逐渐发生一系列管径和管壁的改变，形成动脉硬化和相应的视网膜病变。在临床中，我们一方面要对高血压患者进行眼底镜检查，早期发现亚临床眼底血管病变者，及早采取预防措施，控制危险因素，降低眼底血管事件发生率，另一方面，要关注高血压的早期预防与治疗，了解高血压患者眼底病变的发生与发展，进一步预防高血压造成的靶器官严重损害。

中医治疗本病主要依据辨证论治的原则处方遣药。

内服方

复明汤

【组成】黄芪30克，川芎10克，丹参30克，石斛15克，当归20克，桃仁12克，枸杞子30克，杜仲20克，桑寄生30克。

【用法】上药先用温水泡1小时左右，头煎沸后30分钟为佳，二煎15~20分钟即可，两次药汁兑在一起共400~500毫升，分早、中、晚3次温服，早、午各服药汁的30%，晚睡前服40%，每日1剂。

【功效】益气补肾，明目化瘀。

【主治】高血压眼底出血，属气阴不足者。

【来源】山东中医杂志，2000，19（1）

通脉明目方

【组成】玄参30克，生地黄30克，丹参20克，麦冬20克，茜草12克，知母12克，红花10克，石斛15克，柏子仁15克，玉竹20克，甘草5克，防风15克，三七粉6克（另包冲服）。

【用法】每日1剂，水煎2次，早、晚分2次温服。8周为1个疗程。

【功效】活血通脉，养肝明目。

【主治】高血压视网膜病变。

【来源】北京中医药大学学报（中医临床版），2008，15（6）

复方明目汤

【组成】密蒙花15克，菊花15克，夏枯草15克，川芎12克，石决明20克，天麻12克，钩藤18克，牛膝12克，益母草12克，桑寄生12克，黄芩12克，甘草6克。

【用法】每日1剂，水煎2次，早、晚分2次温服。7日为1个疗程，一般1~2个疗程，最长4个疗程。

【功效】明目化瘀，平肝潜阳。

【主治】高血压眼底出血，属肝阳上亢者。

【来源】河北中医，2001，3（23）

六味地黄汤

【组成】熟地黄、怀山药、茯苓各12克，牡丹皮、山茱萸、泽泻各10克。

眼底病变早期，加桑寄生、丹参各15克，牛膝、川芎各10克，龙骨、牡蛎各20克；眼底出血早期，加大小蓟或墨旱莲、仙鹤草各15克，槐花、白茅根各15克；眼底出血中期加桃仁、红花各5克，川芎、牛膝、赤芍、丹参、夏枯草、当归尾、石决明各10克；眼底出血恢复期，加枸杞子、菊花、赤芍、夏枯草各10克，牡蛎20克。

【用法】水煎2次，早、晚分2次温服。眼底病变早期、眼底出血早期每日1剂；眼底出血中期及恢复期，每2~3日1剂。

【功效】滋阴降火，活血明目。

【主治】高血压眼底病变。

【来源】海峡药学，1994，6（4）

止血化瘀汤

【组成】全当归6克，炒白芍6克，墨旱莲9克，侧柏炭6克，炒牡丹皮6克，大生地黄5克，炒荆芥3克，黄芩6克，桑寄生9克，钩藤6克，半边莲6克，决明子9克。

【用法】每日1剂，水煎2次，早、晚分2次温服。

【功效】止血化瘀。

【主治】高血压眼底病变。

【来源】工企医刊，1997，10（5）

潜阳化瘀汤

【组成】石决明20克，钩藤10克，夏枯草10克，川牛膝15克，丹参15克，茯苓15克，蒺藜10克，菊花10克，三七粉3克（兑），益母草15克。

【用法】水煎服，每日1剂，早、晚分2次温服。8周为1个疗程。

【功效】潜阳止血，活血化瘀。

【主治】高血压视网膜病变。

【来源】四川中医，2019，37（6）

血府逐瘀汤

【组成】桃仁12克，红花9克，当归9克，生地黄9克，川芎6克，赤芍6克，牛膝9克，桔梗6克，柴胡6克，枳壳6克，甘草3克。

【用法】每日1剂，水煎2次，早、中、晚分3次温服。14日为1个疗程，治疗3个疗程。

【功效】活血化瘀。

【主治】高血压眼底出血。

【来源】实用中医药杂志，2018，34（3）

桃红四物汤

【组成】赤芍15克，红花10克，桃仁12克，熟地黄20克，川芎12克，当归20克。

【用法】每日1剂，水煎2次，早、晚分2次温服。8周为1个疗程。

【功效】活血化瘀。

【主治】高血压眼底病变。

【来源】实用中医药杂志，2018，4（6）

天麻钩藤饮

【组成】天麻、钩藤各12克，石决明20克，茺蔚子、夏枯草、川牛膝、川芎、菟丝子、桑寄生、枸杞子、菊花各10克，炙甘草5克。

肝火过盛者，加龙胆、牡丹皮各10克；热极化火，血络损伤以致眼底出血者，加防风炭、三七粉、白及、茜草各10克；视网膜水肿者，加车前子、茯苓各10克。

【用法】每日1剂，水煎2次，早、晚分2次温服。30日为1个疗程，连续治疗3个疗程。

【功效】潜阳育阴，明目活血。

【主治】高血压视网膜病变，属肝肾不足，肝阳上亢者。

【来源】河南中医，2018，38（9）

蒲黄散加减

【组成】炒蒲黄15克，生地黄15克，藕节炭15克，茜草15克，牡丹皮10克，赤芍10克，白茅根15克，墨旱莲10克，郁金10克，丹参10克，三七粉3克（分2次吞服）。

玻璃体积血早、中期加柴胡12克，香附10克，桃仁10克，红花10克，白芍12克，山茱萸10克，减藕节炭、茜草；后期加菟丝子10克，女贞子10克，夏枯草10克，昆布10克，减藕节炭、茜草、白茅根、三七粉，或配以杞菊地黄丸或石斛夜光丸。

【用法】每日1剂，水煎2次，早、晚分2次温服。15日为1个疗程。

【功效】凉血止血，活血化瘀。

【主治】高血压玻璃体出血。

【来源】中国中医药信息杂志，2010，17（12）

四君子汤加减

【组成】党参15克，白术12克，云茯苓20克，当归12克，黄芩10克，菟丝子30克，生甘草3克。

【用法】每日1剂，水煎2次，早、晚分2次温服。1周为1个疗程，连续服用4个疗程。

【功效】补气健脾，舒肝明目。

【主治】高血压视网膜病变。

【来源】河南中医，2014，34（11）

天麻钩藤饮加减Ⅰ

【组成】天麻10克，钩藤15克，石决明15克，桑寄生15克，杜仲15克，牛膝15克，黄芩10克，栀子10克，益母草15克，桃仁10克，红花10克，丹参15克，三棱6克，莪术15克，车前子（另包）15克。

【用法】每日1剂，水煎2次，早、晚分2次温服。1周为1个疗程。

【功效】平肝潜阳，滋阴息风。

【主治】高血压眼底出血，属阴虚阳亢，肝风内动者。

【来源】甘肃中医，2004，17（7）

天麻钩藤饮加减Ⅱ

【组成】天麻9克，钩藤12克，石决明18克，黄芩9克，栀子9克，牛膝9克，益母草15克，杜仲9克，桑寄生15克，首乌藤9克，茯神9克，丹参9克，桃仁6克，红花9克，川芎9克。

出血期，去桃仁、红花，加三七、白茅根；渗出较多时，加海藻、昆布。

【用法】每日1剂，水煎2次，早、晚分2次温服。3个月为1个疗程。

【功效】平肝息风，活血化瘀。

【主治】高血压视网膜病变，属阴虚阳亢，肝风内动者。

【来源】现代中西医结合杂志，2000，9（19）

益气清肝活血汤

【组成】夏枯草、丹参、玄参各30克，黄芩、菊花、川芎、地龙、浙贝母、三七各10克，生甘草6克，天麻15克，黄芪50克。

【用法】每日1剂，水煎2次，早、晚分2次温服。60日为1个疗程。

【功效】益气活血，清肝明目。

【主治】高血压视网膜病变。

【来源】浙江中医杂志，2015，50（3）

活血健脾方

【组成】黄芪、白术、党参各15克，生地黄、牡丹皮、赤芍、川芎、枸杞子、生蒲黄、五味子、黄柏各10克。

【用法】每日1剂，水煎2次，早、晚分2次温服。连续服用3个月。

【功效】健脾补肾，活血化瘀。

【主治】高血压眼底出血。

【来源】实用中西医结合临床，2016，16（11）

活血补肾方

【组成】生地黄9克，泽兰15克，丹参15克，天花粉15克，牡丹皮15克。

【用法】每日1剂，水煎2次，早、晚分2次温服。

【功效】活血化瘀，滋阴补肾。

【主治】高血压眼底出血。

【来源】临床合理用药，2015，8（4）

桂勤标经验方

【组成】生石决明30克，决明子12克，玄参12克，知母12克，生地黄15克，墨旱莲15克，怀牛膝12克，槐花10克，丹参15克，车前子12克，云茯苓12克，防风5克，甘草3克，三七粉或云南白药3克（冲服）。

出血期：加生蒲黄15克，白茅根30克，白及12克；瘀血期：加茜草12克，益母草10克，赤芍12克；气虚者，加党参12克，黄芪15克；大便秘结者，加火麻仁15克。

【用法】每日1剂，水煎2次，早、晚分2次温服。

【功效】滋阴降火，平肝明目，兼止血、活血、利水。

【主治】高血压玻璃体出血。

【来源】江西中医药，2008（12）

张望之眼内出血方加减

【组成】桑叶30克，牡丹皮25克，生石膏30克，香附10克，茺蔚子20克，枳实10克，茜草30克，三七粉（另冲）3克，石决明（先煎）30克，钩藤30克，甘草5克。

肝阳上亢者，加夏枯草15克，珍珠母（先煎）30克，牛膝15克；阴虚阳亢者，加知母、黄柏各10克，女贞子30克；气虚血瘀者，加黄芪100克，当归15克，赤芍10克；痰瘀阻滞者，加半夏、陈皮各15克，丹参30克；便秘者，加酒大黄10克，决明子30克。

【用法】每日1剂，水煎2次，早、晚分2次温服。15日为1个疗程，休息3日，继续下1个疗程。一般治疗1~4个疗程。

【功效】止血化瘀，平肝明目。

【主治】高血压眼底出血。

【来源】辽宁中医学院学报，2006，8（2）

蚕沙方

【组成】蚕沙12克。

【用法】研末，分成4包，每日4次，每次3克，开水送服。

【功效】清心明目。

【主治】高血压眼底病变。

【来源】《民间秘传偏方》

决明子粉

【组成】决明子9克。

【用法】决明子炒黄，捣成细粉，加开水泡服，每日3次，每次3克。

【功效】清肝明目，润肠通便。

【主治】高血压眼底病变。

【来源】《民间秘传偏方》

马兰根汁

【组成】马兰根。

【用法】捣烂取汁，开水冲服，每日一匙。

【功效】清心明目。

【主治】高血压眼底病变。

【来源】《民间秘传偏方》

花生全草饮

【组成】花生全草30~45克。

【用法】洗净切碎，水煎代茶饮，每日1剂。2周为1个疗程。

【功效】清热凉血。

【主治】高血压眼底病变。

【来源】《民间秘传偏方》

苦丁菊花茶

【组成】苦丁茶15克，夏枯草30克，菊花15克，决明子12克。

【用法】每日1剂，水煎代茶饮。

【功效】清肝明目。

【主治】高血压眼底病变。

【来源】《民间秘传偏方》

瓜皮决明茶

【组成】西瓜皮12克，决明子9克。

【用法】每日1剂，水煎代茶饮。

【功效】清肝明目。

【主治】高血压眼底病变。

【来源】《民间秘传偏方》

槐菊决明茶

【组成】槐花5克，白菊花10克，决明子10克。

【用法】上3味药按照比例加大药量，研成粗末备用，每次取20~30克纱布包，放保温瓶中，冲入沸水适量，加盖闷10~20分钟后饮用，1日饮完。

【功效】清肝息风，明目凉血。

【主治】高血压眼底出血。

【来源】《高血压病中医诊疗养护》

枸杞子菊花茶

【组成】白菊花10克，枸杞子10克。

【用法】将上2味药放入保温杯中，用沸水冲泡，加盖闷10~15分钟，代茶频服。

【功效】益肝滋肾，息风明目。

【主治】高血压视网膜病变，属肝肾不足者。

【来源】《高血压病中医诊疗养护》

马兰根生地黄茶

【组成】马兰根5克，生地黄3克。

【用法】水煎，代茶饮。

【功效】清热养阴，凉血止血。

【主治】高血压眼底病变。

【来源】《高血压病食疗食谱》

石决明粥

【组成】石决明30克，粳米100克。

【用法】石决明打碎入砂锅内，加水200毫升，大火煮1小时，去渣取汁，入粳米，再加水600毫升，煮为稀粥。

【功效】平肝潜阳，清热明目。

【主治】高血压视网膜病变。

【来源】《高血压病食疗食谱》

决明菊花粥

【组成】决明子15克，菊花15克，粳米100克。

【用法】将决明子炒出香味，晾凉后与白菊花同煎去渣，将洗净的粳米与药汁同入锅，加适量清水煮成粥即可。

【功效】清肝明目。

【主治】高血压视网膜病变。

【来源】《高血压病食疗食谱》

生煸枸杞叶

【组成】枸杞叶25克，冬笋50克，水发冬菇50克，香油、盐、味精、糖各适量。

【用法】将枸杞叶洗净，冬笋切成细丝，冬菇切丝，烧热锅，放香油，烧至七成熟时放入冬笋丝、冬菇丝，略炒后放入枸杞叶，翻炒后加入适量盐、味精、糖，待炒熟时起锅装盘即成。

【功效】补益肝肾，清热明目。

【主治】高血压眼病。

【来源】《高血压病食疗食谱》

海带决明汤

【组成】海带切丝1小碗，决明子15克。

【用法】水煎，吃海带喝汤，每日1次。

【功效】清肝明目。

【主治】高血压眼病。

【来源】《高血压病食疗食谱》

天麻焖海参

【组成】明天麻30克，海参250克，黑木耳150克，料酒、大蒜、清汤、精盐、酱油、味精、胡椒粉各适量。

【用法】天麻干蒸切片，黑木耳置清水中泡软。海参水发后切片，置油锅内爆炒，发泡后放入料酒，入天麻、黑木耳、大蒜（切片）、清汤，文火慢慢焖至香熟时放入精盐、酱油、味精、胡椒粉调味即成。

【功效】益肾填精，平肝息风。

【主治】高血压眼底病变，属肾精亏虚者。

【来源】医药与保健，2007，15（9）

山楂红柿蛋

【组成】山楂50克，西红柿200克，鸡蛋2个，精盐、红辣椒丝、生姜丝、猪骨汤、酱油、味精各适量。

【用法】山楂洗净，取浓汁50毫升。西红柿洗净，切成薄片。鸡蛋取蛋清，置碗内搅成雪花状，放入适量精盐，用武火油锅爆炒七成熟出锅。将西红柿、红辣椒丝、生姜丝同时炒至断生，放入蛋清拌匀，倒入山楂汁和猪骨汤稍焖，再入精盐、酱油、味精调味即可。

【功效】养胃消积，降脂降压。

【主治】高血压眼底出血。

【来源】医药与保健，2007，15（9）

菖蒲炒芦笋

【组成】石菖蒲20克，芦笋300克，清汤、姜末、红辣椒丝、精盐、酱油、味精各适量。

【用法】石菖蒲洗净，煎煮药汁50毫升。芦笋洗净，在烧至七成热的油锅内略炒几遍，放入清汤、姜末，文火慢煮，快收汁时，加入药汁、红辣椒丝、精盐、酱油、味精调味即成。

【功效】豁痰开窍，养心宁神。

【主治】高血压眼底病变，属痰浊中阻者。伴头昏头重，胸腹闷胀，耳塞耳聋，健忘少寐，肢体麻木等。

【来源】医药与保健，2007，15（9）

冬笋焖香菇

【组成】冬笋300克，香菇150克，川芎30克，葱白、姜片、鲜汤、精盐、料酒、味精、淀粉各适量。

【用法】冬笋去壳，切去蔸，削去老皮，入沸水锅内煮至断生捞出，切成长约3厘米、宽厚适中的小薄片。香菇洗净（干品浸发），切成小片。川芎洗净，放入砂锅中，煎取浓汁50毫升。净锅置武火上，放油烧至六成热，放入葱白、姜片煸出香味时，加入冬笋片、香菇片煸炒，至油汁浓时，先放药汁，后放鲜汤，文火慢焖至收汁时，入精盐、料酒、味精，用湿淀粉勾芡，搅匀即成。

【功效】凉血活血。

【主治】高血压眼底病变。伴头痛，肢体麻木等。

【来源】医药与保健，2007，15（9）

砂仁焖荸荠

【组成】砂仁4克，陈皮10克，荸荠280克，猪骨汤、姜末、精盐、酱油、味精各适量。

【用法】砂仁洗净打碎。陈皮用清水浸发，切成小薄片。荸荠洗净，刨除外皮，按米字型用刀切开。砂锅置旺火上，用适量清水将荸荠煮至半熟时，放入猪骨汤、碎砂仁、陈皮、姜末，文火慢焖至香熟时，再入精盐、酱油、味精调味即成。

【功效】祛湿化痰，泻热利水。

【主治】高血压眼底病变。伴头目昏蒙，胸闷恶心，食欲不振，小便不利等。

【来源】医药与保健，2007，15（9）

马兰头拌海带

【组成】马兰头200克，海带100克，红糖（或白糖）15克，精盐、食醋、麻油、味精各适量。

【用法】将马兰头洗净，入沸水锅内焯至色泽泛青、质软柔嫩时取出沥水。海带先用温水浸泡2小时，待发软后，洗净泥沙，入沸水锅内焯10分钟，切成小块状或丝状。将马兰头与海带同置于瓷盆内，入精盐和食醋搅匀，5分钟后即淋上麻油，撒上味精和糖，反复拌匀即可食用。

【功效】清泻肝热。

【主治】高血压眼底病变，属肝阳上亢者。伴头昏目眩，眼球胀痛以及肥胖等。

【来源】医药与保健，2007，15（9）

藕节荞麦叶汤

【组成】藕节3个，荞麦叶50克。

【用法】每日1剂，水煎服。

【功效】除热清积，化瘀止血。

【主治】高血压眼底出血。

【来源】《偏方大全》

经验方Ⅰ

【组成】决明子15克，荠菜30克，菊花6克。

【用法】水煎或代茶饮，每日1剂，连续数日。

【功效】清肝明目。

【主治】高血压视网膜病变。

【来源】《三大眼底病的中医治疗》

经验方Ⅱ

【组成】猪胆汁120克，绿豆粉80克。

【用法】将猪胆汁与绿豆粉拌匀，晾干研末，每日2次，每次6克，连续5~7日。

【功效】清肝泻火。

【主治】高血压视网膜病变。

【来源】《三大眼底病的中医治疗》

经验方Ⅲ

【组成】山楂15克，罗布麻叶6克，菊花5克，冰糖适量。

【用法】开水冲泡，代茶饮，每日1次，连续数日。

【功效】清肝明目，活血降压。

【主治】高血压视网膜病变。

【来源】《三大眼底病的中医治疗》

第十章 高血压外周血管病

高血压外周血管病是指由于血压长期升高，进一步损害除心脑血管以外的其他血管，并伴有全身代谢性改变的疾病，是高血压常见的并发症。

本病可参考中医学“脉胀”“脉痹”“血痹”等疾病进行辨证治疗。

第一节 内服方

气血降压方

【组成】陈皮10克，半夏10克，党参20克，茯苓15克，白术10克，甘草10克，丹参15克，赤芍12克，当归15克，鸡血藤15克。

痰多者，加化橘红10克；舌淡、苔薄白者，加生黄芪30克，山药20克；舌淡嫩、苔白滑者，加白芷20克，苍术10克；胸胁刺痛、口唇偏暗、舌淡暗、苔白腻、脉弦涩者，加川芎10克，桃仁10克，水蛭6克，地龙10克；形寒肢冷、四肢浮肿者，加桂枝15克，大腹皮10克，淡附片（先煎）10克，车前草20克。

【用法】每日1剂，水煎2次，早、晚分2次温服。

【功效】健脾益气，化痰祛瘀，疏理气血。

【主治】高血压外周血管病，属气虚痰浊、瘀血内阻者。

【来源】世界最新医学信息文摘，2016，16（87）

血脉疏通方

【组成】黄芪30克，桂枝10克，红花9克，川芎10克，地龙10克，陈皮10克，半夏10克，天麻10克，白术10克，炙甘草10克。

【用法】每日1剂，水煎2次，早、晚分2次温服。

【功效】温阳益气，活血通痹。

【主治】高血压合并颈动脉硬化斑块，属气虚痰瘀者。

【来源】中华中医药杂志，2019，34（7）

芪芍复脉汤

【组成】黄芪30克，白芍18克，桂枝10克，当归15克，麦冬15克，玄参15克，川芎10克，全蝎10克，川牛膝15克，土鳖虫10克，乌药10克，丹参30克，三七粉3克，阿胶6克，甘草6克。

【用法】每日1剂，水煎2次，早、晚分2次温服。

【功效】益气活血，滋阴复脉。

【主治】高血压合并动脉硬化性闭塞症，属阴虚血瘀者。

【来源】辽宁中医药大学学报，2012，14（6）

银菊山楂汤

【组成】金银花12克，菊花9克，山楂20克，白糖60克。

【用法】将前3味水煎取汁，调入白糖即成。每日1剂，水煎2次，早、晚分服。连服20日为1个疗程。

【功效】疏风散热，平肝潜阳。

【主治】高血压合并动脉硬化。

【来源】《花疗偏方》

黄芪桂枝五物汤加味

【组成】生黄芪60克，桂枝10克，杭白芍30克，桑寄生15克，杜仲15克，鸡血藤膏20克，天麻10克，怀牛膝15克，钩藤15克（另包后下），大枣3枚，生姜5片。

【用法】每日1剂，水煎2次，早、晚分2次温服。

【功效】温阳益气，活血通痹。

【主治】高血压外周血管病，属气虚血瘀者。

【来源】云南中医学院学报，1988，11（3）

羚角钩藤汤合四妙勇安汤化裁

【组成】钩藤15克，天麻15克，川贝母12克，菊花12克，连翘12克，玄参20克，黄芪20克，当归15克，全蝎9克，生地黄12克，薏苡仁15克，苍术12克，川牛膝30克。

【用法】每日1剂，水煎2次，早、晚分2次温服。

【功效】养阴清热，凉肝息风，利湿通脉。

【主治】高血压合并下肢动脉硬化闭塞症，属湿热伤阴，阳亢风动者。

【来源】中华中医药杂志，2019，34（7）

芹菜醋疗方

【组成】鲜芹菜500克，精盐、酱油、味精、香油各少许，醋适量。

【用法】芹菜洗净，煮沸3~5分钟，期间不断翻动，至熟时捞出，稍凉后切成小段，加入调料及醋拌匀即成。佐餐食用，每日1剂。

【功效】降压活血。

【主治】高血压合并动脉粥样硬化。

【来源】《醋疗》

花生醋疗方

【组成】花生仁适量，醋（最好用山西老陈醋）500毫升。

【用法】将花生仁浸泡于醋中，15日后开始服用，浸泡的时间越长越好。浸泡期间常搅拌，以增加醋液渗入。每日早、晚各服食花生仁10~15粒，血压下降后可隔数日服用1次。

【功效】活血化瘀。

【主治】高血压初期合并动脉硬化。

【来源】《醋疗》

海参冰糖饮

【组成】海参50克，冰糖50克。

【用法】海参洗净，加水同冰糖煮烂。每日晨起空腹服，吃参饮汤。

【功效】补益肝肾，养血润燥。

【主治】高血压合并动脉硬化。

【来源】《偏方大全》

第二节　外用方

中药熏洗剂

【组成】川乌30克，草乌30克，桂枝12克，防风15克，土茯苓30克，五加皮30克，川牛膝30克，黄芪60克，苏木15克，红花12克，木瓜30克，透骨草30克。

【用法】每日1剂，水煮2次，合并滤液，保持40~46℃水温，浴洗患处，每次半小时。

【功效】温经散寒，祛风通络。

【主治】高血压合并动脉硬化。

【来源】中华中医药杂志，2019，34（7）

第十一章　高血压代谢综合征

代谢综合征是指肥胖、高血压、高血糖、血脂异常、高尿酸血症等多种心血管疾病的危险因素在同一个体同时存在的临床症候群。高血压代谢综合征主要表现为血压高，而体形偏胖的人患高血压的几率往往高于正常人，因此，高血压代谢综合征患者也会出现肥胖，血脂、血糖偏高等临床表现。临床上以高血压、高血糖、高血脂三者并见（简称“三高”）最为常见，三者常相互伴随、相互影响，并具有患病率高、致残率高、死亡率高的特点。

高血压代谢综合征容易诱发心脑血管病变，危及生命，必须引起重视。

本病可参考中医学“眩晕”“头痛”“消渴”等疾病进行辨证治疗。

第一节　内服方

降糖1号方

【组成】生地黄、知母各20克，黄连、蛤蚧、人参须、鬼箭羽各10克，珍珠母6克，丹参15克。

阴虚阳亢者，加夏枯草30克，茺蔚子15克，羚羊角粉0.6克；痰热郁滞者，加瓜蒌30克，天竺黄20克。

【用法】将药物粉碎装胶囊，每粒含生药0.4克，每日3~4次，每次6~8粒，饭前30分钟服。30日为1个疗程。

【功效】滋阴清热，平肝潜阳。

【主治】高血压合并糖尿病。

【来源】陕西中医，1997，18（2）

双清消斑饮

【组成】桃仁6克，红花6克，瓜蒌18克，当归6克，川芎9克，法半夏9克，制陈皮9克，玉米须15克，薏苡仁15克，牡丹皮9克，赤芍9克，生黄芪15克，怀牛膝15克。

【用法】每日1剂，水煎2次，早、晚分2次温服。

【功效】祛湿化痰，活血化瘀。

【主治】高血压合并糖尿病，属痰瘀互结者。

【来源】福建中医药大学（学位论文），2019

养阴活血汤

【组成】黄芪30克，丹参15克，太子参15克，生地黄15克，沙参15克，钩藤15克，川芎10克，牛膝10克，龟甲10克，三七5克。

兼肝火旺盛者，加栀子、黄芩、夏枯草；兼五心烦热者，加牡丹皮、知母、地骨皮。

【用法】每日1剂，水煎2次，早、晚分2次温服。1个月为1个疗程。

【功效】活血通络，益气养阴。

【主治】高血压合并糖尿病，属内热伤阴耗气，日久成瘀者。

【来源】糖尿病新世界，2015（10）

葛根生地黄汤

【组成】葛根30克，生地黄24克，丹参12克，玄参12克，天麻15克，钩藤15克，牛膝12克，枸杞子24克，桑叶15克，麦冬

15克。

【用法】每日1剂，水煎2次，早、晚饭后分2次温服。

【功效】滋阴益气，平肝潜阳。

【主治】高血压合并糖尿病，属阴虚阳亢者。

【来源】山东中医药大学（学位论文），2011

复方鬼箭羽汤

【组成】鬼箭羽30克，葛根20克，丹参15克，当归10克，酒大黄8克，黄连5克。

【用法】每日1剂，水煎2次，早、晚分2次温服。

【功效】活血化瘀。

【主治】高血压伴胰岛素抵抗，属瘀血阻滞者。

【来源】广州中医药大学学报，2007，24（1）

杞菊地黄汤加味

【组成】枸杞子、白菊花、山茱萸、山药、泽泻、牡丹皮、覆盆子、女贞子、远志各10克，生地黄、茯苓各15克，决明子12克。

【用法】每日1剂，水煎2次，分2~3次温服。

【功效】滋补肝肾。

【主治】高血压合并糖尿病，属肝肾阴虚者。

【来源】糖尿病新世界，2016，19（22）

二仙汤加减

【组成】仙茅、淫羊藿各6克，黄柏、枸杞子、知母、巴戟天、生地黄、熟地黄、牛膝各10克，煅龙骨、煅牡蛎各20克，山茱萸15克。

手足心热，口干咽燥，舌红少苔者，加石斛、女贞子、墨旱莲、龟甲各10克；畏寒，小便清长者，加肉桂3克，补骨脂10克；四肢浮肿，尿少者，加泽泻、车前子、益母草各10克；便秘者，加大黄5克；耳鸣者，加灵磁石30克，杜仲10克。

【用法】每日1剂，水煎2次，早、晚分2次温服。

【功效】温阳滋阴。

【主治】高血压合并糖尿病，属阴阳两虚者。

【来源】糖尿病新世界，2016，19（22）

钩藤方加减

【组成】钩藤（后下）45克，黄连12克，栀子12克，泽泻30克，牡丹皮15克，女贞子15克，豨莶草15克，野葛根30克，川芎15克，生地黄30克，麦冬30克，黄芩12克，甘草3克。

兼气血亏虚者，加黄芪、白术、远志、酸枣仁等；兼肾精不足者，加山茱萸、山药、菟丝子；兼痰湿中阻者，加半夏、陈皮、薏苡仁；兼瘀血者，加红花、当归、赤芍。

【用法】每日1剂，水煎2次，早、晚分2次温服。

【功效】平肝滋阴，清热解毒。

【主治】高血压合并胰岛素抵抗，属心肝火旺者。

【来源】山东中医药大学（学位论文），2014

酸枣仁汤加减

【组成】炒酸枣仁、柏子仁各12克，知母、白芍、五味子、川芎各10克，茯神15克，生甘草6克。

头晕较重者，加生龙骨、牡蛎、珍珠母各30克。

【用法】每日1剂，水煎2次，早、晚分2次温服。

【功效】养血安神，清热除烦。

【主治】高血压合并糖尿病，属心肝阴虚，心火偏亢者。

【来源】糖尿病新世界，2016，19（22）

龙胆泻肝汤加减

【组成】黄芩、栀子、泽泻、车前子、生地黄、当归、柴胡各10克，龙胆6克，通草5克，生甘草3克。

心烦抑郁，胸胁苦满者，加枳实、赤芍各6克。

【用法】每日1剂，水煎2次，早、晚分2次温服。

【功效】平肝息风。

【主治】高血压合并糖尿病，属肝火上炎者。

【来源】糖尿病新世界，2016，19（22）

参泽双降汤加减

【组成】太子参15克，泽泻15克，丹参15克，牛膝10克，牡丹皮15克，川芎10克。

偏阴虚者，加山茱萸20克；偏痰湿者，加竹茹15克；偏阳亢者，加菊花15克。

【用法】每日1剂，水煎2次，早、晚分2次温服。

【功效】益气养阴，活血化瘀，化痰祛湿。

【主治】高血压合并糖尿病，属气阴两虚夹痰瘀者。

【来源】安徽中医药大学（学位论文），2016

天王补心丹加减

【组成】生地黄15克，人参10克，丹参10克，玄参10克，茯苓10克，五味子10克，远志10克，桔梗10克，当归12克，天冬

12克，麦冬12克，柏子仁12克，酸枣仁12克。

虚烦咽燥，口干口苦者，加朱砂安神丸。

【用法】每日1剂，水煎2次，早、晚分2次温服。

【功效】滋阴清火，养心安神。

【主治】高血压合并糖尿病，属心肾阴虚，心火旺盛者。

【来源】实用中医内科杂志，2014，28（9）

养阴活血汤加减

【组成】黄芪30克，太子参15克，生地黄15克，沙参15克，玄参15克，丹参15克，川芎12克，桃仁10克，红花10克，三七5克，钩藤15克，牛膝10克，龟甲10克。

兼肝火旺盛者，加夏枯草、黄芩、栀子；兼痰浊上蒙者，加胆南星、石菖蒲；五心烦热者，加知母、牡丹皮、地骨皮。

【用法】每日1剂，水煎2次，早、晚分2次温服。8周为1个疗程。

【功效】益气养阴，活血通络。

【主治】高血压合并糖尿病，属气阴两虚，瘀血内阻者。

【来源】中国临床研究，2013，26（7）

滋阴潜阳化瘀方

【组成】生地黄10克，熟地黄10克，山茱萸10克，白芍10克，麦冬10克，天花粉10克，菊花10克，生龙牡各25克，钩藤（后下）20克，川芎10克，鬼箭羽10克，丹参10克。

【用法】每日1剂，水煎2次，早、晚分2次温服。

【功效】滋阴潜阳，活血化瘀。

【主治】高血压合并糖尿病，属阴虚阳亢夹瘀者。

【来源】南京中医药大学（学位论文），2011

补肾健脾化痰方

【组成】生黄芪、茯苓、生地黄、山药各20克，苍白术、枸杞子各15克，山茱萸、陈皮、半夏、黄精各10克，翻白草30克，菟丝子12克。

口渴甚者，加葛根、天花粉；燥热甚者，加黄柏、知母；食少腹胀者，加鸡内金、砂仁；气短汗多者，加乌梅、五味子；有瘀血者，加泽兰、川芎、鬼箭羽、郁金。

【用法】每日1剂，水煎2次，早、晚分2次温服。4周为1个疗程，共治疗3个疗程。

【功效】补肾健脾，燥湿化痰。

【主治】高血压合并糖尿病，属脾肾两虚，痰浊内生者。

【来源】中西医结合心脑血管病杂志，2018，16（21）

徐氏经验方Ⅰ

【组成】生龙骨30克，生牡蛎30克，钩藤30克，怀牛膝24克，生地黄24克，石决明20克，葛根20克，白芍12克，黄芩12克，桑寄生12克。

小便黄赤者，加茵陈、龙胆；大便硬结者，加决明子、玄参。

【用法】每日1剂，水煎2次，早、晚分2次温服。

【功效】潜阳平肝，滋阴补肾。

【主治】高血压合并糖尿病，属肝肾亏虚者。

【来源】世界最新医学信息文摘，2016，16（47）

徐氏经验方Ⅱ

【组成】茯苓20克，党参20克，决明子15克，天麻12克，白术12克，胆南星12克，法半夏10克。

食欲减退者，加薏苡仁、砂仁；气虚乏力者，加黄芪；小便不畅者，加车前子、泽泻。

【用法】每日1剂，水煎2次，早、晚分2次温服。

【功效】健脾利湿，化痰止痉。

【主治】高血压合并糖尿病，属痰浊阻络者。

【来源】世界最新医学信息文摘，2016，16（47）

徐氏经验方Ⅲ

【组成】熟地黄30克，杜仲25克，淫羊藿20克，怀牛膝20克，桑寄生20克，枸杞子12克，山茱萸12克，黄精12克。

肾阴亏虚甚者，加巴戟天；肾阳亏虚甚者，加女贞子、墨旱莲。

【用法】每日1剂，水煎2次，早、晚分2次温服。

【功效】调节阴阳气血。

【主治】高血压合并糖尿病，属阴阳两虚者。

【来源】世界最新医学信息文摘，2016，16（47）

李氏经验方

【组成】黄连3克，五味子3克，紫草5克，麦冬9克，知母10克，葛根12克，苍术12克，泽兰15克，山茱萸15克，女贞子30克，泽泻30克。

气阴两虚者，加丹参、西洋参、桃仁、红花等；痰湿中阻，浊阴不降者，加车前子、茯苓、半夏等。

【用法】每日1剂，水煎2次，早、晚分2次温服。3个月为1个疗程。

【功效】滋养肝肾，益气养阴。

【主治】高血压合并糖尿病。

【来源】世界最新医学信息文摘，2015，15（44）

·曾氏经验方·

【组成】葛根12克，女贞子30克，知母10克，山茱萸15克，苍术12克，泽兰15克，麦冬9克，泽泻30克，黄连3克，紫草5克，五味子3克。

气阴两虚者，加玄参、西洋参、丹参、生黄芪、桃仁、红花等；痰湿中阻者，加半夏、泽泻、车前子、茯苓等。

【用法】每日1剂，水煎2次，早、晚分2次温服。60日为1个疗程，连续治疗2个疗程。

【功效】滋阴清热，利尿降压。

【主治】高血压合并糖尿病。

【来源】中国民族民间医药，2015，24（3）

·彭氏经验方·

【组成】生地黄、熟地黄各30克，女贞子、墨旱莲、枸杞子、钩藤、牛膝各15克，代赭石45克。

阴虚阳亢者，加石决明、生白芍、天麻等；气阴两虚者，加罗布麻、黄芪、沙参、天冬、天花粉等；痰湿者，加姜半夏、杜仲、干姜、淫羊藿、补骨脂、车前子、泽泻等；血瘀者，加地龙、黄芪、全蝎、益母草、当归、丹参等。

【用法】每日1剂，水煎2次，早、晚分2次温服。8周为1个疗程。

【功效】滋阴清热，平肝息风。

【主治】高血压合并糖尿病。

【来源】内蒙古中医药，2012，31（16）

张氏经验方Ⅰ

【组成】代赭石45克，生地黄30克，熟地黄30克，女贞子15克，墨旱莲15克，枸杞子15克，钩藤15克，牛膝15克。

阴虚阳亢者，加石决明、生白芍、天麻；气阴两虚者，加罗布麻、黄芪、沙参、天花粉、天冬；痰湿内蕴者，加姜半夏、杜仲、干姜、淫羊藿、车前子、泽泻、补骨脂。

【用法】每日1剂，水煎2次，早、晚分2次温服。8周为1个疗程。

【功效】补肾益肝，养阴平阳。

【主治】高血压合并糖尿病。

【来源】中西医结合心血管病杂志（电子版），2017，5（1）

张氏经验方Ⅱ

【组成】生石决明30克，蒺藜9克，郁金12克，石菖蒲12克，何首乌30克，首乌藤30克，桑寄生30克，知母9克，黄柏9克，威灵仙30克，山茱萸12克，萆薢12克，杜仲12克，土茯苓30克，熟地黄15克，丹参30克。

眩晕甚者，加天麻、钩藤；头痛者，加川芎、白芷；急躁甚者，加莲子心、醋柴胡；心悸失眠者，加柏子仁、酸枣仁；腰膝酸软者，加怀牛膝、巴戟天；夜尿多者，加桑螵蛸、益智仁。

【用法】每日1剂，水煎2次，早、晚分2次温服。

【功效】调补肝肾，化痰祛湿，疏通经络，健脑安神。

【主治】高血压伴高尿酸血症，属肝肾亏虚，痰瘀交阻者。

【来源】北京中医，2006，25（6）

谢氏经验方Ⅰ

【组成】陈皮12克，胆南星12克，生山楂12克，党参12克，天麻12克，茯苓20克，决明子20克，白术14克，清半夏9克。

食欲不振者，加薏苡仁、砂仁；小便量少，四肢沉重者，加车前子、泽泻；乏力气短者，加黄芪；有瘀血者，加益母草、鸡血藤；心烦意乱，痰郁化浊者，加黄连、芦根。

【用法】每日1剂，水煎2次，早、晚分2次温服。2个月为1个疗程。

【功效】祛痰通络。

【主治】高血压合并糖尿病，属痰浊阻络者。

【来源】中国中医现代远程教育，2015，13（3）

谢氏经验方Ⅱ

【组成】山药12克，山茱萸12克，淫羊藿24克，黄精24克，怀牛膝24克，桑寄生24克，枸杞子14克，熟地黄30克，杜仲20克。

肾阴虚偏重者，加女贞子、墨旱莲；腰背冷痛者，加炮附子（先煎）；肾阳虚偏重者，加巴戟天、肉苁蓉；阴虚内热者，加知母、黄柏。

【用法】每日1剂，水煎2次，早、晚分2次温服。2个月为1个疗程。

【功效】补气平虚。

【主治】高血压合并糖尿病，属阴阳两虚者。

【来源】中国中医现代远程教育，2015，13（3）

谢氏经验方Ⅲ

【组成】葛根20克，石决明20克，桑寄生20克，钩藤30克，生龙骨30克，生牡蛎30克，白芍12克，黄芩12克，天麻12克，怀牛膝24克，生地黄24克，菊花14克。

大便干结者，加决明子、玄参；小便黄赤，面红耳赤者，加茵陈、龙胆；口干欲饮者，加天花粉、石斛。

【用法】每日1剂，水煎2次，早、晚分2次温服。2个月为1个疗程。

【功效】滋阴补肾，平肝潜阳。

【主治】高血压合并糖尿病，属肝肾阴虚，肝阳上亢者。

【来源】中国中医现代远程教育，2015，13（3）

孙氏经验方Ⅰ

【组成】葛根20克，石决明20克，桑寄生20克，白芍12克，黄芩12克，天麻12克，生地黄24克，怀牛膝24克，生牡蛎30克，生龙骨30克，菊花14克。

口干者，加天花粉、石斛；便秘者，加决明子、玄参。

【用法】每日1剂，水煎2次，早、晚分2次温服。8周为1个疗程。

【功效】滋阴补肾，潜阳平肝。

【主治】高血压合并糖尿病，属肾阴亏虚，肾气不足者。

【来源】内蒙古中医药，2016，35（17）

孙氏经验方Ⅱ

【组成】淫羊藿24克，桑寄生24克，怀牛膝24克，黄精24克，山药12克，山茱萸12克，杜仲20克，熟地黄30克。

【用法】每日1剂，水煎2次，早、晚分2次温服。8周为1个疗程。

【功效】滋阴补肾，健脾祛湿，活血化瘀。

【主治】高血压合并糖尿病，属阴阳两虚者。

【来源】内蒙古中医药，2016，35（17）

孙氏经验方Ⅲ

【组成】党参12克，胆南星12克，天麻12克，陈皮12克，生山楂12克，白术14克，半夏9克，茯苓20克。

心烦口苦者，加黄连、芦根；乏力气短者，加黄芪。

【用法】每日1剂，水煎2次，早、晚分2次温服。8周为1个疗程。

【功效】化痰息风，健脾利湿。

【主治】高血压合并糖尿病，属痰浊阻络者。

【来源】内蒙古中医药，2016，35（17）

夏军教授经验方Ⅰ

【组成】珍珠母30克，决明子30克，天麻15克，钩藤15克，菊花10克，桑叶10克，葛根15克，枸杞子15克，女贞子15克，墨旱莲15克，生地黄15克，怀牛膝15克，山茱萸10克，山药15克，牡丹皮10克。

咽干口燥，倦怠乏力者，可配合生脉饮加减。

【用法】每日1剂，水煎2次，早、晚分2次温服。

【功效】平补肝肾，平肝潜阳。

【主治】高血压合并糖尿病，属肝肾阴虚，肝阳上亢者。

【来源】世界中西医结合杂志，2014，9（12）

夏军教授经验方Ⅱ

【组成】北沙参15克，太子参15克，生地黄12克，玄参15克，天花粉15克，玉竹15克，麦冬15克，黄精15克，百合12克，地骨皮15克，枸杞子15克，女贞子15克，墨旱莲15克，桑椹15克，盐知母12克。

可根据患者阳亢是否明显，酌加潜阳之品。

【用法】每日1剂，水煎2次，早、晚分2次温服。

【功效】滋肾阴，降虚火。

【主治】高血压合并糖尿病，属肾水不足，气阴两虚者。

【来源】世界中西医结合杂志，2014，9（12）

夏军教授经验方Ⅲ

【组成】石膏30克，熟地黄15克，麦冬15克，知母15克，川牛膝15克，怀牛膝15克。

【用法】每日1剂，水煎2次，早、晚分2次温服。

【功效】清相火，滋肾水，引火下行。

【主治】高血压合并糖尿病，属肾水不足，阳明有热者。

【来源】世界中西医结合杂志，2014，9（12）

夏军教授经验方Ⅳ

【组成】桑寄生15克，续断15克，党参12克，补骨脂15克，炒白术12克，熟地黄15克，山茱萸15克，怀牛膝15克，生杜仲15克，菟丝子15克，干姜12克，白芍15克。

【用法】每日1剂，水煎2次，早、晚分2次温服。

【功效】滋养肝肾。

【主治】高血压合并糖尿病，属肝肾久亏者。

【来源】世界中西医结合杂志，2014，9（12）

夏军教授经验方V

【组成】熟地黄24克，炒山药12克，山茱萸9克，枸杞子9克，菟丝子12克，鹿角胶12克，生杜仲12克，肉桂6克，当归9克，黑附片6克，桑寄生15克，续断15克，补骨脂15克，怀牛膝15克，白芍15克。

【用法】每日1剂，水煎2次，早、晚分2次温服。

【功效】滋养肝肾，阳中求阴。

【主治】高血压合并糖尿病，属阴损及阳，阴亏血瘀者。

【来源】世界中西医结合杂志，2014，9（12）

麦冬汤合牛膝饮加味

【组成】知母15克，桑白皮15克，天花粉15克，茯苓15克，党参15克，川牛膝15克，枸杞子15克，天麻15克，钩藤15克，杭菊花15克，麦冬30克，黄芪30克，山药30克，代赭石、石决明、生牡蛎（均先煎）各30克，地骨皮10克，升麻10克，五味子10克，葛根20克，生地黄20克，熟地黄20克，杭白芍12克，牡丹皮12克，黄连5克，甘草3克。

阳亢甚者，加羚羊角、茺蔚子、夏枯草；肾阴亏虚甚者，加黄柏、桑螵蛸、山茱萸；兼肾阳亏虚者，加淫羊藿、覆盆子、巴戟天、附子（先煎）、肉桂；兼痰热郁滞者，加全瓜蒌、天竺黄；兼肺肾蕴热者，加石斛、天冬；烦渴多饮者，加石斛，重用天花粉；小便量多者，加山茱萸、覆盆子、益智仁、芡实；心悸者，加酸枣仁、苦参；胸部闷痛者，加瓜蒌、薤白、檀香、川芎、红花；肢体麻木者，加鸡血藤、桑枝、木瓜；食滞者，加麦芽、神曲、鸡内金；血瘀者，加丹参、川芎、桃仁、红花。

【用法】每日1剂，水煎2次，早、晚分2次温服。

【功效】清热泻火，益气养阴，滋补肝肾，平肝潜阳。

【主治】高血压合并糖尿病，属肝肾阴虚者。

【来源】陕西中医，2007，28（2）

天麻钩藤饮合一贯煎加减

【组成】天麻、钩藤（后下）、麦冬、白芍、枸杞子、牛膝、杜仲、黄芩、沙参、焦栀子各10克，石决明20克，生地黄15克。

【用法】每日1剂，水煎2次，早、晚分2次温服。

【功效】育阴潜阳，平肝息风。

【主治】高血压合并糖尿病，属阴虚阳亢者。

【来源】糖尿病新世界，2016，19（22）

半夏白术汤合桃红四物汤加减

【组成】半夏、白术、白芍、桃仁、茯苓各10克，当归、川芎、生地黄、全瓜蒌各15克，陈皮6克，红花8克。

【用法】每日1剂，水煎2次，早、晚分2次温服。

【功效】化痰祛瘀。

【主治】高血压合并糖尿病，属痰浊中阻者。

【来源】糖尿病新世界，2016，19（22）

防风通圣散

【组成】当归、芍药、川芎、栀子、连翘、薄荷叶、生姜、荆芥、防风、麻黄各1.2克，大黄、芒硝各1.5克，白术、桔梗、黄芩、甘草各2克，石膏3克，滑石5克。

【用法】每日1剂，水煎2次，早、晚分2次温服。

【功效】解表通里，清热解毒。

【主治】高血压伴肥胖者。

【来源】《名中医治病绝招》

·降压散·

【组成】当归15克，丹参15克，红花6克，地龙12克，降香15克，生山楂15克，生何首乌10克，泽泻15克。

头痛者，加川芎、钩藤；痰热苔黄者，加夏枯草、茵陈；肝肾阴虚者，加石决明、生牡蛎、鳖甲；胸痹心痛者，加三七粉、葛根。

【用法】每日1剂，水煎2次，早、晚分2次温服。8周为1个疗程。

【功效】活血化瘀，平肝息风。

【主治】高血压合并高脂血症。

【来源】云南中医学院学报，1999，22（1）

·清浊汤·

【组成】苍术15克，川牛膝15克，怀牛膝15克，黄柏12克，茯苓20克，土茯苓12克，泽泻12克，萆薢12克，威灵仙15克，地龙10克，熟大黄10克。

【用法】每日1剂，水煎2次，早、晚分2次温服。

【功效】燥湿健脾，清利湿浊。

【主治】高血压合并高尿酸血症，属脾胃气虚，湿浊内生者。

【来源】中医药通报，2012，11（2）

·血压平汤·

【组成】野菊花、夏枯草、决明子、何首乌、地龙、丹参各

10克。

【用法】每日1剂，水煎2次，早、晚分2次温服。1个月为1个疗程。

【功效】滋阴泻火，平肝潜阳，活血通络。

【主治】高血压合并高脂血症，属阴虚阳亢者。

【来源】湖南中医杂志，1995，17（1）

首乌降脂汤

【组成】何首乌30克，代赭石30克，牛膝15克，泽泻15克，山楂15克，丹参20克，石决明20克。

【用法】每日1剂，水煎2次，早、晚分2次温服。4周为1个疗程。

【功效】平肝潜阳，调和气血，滋阴补肾，除湿祛痰，活血通络。

【主治】高血压合并高脂血症。

【来源】四川中医，1990，8（11）

调脂降压汤

【组成】川芎15克，半夏15克，茯苓15克，白术15克，夏枯草15克，石决明10克，陈皮10克，甘草10克，竹茹10克，天麻10克。

【用法】每日1剂，水煎2次，早、晚分2次温服。

【功效】补益脾肾，化痰祛瘀。

【主治】高血压合并高脂血症，属脾肾亏虚，痰瘀互结者。

【来源】浙江中西医结合杂志，2014，24（3）

降压调脂汤

【组成】姜半夏12克，天麻20克，茯苓15克，白术15克，甘草10克，山楂30克，木香10克，砂仁15克，陈皮15克，厚朴10克，广藿香12克。

【用法】每日1剂，水煎2次，早、晚饭后30分钟服用。

【功效】息风化痰，燥湿健脾。

【主治】高血压合并高脂血症，属痰浊内阻者。

【来源】湖南中医杂志，2019，35（7）

高脂降压汤

【组成】女贞子、钩藤（后下）各20克，炒莱菔子、生牡蛎各30克，怀牛膝、桑寄生各12克，淫羊藿、泽泻、生山楂各10克。

肝火亢盛者，加龙胆、栀子、黄芩；阴虚阳亢者，加龟甲、菊花、石决明；阴阳两虚者，加炮附子（先煎）、肉苁蓉、枸杞子；痰湿壅盛者，加黄芪、半夏、天麻、茯苓。

【用法】每日1剂，水煎2次，早、晚饭后30分钟服用。

【功效】镇肝通络，活血降脂。

【主治】高血压合并高脂血症，属肝阳上亢，瘀血阻络者。

【来源】《新编中国心血管病秘方全书》

三草降压汤

【组成】益母草30克，夏枯草15克，龙胆10克，炙甘草10克，白芍10克。

【用法】每日1剂，水煎2次，早、晚分2次温服。10日为1个疗程，连续治疗3个疗程。

【功效】滋养肝阴，平抑肝阳。

【主治】高血压合并糖尿病、高脂血症。

【来源】云南中医中药杂志，2017，38（1）

参七楂蒲汤

【组成】丹参30克，三七10克，天麻15克，石菖蒲10克，生山楂30克，钩藤10克，水蛭6克。

肝火盛者，加龙胆10克，生栀子15克，黄芩10克；痰湿壅盛者，加胆南星8克，生白术10克；阴虚阳亢者，加龟甲20克，山茱萸10克，野菊花10克；阴阳两虚者，加淫羊藿15克，枸杞子20克，煅龙骨20克，煅牡蛎20克。

【用法】每日1剂，水煎2次，早、晚饭后半小时温服。

【功效】活血祛痰息风。

【主治】高血压合并高脂血症。

【来源】安徽中医临床杂志，2000，12（3）

葛根芩连汤

【组成】葛根45克，生甘草10克，酒黄芩10克，黄连6克。

【用法】每日1剂，水煎2次，早、晚分2次温服。

【功效】清热燥湿。

【主治】高血压合并糖尿病、高脂血症，属湿热内蕴者。

【来源】中国中药杂志，2020，45（12）

息风天麻汤

【组成】丹参、红花、茯苓各11克，钩藤、山楂各16克，天麻、半夏、白术、地龙各7克，橘皮6克。

【用法】水煎取汁，每日1剂，饭前热服，分2次服。2周为1个疗程，一般连服3个疗程。

【功效】活血化痰息风。

【主治】高血压合并高脂血症，属痰瘀互结者。

【来源】《高血压传承老药方》

决明平眩汤

【组成】磁石16克，生赭石16克，生石决明16克，白芍11克，生地黄24克，车前子11克，蒺藜11克，菊花7克，生龙骨24克，生牡蛎24克，丹参28克，牛膝24克。

【用法】每日1剂，水煎2次，早、中、晚分3次温服。配合花椒浴足汤：牛膝28克，桑枝28克，花椒60克，睡前热水泡脚。

【功效】降脂降黏，祛瘀降压。

【主治】高血压合并高脂血症。

【来源】《高血压传承老药方》

健脾化痰饮

【组成】生地黄18克，地龙16克，生山楂、决明子、玉竹各28克。

便秘或形体肥胖者，加大黄14克，生薏苡仁28克；眩晕甚者，加菊花、川牛膝各16克；便溏者，加山药、炒白术各18克；伴有口干口苦，头胀痛，舌苔黄厚者，加龙胆、竹茹各16克，天麻14克；耳鸣，腰膝酸软，舌红苔少者，加山茱萸、石斛、当归各16克，沙参18克。

【用法】每日1剂，水煎2次，早、晚分2次温服。或以开水冲泡代茶饮。

【功效】活血化瘀，养阴通络。

【主治】高血压合并高脂血症。

【来源】《高血压传承老药方》

麻钩五苓饮

【组成】天麻15克，钩藤12克，生山楂30克，泽泻20克，白术15克，茯苓15克，猪苓15克，桂枝12克，丹参20克，牛膝12克，决明子15克，半夏12克，夏枯草12克，桑寄生12克。

【用法】每日1剂，水煎2次，早、晚分2次温服。

【功效】化气利水，祛痰降脂。

【主治】高血压合并高脂血症，属脾肾俱虚，痰湿内阻者。

【来源】内蒙古中医药，2012，31（6）

温胆汤加味

【组成】半夏10克，枳实10克，竹茹10克，陈皮12克，茯苓15克，炙甘草6克，黄芪20克，丹参30克，泽泻30克。

【用法】每日1剂，水煎2次，早、晚分2次温服。

【功效】降浊祛痰，益气活血。

【主治】高血压合并高脂血症。

【来源】山西中医，2005，21（2）

泽泻汤加味

【组成】泽泻10克，郁金10克，白术、枸杞子、半边莲各10~20克，茯苓20~30克，地骨皮10~30克，贝母3~6克。

头晕者，加天麻6~10克；内热者，加黄芩6~10克；便秘者，加大黄3~10克。

【用法】每日1剂，水煎2次，早、晚分2次温服。每周服3~5剂。

【功效】降浊祛痰，行气解郁。

【主治】高血压合并高脂血症。

【来源】湖北中医杂志，2003，25（4）

大柴胡汤加减

【组成】柴胡15克，黄芩8克，白芍10克，姜半夏10克，枳实10克，酒大黄8克，赤芍10克，丹参10克，生山楂8克，决明子10克，生白术8克，苍术8克，厚朴10克，陈皮8克，茯苓15克，茵陈6克，生姜2片，大枣4枚。

【用法】每日1剂，水煎2次，早、晚分2次温服。

【功效】和解少阳，内泻热结。

【主治】高血压合并糖尿病、高脂血症，属少阳阳明合病者。

【来源】《经方浅悟》

加味龙骨温胆汤

【组成】薄荷11克，钩藤16克，菊花11克，牡蛎26克，龙骨26克，竹茹7克，枳实7克，陈皮11克，半夏7克，黄连7克，茯苓11克，酸枣仁18克，甘草6克。

手足麻木者，加木瓜14克，桑白皮16克，天麻7克，鸡血藤16克；烦躁易怒，头痛，头胀，失眠多梦者，加大酸枣仁用量，并加用川芎7克，石决明18克；气虚自汗者，加浮小麦14克，黄芪18克；胸痹心痛者，加瓜蒌16克，桂枝7克，降香6克。

【用法】水煎服，每日1剂，早、晚分2次温服。

【功效】平肝潜阳。

【主治】高血压合并高脂血症。

【来源】《高血压传承老药方》

平肝活血利水方

【组成】夏枯草25克，钩藤15克，石决明15克，川芎10克，黄芪10克，防己10克，茯苓15克，川牛膝25克，葛根15克，莱菔子10克，水蛭10克。

【用法】每日1剂，水煎2次，早、晚分2次温服。30日为1个疗程。

【功效】平肝活血利水。

【主治】高血压合并高脂血症，属肝阳上亢者。

【来源】湖南中医杂志，1996，12（6）

益气解毒方

【组成】黄芪、黄连各16克，钩藤、半枝莲各28克，黄芩、生大黄（后下）、栀子各6克。

【用法】每日1剂，水煎2次，早、晚分2次温服。

【功效】清热解毒，益气补虚。

【主治】高血压合并高脂血症，属气虚毒盛者。

【来源】《高血压传承老药方》

养肝健脾方

【组成】冬瓜仁、薏苡仁各118克，决明子28克，天麻、钩藤、杜仲、枳实、竹茹、党参、茯苓、白术各16克，炙甘草6克。

【用法】每日1剂，水煎2次，早、晚分2次温服。

【功效】化痰健脾，平肝息风。

【主治】高血压合并高脂血症，属阴虚阳亢，痰浊中阻者。

【来源】《高血压传承老药方》

加味半夏白术天麻汤Ⅰ

【组成】山楂15克，钩藤15克，红花12克，丹参12克，郁金

12克，茯苓12克，远志12克，炙甘草12克，生半夏9克，天麻9克，竹茹9克，白术9克，地龙9克，橘皮6克。

【用法】每日1剂，水煎2次，早、晚分2次温服。

【功效】健脾化痰，平肝息风。

【主治】高血压合并高脂血症。

【来源】光明中医，2019，34（11）

加味半夏白术天麻汤Ⅱ

【组成】半夏10克，白术10克，天麻10克，茯苓12克，丹参12克，钩藤15克，地龙10克，红花10克，山楂15克，橘皮6克。

【用法】每日1剂，水煎2次，早、晚分2次饭前热服。

【功效】化痰息风，健脾祛湿，活血化瘀。

【主治】高血压合并高脂血症，属痰瘀互结者。

【来源】中国实用医药，2017，12（9）

半夏白术天麻汤合血府逐瘀汤加减Ⅰ

【组成】半夏15克，枳壳15克，白术15克，天麻15克，陈皮15克，桃仁15克，生地黄15克，红花15克，川芎15克，赤芍15克，桔梗15克，茯苓15克，大枣15克，柴胡10克，当归10克，生姜10克，牛膝20克。

痰火上犯清窍，痰浊郁而化热者，加黄连5克，枳实15克，竹茹15克；痰从寒化，痰饮内停者，加桂枝15克，泽泻15克。

【用法】每日1剂，水煎2次，早、晚分2次温服。

【功效】活血逐瘀，健脾化痰。

【主治】高血压合并高脂血症，属痰瘀互结，毒损心络者。

【来源】心血管病防治知识（学术版），2019，9（14）

半夏白术天麻汤合血府逐瘀汤加减Ⅱ

【组成】半夏10克，白术15克，天麻15克，茯苓30克，桃仁15克，红花12克，当归20克，生地黄30克，川芎12克，赤芍15克，牛膝9克，柴胡3克，甘草10克。

【用法】每日1剂，水煎2次，早、晚分2次温服。

【功效】化痰祛瘀。

【主治】高血压合并高脂血症，属痰瘀互结者。

【来源】中医药临床杂志，2019，31（12）

天麻钩藤饮合瓜蒌薤白半夏汤加减

【组成】杜仲10克，益母草10克，桑寄生10克，首乌藤10克，茯神10克，栀子10克，薤白10克，黄芩10克，法半夏10克，天麻10克，钩藤（后下）12克，川牛膝12克，石决明（先煎）20克，瓜蒌20克，山楂15克，丹参15克。

兼阴虚火旺者，加枸杞子12克，知母12克，制何首乌12克；兼痰湿者，加白术15克，泽泻15克。

【用法】每日1剂，水煎2次，早、晚分2次温服。

【功效】平肝息风，化瘀理气，化痰消浊。

【主治】高血压合并高脂血症，属肝火亢盛者。

【来源】新中医，2014，46（7）

参田方

【组成】红参10克，田七10克，全蝎5克，淫羊藿15克，杜仲15克。

气虚血瘀者，合补中益气汤加减；肾阳虚者，合右归丸加减；痰湿壅盛者，合半夏白术天麻汤加减；肝阳上亢者，合天麻钩藤饮加减。

【用法】每日1剂，水煎2次，早、中、晚饭前温服。30日为1个疗程，连服3个疗程。

【功效】益气温阳，逐瘀通络。

【主治】高血压合并高脂血症。

【来源】中国中医药现代远程教育，2009，7（8）

血脂清颗粒

【组成】山楂12克，莱菔子15克，丹参15克，葛根15克，鸡内金20克，天竺黄12克，黄芪12克。

【用法】每次1包（免煎颗粒），每日3次。8周为1个疗程。

【功效】祛瘀化痰，消食化积，益气通脉。

【主治】高血压合并高脂血症，属脾气亏虚，痰瘀阻络者。

【来源】中国中医药信息杂志，2013，20（5）

血压健胶囊

【组成】黄芪、法半夏、川芎、杜仲、牛膝等。

【用法】每次3粒，每日3次。

【功效】健脾补肾，化痰活血。

【主治】高血压合并高脂血症，属气虚痰阻者。

【来源】中药新药与临床药理，1997，8（4）

降压调脂胶囊

【组成】当归、赤芍、茯苓、泽泻、白术、山楂、绞股蓝、川芎。

【用法】每次5粒，每日3次。30日为1个疗程，服用2个疗程。

【功效】养血柔肝，健脾利湿，通畅血脉。

【主治】高血压合并高脂血症，属痰瘀互阻者。

【来源】河南中医，1998，18（5）

降压祛脂丸

【组成】夏枯草30克，竹叶10克，菊花30克，珍珠母30克，石决明30克，决明子20克，怀牛膝15克，川牛膝15克，生大黄10克，天麻15克，钩藤30克，茵陈20克，赤茯苓15克，山楂30克，苍术12克，炒白扁豆12克，何首乌30克，白芍30克，赤芍30克。

【用法】蜜制成丸，每丸重10克，每次服1丸，每日3次。

【功效】平肝潜阳，化痰降浊，散瘀通络，降压降脂。

【主治】高血压合并高脂血症，属上实下虚，痰瘀互阻者。

【来源】河北中医，2000，22（5）

心脑喜康

【组成】珍珠母30克，石决明30克，钩藤10克，丹参10克，郁金10克，葛根9克。

【用法】酌加唇香草、红景天、玫瑰花，制成颗粒剂，每袋含生药量5.2克，每日3次，每次1袋。

【功效】调摄肝肾，理气和血，平肝潜阳，化痰息风。

【主治】高血压合并高脂血症，属阴虚阳亢，气血不调者。

【来源】陕西中医，2001，22（8）

清肝明目丸

【组成】竹叶14克，夏枯草28克，菊花28克，珍珠母28克，石决明28克，决明子28克，怀牛膝16克，川牛膝16克，生大黄14克，天麻16克，钩藤28克，茵陈18克，赤茯苓16克，山楂28克，苍术11克，炒白扁豆11克，何首乌28克，白芍28克，赤芍28克。

【用法】将上药共研细末，蜜制成丸，每次服1丸，每日3次，分早、中、晚服，2个月为1疗程。

【功效】平肝潜阳，化痰降浊。

【主治】高血压合并高脂血症。

【来源】《高血压传承老药方》

黄豆醋疗方

【组成】黄豆500克，醋1000毫升。

【用法】黄豆入锅炒20~25分钟，炒香即可，不可炒焦，冷却后浸泡于盛醋的容器中，密封10日以上。早、晚各服醋黄豆10粒，长服效果好。

【功效】活血散瘀。

【主治】高血压合并高脂血症，属瘀血阻络者。

【来源】《醋疗》

冰糖醋疗方

【组成】冰糖500克，醋100毫升。

【用法】以上2味混合，调匀至冰糖溶化（一般需要2日），每日3次，每次10克，饭后饮服糖醋液。10日为1个疗程，可用3~5个疗程。

【功效】补中益气，活血散瘀。

【主治】高血压合并高脂血症。

【来源】《醋疗》

花生橘皮醋疗方

【组成】连壳花生1000克，橘皮50克，精盐、茴香各少许，米醋150毫升。

【用法】先将橘皮、花生倒入大砂锅内，加水适量，用中火烧沸15分钟，后加米醋、精盐、茴香，改用小火煮1小时，捡去橘皮渣，烘晒几次，至花生干透，储存之。日服2~3次，每次吃花生20~30颗。

【功效】补中益气，理气散瘀。

【主治】高血压合并高脂血症。

【来源】《醋疗》

大枣芹菜根汤

【组成】大枣、芹菜根各适量。

【用法】洗净煮汤，经常适量饮服。

【功效】健脾养血，平肝祛风。

【主治】高血压合并高脂血症。

【来源】《偏方大全》

槐楂茶

【组成】槐花、山楂各10克。

【用法】每日1剂，水煎2次，早、晚分2次温服。

【功效】泻肝化瘀。

【主治】高血压合并高脂血症，属肝郁化火，瘀血阻滞者。

【来源】《降压消脂益补汤》

菊花山楂茶

【组成】菊花3克，生山楂6克。

【用法】开水冲浸，代茶饮。

【功效】清肝降压，化浊降脂。

【主治】高血压合并糖尿病、高脂血症。

【来源】世界中西医结合杂志，2011，6（7）

山楂花叶茶

【组成】山楂花、山楂叶各6克。

【用法】将上2味放入杯中，用沸水冲泡，代茶饮。每日2剂。

【功效】活血化瘀，降压降脂。

【主治】高血压合并高脂血症。

【来源】《花疗偏方》

玉竹麦麸茶

【组成】麦麸50克，玉竹10克，甘草2克。

【用法】将玉竹拣杂、洗净后，切片，晒干或烘干，研为细末，与麦麸充分混匀，一分为二，放入棉纸袋中，挂线封口，备用。每日2次，每次1袋，冲茶饮。将麦麸玉竹袋放入杯中，用刚煮沸的开水冲泡，加盖，闷15分钟即可。代茶，频频饮服，每袋可连续冲泡3~5次，当日服完。

【功效】滋阴生津，降脂降压，健脾降糖。

【主治】高血压合并高血糖、高脂血症。

【来源】《亚健康状态食物疗法》

灵芝调脂茶

【组成】灵芝15克，决明子20克，山楂25克，罗布麻叶15克，菊花15克，茉莉花20克。

【用法】上药制成茶包，每包30克。水冲服，每次1包，每日3次。

【功效】平肝潜阳，利湿泄浊。

【主治】高血压合并高脂血症，属痰湿壅盛者。

【来源】中医临床研究，2017，9（27）

三味降压降脂茶

【组成】白菊花10克，东山楂15克，夏枯草10克。

【用法】将上药放入暖水瓶中（喜饮者用4磅瓶，不喜饮者用2磅瓶），冲入开水，盖上瓶塞，1小时后即可饮用，1天喝完，每日1瓶，1个月为1个疗程。

【功效】平肝潜阳，化瘀除湿，益阴滋肾。

【主治】高血压合并高脂血症。

【来源】职业与健康，2003，19（2）

泽泻粥

【组成】泽泻10克，粳米50克。

【用法】粳米入水，常法煮粥，米开花后调入泽泻粉，改文火稍煮数沸即可。

【功效】利水降压，化浊降脂。

【主治】高血压合并糖尿病、高脂血症，属水饮内停者。

【来源】世界中西医结合杂志，2011，6（7）

决明子粥

【组成】决明子（炒）15克，粳米50克。

【用法】先把决明子放入锅内炒至微有香气，取出，待冷后煎汁去渣，放入粳米煮粥，粥熟即可食。

【功效】清肝降压，化浊降脂。

【主治】高血压合并糖尿病、高脂血症。

【来源】世界中西医结合杂志，2011，6（7）

葛根粉粥

【组成】**葛根粉30克，粳米50克。**

【用法】粳米浸泡一宿，与葛根粉同入砂锅内，加水500毫升，用文火煮至米开粥稠即可。

【功效】生津止渴。

【主治】高血压合并糖尿病。

【来源】世界中西医结合杂志，2011，6（7）

菊楂决明饮

【组成】**菊花10克，生山楂片15克，决明子15克。**

【用法】将决明子打碎，同菊花、生山楂片水煎，代茶饮。

【功效】清肝降压，化浊降脂。

【主治】高血压合并糖尿病、高脂血症。

【来源】世界中西医结合杂志，2011，6（7）

菊槐绿茶饮

【组成】**菊花、槐花、绿茶各3克。**

【用法】水煎或开水冲浸，代茶饮。

【功效】清肝降压。

【主治】高血压合并糖尿病。

【来源】世界中西医结合杂志，2011，6（7）

葛根赤豆饮

【组成】赤小豆30克，葛根粉60克，豆浆200毫升。

【用法】将赤小豆、葛根粉同入砂锅，加水煎煮2次，每次30分钟，过滤，去渣，合并2次滤汁，与豆浆充分混合均匀，再回入砂锅，小火煨煮10分钟即成。早、晚分服。

【功效】生津健脾，降压降糖。

【主治】高血压合并高血糖。

【来源】《亚健康状态食物疗法》

芹菜汁

【组成】芹菜（选用颗形粗大者）、蜂蜜各适量。

【用法】芹菜洗净榨取汁液，以此汁加入等量蜂蜜，加热搅匀。日服3次，每次40毫升。

【功效】平肝清热，祛风利湿。

【主治】高血压合并高脂血症。

【来源】《偏方大全》

复方番茄汁

【组成】番茄200克，芹菜200克，柠檬汁、精盐各适量，小冰块2块。

【用法】将芹菜去根、黄叶后洗净，再用冷开水浸泡片刻，剥去皮，切成小块。将番茄、芹菜一起投入捣搅机中打成汁，用洁净的纱布过滤。把滤液倒入玻璃杯中，加入适量的柠檬汁和精盐，用长柄匙调匀。饮服时，加入2块小冰块。代茶，频频饮用，当日饮完。

【功效】清热凉血生津。

【主治】高血压合并高血糖。

【来源】《亚健康状态食物疗法》

鲜芹菜豆浆

【组成】新鲜芹菜500克，豆浆250毫升。

【用法】将新鲜芹菜择净、洗干净，连根、茎、叶放入温开水中浸泡30分钟，取出，立即切碎，投入家用捣搅机中，快速绞榨取汁，用洁净纱布过滤，收取汁液，备用。将豆浆倒入锅中，用小火或微火煮沸，随即将芹菜汁液兑入，再煮至沸即成。早、晚分服。

【功效】清热益气健脾。

【主治】高血压合并高血糖。

【来源】《亚健康状态食物疗法》

小麦胚芽豆浆

【组成】小麦胚芽50克，豆浆250毫升，天花粉10克，枸杞子30克。

【用法】将天花粉洗净，晒干或烘干，研成极细末，备用。将枸杞子洗净后，放入砂锅，加水浓煎2次，每次30分钟，合并2次煎汁，浓缩至150毫升，待用。将豆浆放入锅中，煮沸后冷却，加小麦胚芽，搅拌均匀，再加枸杞子浓缩汁及天花粉末，大火煮沸，改用小火煨煮10分钟即成。早、晚分服。

【功效】清热益气健脾。

【主治】高血压合并高血糖。

【来源】《亚健康状态食物疗法》

凉拌海带

【组成】泡发海带200克，香干100克，葱花、姜末、精盐、味精、酱油、红糖、麻油各适量。

【用法】将泡发好的海带洗净，入沸水锅中焯透，捞出，切成3厘米长的细丝，码放在盘内，待用。将香干洗净，入沸水锅焯一下，捞出，每块香干剖成3片，细切成丝，分放在海带丝上，加葱花、姜末、精盐、味精、酱油、少许红糖，拌和均匀，淋入麻油即成。当菜佐餐，随意服食。

【功效】清热生津。

【主治】高血压合并高血糖、高血脂、骨质疏松。

【来源】《亚健康状态食物疗法》

芹菜拌苦瓜

【组成】新鲜芹菜250克，苦瓜1个（约150克），精盐、味精、香油、酱油、香醋、五香粉各适量。

【用法】将芹菜择洗干净，去根、叶，放入沸水锅焯一下，取出，切成3厘米长的小段，码入盘内，备用。将苦瓜用清水反复洗净外表皮，剖开，去瓤，切成薄片，入沸水锅中焯一下，捞出，沥去水分，铺放在芹菜段上。另取一碗，放入精盐、味精、香油、酱油、香醋、五香粉各适量，拌和成调味汁液，浇在苦瓜片上，用筷子拌匀即可。当菜佐餐，随意服食。

【功效】清热平肝，健脾生津。

【主治】高血压合并高血糖。

【来源】《亚健康状态食物疗法》

第二节　外用方

外敷方Ⅰ

【组成】川芎粉、吴茱萸各10克。

【用法】神阙穴外敷30分钟，每日2次。

【功效】活血降压，平肝息风。

【主治】高血压合并糖尿病。

【来源】内蒙古中医药，2020，39（1）

外敷方Ⅱ

【组成】川芎、吴茱萸、牛膝各10克。

【用法】足部涌泉穴外敷30分钟，每日2次。

【功效】活血降压，平肝息风。

【主治】高血压合并糖尿病。

【来源】内蒙古中医药，2020，39（1）

足浴方Ⅰ

【组成】吴茱萸、附子、怀牛膝、透骨草、青柏子、急性子、罗布麻各等量。

【用法】水煎后取药液泡足30分钟，每日2次。

【功效】活血降压，平肝息风。

【主治】高血压合并糖尿病。

【来源】内蒙古中医药，2020，39（1）

足浴方Ⅱ

【组成】桑枝、茺蔚子、桑叶各30克。

【用法】煎汤后洗足，每次15分钟。

【功效】活血降压，平肝息风。

【主治】高血压合并糖尿病。

【来源】内蒙古中医药，2020，39（1）

第十二章　老年性高血压

老年性高血压是指患者年龄≥65岁，血压值持续或非同日3次以上超过正常血压诊断标准，即收缩压≥140mmHg和（或）舒张压≥90mmHg。

老年人高血压患病率很高，约为50%，是我国老年人致死致残的主要原因之一。其收缩压与舒张压相差较大，以收缩压升高为主，多数为单纯收缩期高血压。早期人们认为老年性高血压是血压随年龄增长而升高的生理现象，不必治疗。但长期研究证明，老年性高血压是危害老年人健康的重要因素，积极治疗可明显降低充血性心力衰竭、脑卒中、冠心病、肾衰竭、主动脉瘤等疾病的发病率。

老年人各器官都呈退行性变化，尤其是心血管系统，动脉硬化明显，几乎成了无弹性的管道。老年人的肝脏和肾脏的功能也较低，老年性高血压常合并很多基础疾病。目前没有能完全根治的特效药，需要长期通过综合治疗控制和降低血压，预防因高血压导致身体重要组织、器官的损害。

中医治疗本病主要依据辨证论治的原则处方遣药。

第一节　内服方

定眩汤

【组成】党参30克，白术24克，茯苓24克，当归15克，川芎

12克，白芍15克，柴胡12克，代赭石15克，荷叶15克，生龙骨30克，生牡蛎30克，半夏9克，陈皮9克，泽泻24克，甘草3克。

【用法】每日1剂，水煎2次，早、晚分2次温服。4周为1个疗程。

【功效】健脾益气，升清降浊。

【主治】老年性高血压伴眩晕，属脾气虚损者。

【来源】山东中医药大学学报，1998，22（3）

降压汤

【组成】生石决明30克，丹参30克，蒺藜30克，夏枯草30克，车前子（布包）45克。

【用法】每日1剂，水煎取汁约300~400毫升，分3次于餐前服用。45日为1个疗程。

【功效】平肝潜阳，调理肝肾。

【主治】老年性高血压，属肝肾阴虚，肝阳上亢者。

【来源】《小方治大病》

双胶合剂

【组成】鹿角胶38克，龟甲胶38克，天麻16克，熟地黄18克，山茱萸16克。

加减：伴阳亢者，加钩藤16克，龙齿38克；伴痰浊者，加半夏14克，白术16克；伴血瘀者，加水蛭14克，蒲黄16克。

【用法】每日1剂，20日为1个疗程。后3味药水煎2次，加龟甲胶、鹿角胶烊化后同服。分早、晚各1次温服。

【功效】填精补肾，益髓养脑。

【主治】老年性高血压。

【来源】《高血压传承老药方》

息风降压汤

【组成】牡蛎30克，怀牛膝20克，生地黄20克，龙骨30克，赤芍15克，山药30克，天麻15克，菊花10克，代赭石10克，首乌藤10克，甘草6克。

【用法】每日1剂，水煎2次，早、晚分2次温服。14日为1个疗程，治疗2个疗程。

【功效】滋阴潜阳，平肝息风。

【主治】老年性高血压，属肝肾不足，肝阳上亢者。

【来源】内蒙古中医药，2019，38（5）

知白降压汤

【组成】知母、白芍、当归、杜仲各15克，决明子25克，黄柏、天麻、淫羊藿、巴戟天各10克，川芎5克。

面红，口干口苦，烦躁甚者，加珍珠母、生牡蛎各30克（均先煎），夏枯草15克；痰多者，加胆南星、川贝母各10克，牡丹皮15克；失眠甚者，加首乌藤、酸枣仁各15克，合欢花10克；头晕甚者，加钩藤（后下）20克，何首乌20克；头痛甚者，加蒺藜、蔓荆子各15克；视力减弱者，加枸杞子、石斛各20克。

【用法】每日1剂，水煎2次，分上、下午服。30日为1个疗程。

【功效】清热泄肝息风，养血活血补肾。

【主治】老年性高血压。

【来源】《常见病验方荟萃》

延寿降压汤

【组成】生黄芪、钩藤、决明子各30克，菟丝子、何首乌各15克，杜仲、枸杞子、川芎、牡丹皮、生蒲黄各10克。

【用法】每日1剂，水煎2次，早、晚分2次温服。

【功效】益气滋肾，活血化瘀。

【主治】老年性高血压。

【来源】山东中医药导报，1997，3（10）

益肾降压汤

【组成】黄芪30克，黄精30克，女贞子15克，淫羊藿15克，桑寄生15克，炒杜仲15克，怀牛膝20克，泽泻30克，墨旱莲15克。

少寐多梦，心悸气短，血压波动较大者，加炒酸枣仁15克，首乌藤30克；头痛明显，血压波动不大，收缩压与舒张压均增高，或伴有胸闷、胸痛之冠心病心绞痛者，加丹参15克，生山楂、瓜蒌各30克；嗜睡明显者，加人参9克，五味子6克；耳鸣耳聋者，加葛根30克，菖蒲9克；小便频数者，加益智仁9克，桑螵蛸15克；偏阴虚，烘热汗出，血压波动幅度较大者，加知母9克，黄柏6克；偏阳虚，下肢水肿，四肢冷，心悸，喘促，小便不利，或收缩压与舒张压均明显增高，血压波动幅度不大，冬季血压高于夏季者，减泽泻用量，并酌情加大淫羊藿用量，另加巴戟天30克。

【用法】每日1剂，水煎2次，早、晚分2次温服。

【功效】益肾降压。

【主治】老年性高血压，属肝肾亏虚者。

【来源】天津中医，1992（5）

补肾降压汤

【组成】丹参20克，桑寄生10克，淫羊藿10克，泽泻10克，川芎10克，女贞子10克，葛根10克，三七粉5克。

【用法】免煎中药，冲温开水200毫升，每日1剂，分2次口服。30日为1个疗程。

【功效】补肾益气，活血化瘀。

【主治】老年性高血压，属肾虚血瘀者。

【来源】内蒙古中医药，2014（22）

补肾化痰汤

【组成】淫羊藿30克，菟丝子30克，沙苑子20克，僵蚕15克，半夏12克，节菖蒲15克，葛根30克，泽泻30克，生蒲黄15克。

【用法】每日1剂，水煎2次，早、晚分2次温服。

【功效】补肾培元，化痰活血。

【主治】老年性高血压伴眩晕。

【来源】中医研究，2003，16（3）

育阴活络汤

【组成】钩藤20克，菊花、何首乌、白芍、川芎、牛膝各10克，夏枯草30克，熟地黄15克，红花12克。

兼痰湿者，加薏苡仁10克，茯苓20克；兼高血脂者，加僵蚕10克，桑寄生20克；兼湿热者，加黄芩10克，鬼针草30克；兼心悸者，加麦冬30克，党参10克。

【用法】每日1剂，水煎2次，早、晚分2次温服。14日为1个疗程，连续服用2~3个疗程。

【功效】平肝育阴，活络降压。

【主治】老年性高血压。

【来源】《新编中国心血管病秘方全书》

丹参化瘀汤

【组成】丹参、黄芪各30克，当归、黄精各15克，炒酸枣仁、生山楂、葛根各20克，生蒲黄12克。

【用法】每日1剂，水煎2次，早、晚分2次温服。30日为1个疗程，一般连续服用1~2个疗程。

【功效】益气活血，化瘀通脉。

【主治】老年性高血压。

【来源】《新编中国心血管病秘方全书》

养血活血汤

【组成】党参16克，黄芪18克，白术、当归各14克，陈皮、升麻、柴胡各7克，熟地黄、丹参各28克，炙甘草6克。

面红心烦，耳鸣，头胀痛者，加黄芩、栀子、石决明、天麻、钩藤；头重，胸闷呕恶者，加法半夏、竹茹、白果、石菖蒲；头晕目眩，神疲乏力，心悸较重者，重用黄芪、龙骨、牡蛎；手足麻木，有瘀点、瘀斑者，加桃仁、红花、地龙、三七粉（吞服）。

【用法】每日1剂，水煎2次，早、晚分2次温服。

【功效】益气养血。

【主治】老年性高血压，属气血亏虚者。

【来源】贵州中医，2007，28（4）

活血化瘀汤Ⅰ

【组成】牡丹皮16克，桃仁16克，当归11克，红花14克，枳壳7克，赤芍14克，桔梗4克，川牛膝14克，川芎14克，丹参16克，莪术16克，水蛭7克。

【用法】每日1剂，水煎2次，早、晚分2次温服。12日为1个疗程。

【功效】活血化瘀，祛湿化痰。

【主治】老年性高血压，属瘀血内停者。

【来源】《高血压传承老药方》

活血化瘀汤Ⅱ

【组成】生龙骨、生牡蛎（先煎）28克，天麻、钩藤、牛膝各16克，女贞子、墨旱莲各11克，丹参、红花、赤芍、葛根各14克，川楝子、甘草各6克。

【用法】每日1剂，水煎2次，早、晚分2次温服。15日为1个疗程。服药期间嘱患者忌食辛辣刺激油腻之品，戒烟酒，保持心情舒畅。

【功效】降压平逆，镇肝息风。

【主治】老年性高血压。

【来源】《高血压传承老药方》

平肝活血汤

【组成】钩藤（后下）20克，菊花15克，白芍15克，牡蛎（先煎）30克，珍珠母（先煎）30克，生地黄20克，川芎10克，丹参20克，三七粉（冲服）3克。

【用法】每日1剂，水煎2次，早、晚分2次温服。1个月为1个疗程。

【功效】平肝活血。

【主治】老年性高血压，属肝阴不足，气滞血瘀者。

【来源】中医临床研究，2014，6（16）

菊花平肝汤

【组成】夏枯草16克，钩藤（后下）45~60克，白芍14克，枸杞子14克，牛膝14克，龙骨（先煎）18克，牡蛎（先煎）18克，菊花14克，甘草6克。

【用法】每日1剂，水煎2次，药液合并，每日分2次服，上、下午各服1次。6日为1个疗程。

【功效】滋阴清火，平肝息风。

【主治】老年性高血压，属肝阳上亢者。

【来源】《高血压传承老药方》

平肝益肾汤

【组成】天麻、钩藤、石决明、夏枯草、首乌藤、茯神、山茱萸、菟丝子、鹿角胶、龟甲胶各10克，丹参、牛膝各15克，熟地黄20克。

【用法】每日1剂，水煎2次，早、晚分2次温服。1个月为1个疗程。

【功效】补益肝肾，平肝通络。

【主治】老年性高血压。

【来源】《新编中国心血管病秘方全书》

滋肾养肝汤

【组成】枸杞子18克，菊花18克，熟地黄25克，山茱萸16克，丹参28克，茯苓16克，泽泻16克，牡丹皮16克，石决明18克，怀牛膝16克，钩藤26克，天麻16克，白芍18克，龙骨18克，牡蛎18克。

【用法】每日1剂，水煎2次，早、晚分2次温服。5周为1个疗程。

【功效】滋养肝肾，育阴潜阳。

【主治】老年性高血压。

【来源】《高血压传承老药方》

滋肝养肾汤

【组成】桑寄生18克，益母草60克，杜仲18克，甘草6克。

头痛甚者，加夏枯草11克，钩藤18克，生白芍26克，生牡蛎28克；阴虚者，加千日红11克，川石斛16克，生地黄16克。

【用法】每日1剂，水煎2次，早、中、晚分3次服用。

【功效】滋肝养肾。

【主治】老年性高血压。

【来源】《高血压传承老药方》

肝肾阴虚汤

【组成】熟地黄18克，天麻14克，钩藤14克，石决明14克，夏枯草14克，山茱萸14克，菟丝子14克，鹿角胶14克，龟甲胶14克，丹参16克，牛膝16克，首乌藤14克，茯神各14克。

【用法】每日1剂，水煎2次，早、晚分2次温服。

【功效】滋补肝肾，养心安神。

【主治】老年性高血压，属肝阳上亢，肝肾阴虚者。

【来源】《高血压传承老药方》

大补地黄汤

【组成】熟地黄16克，黄柏16克，当归11克，山药11克，枸杞子11克，知母9克，山茱萸8克，白芍8克，生地黄14克，肉苁蓉6克，玄参6克，桑寄生16克，杜仲16克。

头重脚轻者，加葛根28克。

【用法】每日1剂，水煎服，分2次，上、下午各服1次。1周为1个疗程，观察4个疗程。

【功效】潜阳育阴，滋肝养肾。

【主治】老年性高血压，属肝肾阴虚者。

【来源】《高血压传承老药方》

温阳利水汤

【组成】制附子（先煎）、白芍各6~9克，红参6~12克，茯苓、牛膝、灵磁石各12~18克，泽泻9~12克，生黄芪9~15克，生姜6片。

【用法】每日1剂，水煎2次，早、晚分2次温服。15日为1个疗程，一般连续服用2~3个疗程。

【功效】益气温阳，通络利水。

【主治】老年性高血压。

【来源】《新编中国心血管病秘方全书》

养心安神汤

【组成】桂枝11克，茯苓18克，炒白术11克，炙甘草6克，天麻14克，川牛膝14克，半夏11克，黄芪28克，陈皮6克。

【用法】每日1剂，水煎2次，早、晚分2次温服。

【功效】利水温阳，化痰止眩。

【主治】老年性高血压。

【来源】《高血压传承老药方》

加味八珍汤

【组成】党参、泽泻各18克，茯苓16克，炙甘草6克，熟地黄、当归、白芍、川芎、白术、天麻各14克。

【用法】每日1剂，水煎2次，早、晚分2次温服。5周为1个疗程。

【功效】养血补气，健脾养胃，平肝息风。

【主治】老年性高血压，属气血亏虚者。

【来源】《高血压传承老药方》

甘草降压饮

【组成】竹叶、甘草、灯心草各14克，生地黄16克，白茅根、白芍、丹参各11克，益母草、夏枯草、豨莶草各18克，石决明、菊花各8克。

【用法】每日1剂，水煎2次，早、晚分2次温服。

【功效】平肝息风。

【主治】老年性高血压。

【来源】《高血压传承老药方》

祛火消瘀饮

【组成】钩藤18克，天麻11克，泽泻14克，黄柏14克，石决明18克，菊花16克，白芍18克。

【用法】每日1剂，水煎2次，早、晚分2次温服。

【功效】滋阴潜阳，清热泻火，平肝息风。

【主治】老年性高血压，属肝阳上亢者。

【来源】《高血压传承老药方》

滋阴凉肝方

【组成】墨旱莲15克，女贞子15克，枸杞子15克，生地黄15克，熟地黄15克，龟甲15克，知母15克，黄柏15克，泽泻15克，野菊花10克，生石决明30克，夏枯草30克。

【用法】每日1剂，水煎2次，早、晚分2次温服。

【功效】补肾平肝，滋阴泻热。

【主治】老年性高血压，属阳亢化火者。

【来源】《名中医治病绝招》

阴阳双补方

【组成】杜仲15克，菟丝子15克，肉苁蓉15克，淫羊藿15克，仙茅15克，人参15克，远志10克，川芎9克，红花9克，辛夷9克，威灵仙15克，徐长卿15克，女贞子15克，枸杞子15克，墨旱莲15克，黄芪20克。

【用法】每日1剂，水煎2次，早、晚分2次温服。

【功效】助阳滋阴，调补气血。

【主治】老年性高血压，属气血两虚者。

【来源】《名中医治病绝招》

平调阴阳方

【组成】钩藤15克，枸杞子15克，菊花15克，桑寄生15克，山茱萸6克，川牛膝12克，桑叶12克。

【用法】每日1剂，水煎2次，早、晚分2次温服。

【功效】助阳益阴。

【主治】老年性高血压，属阴阳两虚者。

【来源】《高血压病中医诊疗养护》

平肝化瘀方

【组成】地龙16克，黄芪20克，土鳖虫14克，山楂14克，杜仲16克，肉苁蓉16克，夏枯草16克，决明子28克，牛膝14克。

【用法】每日1剂，水煎2次，早、晚分2次温服。连服2~8周，每日监测血压1~2次。

【功效】补肾益精，平肝化瘀。

【主治】老年性高血压，属肝肾阴虚，痰瘀互结者。

【来源】《高血压传承老药方》

益气健脾方

【组成】菟丝子28克，炙龟甲28克，牛膝28克，熟地黄16克，茯苓16克，蒺藜16克，枸杞子16克，杜仲16克，肉苁蓉16克，黄芪18克，桑寄生16克，覆盆子16克，黄精18克，炒白术14克，地龙14克，益母草14克，石菖蒲6克，淫羊藿14克。

眩晕甚，虚阳浮越者，加人参28克，生牡蛎50克，生龙骨50克；大便溏烂者，去黄精、熟地黄、肉苁蓉，加砂仁14克。

【用法】每日1剂，水煎2次，早、中、晚饭后分3次温服。20日为1个疗程。

【功效】补肝益肾，益气健脾，祛瘀降压。

【主治】老年性高血压。

【来源】《高血压传承老药方》

益母草降压方

【组成】钩藤（后下）28克，天麻14克，决明子28克，杜仲14克，桑寄生14克，川牛膝11克，益母草14克，杭白芍14克，生山楂14克，首乌藤14克。

【用法】每日1剂，水煎2次，分3次服用。15日为1个疗程，一般治疗1~3个疗程。

【功效】平肝潜阳，清热祛火。

【主治】老年性高血压，属肝阳上亢者。

【来源】《高血压传承老药方》

益母草汤加减

【组成】黄柏、知母各14克，仙茅、淫羊藿、巴戟天、菟丝子、益母草、肉苁蓉各16克，当归、白芍各11克，牡蛎28克，炙甘草6克。

肝郁气滞者，重用益母草，加紫苏梗14克；肝阳上亢者，去巴戟天、肉苁蓉，加珍珠母、钩藤、夏枯草各16克；心血亏虚者，加柏子仁、大枣各18克，远志11克，首乌藤16克；血热者，去巴戟天，加川贝母、墨旱莲、侧柏炭各16克，牡丹皮11克；脾虚食滞者，去肉苁蓉、黄柏、知母，加炒白术、紫苏各16克，藿香14克，砂仁、豆蔻各6克；肝肾阴虚者，加桑寄生、续断、鹿角胶、石菖蒲各16克。

【用法】每日1剂，水煎2次，早、晚分2次温服。8日为1个疗程，疗程之间间隔2日，共治疗5个疗程。

【功效】滋补温阳，濡养冲任。

【主治】老年性高血压。

【来源】《高血压传承老药方》

六味地黄丸加味

【组成】干地黄、山药、山茱萸、泽泻、茯苓、桂枝、制附子（先煎）、牡丹皮各14克，仙茅、淫羊藿各16克。

【用法】每日1剂，水煎2次，早、晚分2次温服。4周为1个疗程，连服2个疗程。

【功效】滋肝补肾，温补肾阳。

【主治】老年性高血压。

【来源】《高血压传承老药方》

六味地黄汤加减

【组成】黄芪30克，生地黄15克，熟地黄15克，茯苓15克，泽泻15克，山药15克，牛膝15克，桑寄生15克，菟丝子15克，附子（先煎）12克，炒杜仲12克，牡丹皮9克，肉桂9克。

失眠者，加酸枣仁30克，首乌藤20克，五味子12克；偏阴虚火旺者，加黄柏9克，知母12克，龟甲30克，去肉桂、附子；偏阳气虚者，重用黄芪30~50克；夜尿多者，加益智仁20克，桑螵蛸12克，石菖蒲15克；下肢水肿者，加车前子12克，防己12克，益母草15克；兼血瘀者，加丹参24克，赤芍12克。

【用法】每日1剂，连续服药达到疗效后，可改为间断服药，以巩固疗效。

【功效】滋阴助阳。

【主治】老年性高血压伴眩晕，属阴阳两虚者。

【来源】陕西中医，1998，19（1）

天麻钩藤饮加减

【组成】天麻、杭菊花、川牛膝、首乌藤、茯神各15克，钩藤、石决明各30克，黄芩、蔓荆子、龙胆、玄参、清半夏、栀子各10克，益母草20克。

呕逆震颤者，加代赭石、珍珠母各30克，去清半夏，加生半夏、生姜各10克；肝火偏盛者，可用龙胆泻肝汤加生石决明、钩藤各30克；大便秘结者，加大黄15克，芒硝10克；肝阳上亢，热极化风者，可用羚羊角汤加减。

【用法】每日1剂，水煎2次，早、晚分2次温服。

【功效】平肝潜阳，清降利窍。

【主治】老年性高血压伴眩晕，属肝阳上亢者。

【来源】浙江中医杂志，1994，29（10）

补肾活血降压汤

【组成】何首乌、女贞子、淫羊藿、丹参各20~30克，黄芪30~45克，川芎、赤芍、怀牛膝各10~20克。

肝肾阴虚者，去川芎，加熟地黄、枸杞子各20克，当归12克，炒桃仁10克；肝阳上亢者，去川芎，加钩藤20克，生龙骨、牡蛎、炒酸枣仁各30克；兼有痰浊者，加天麻10克，半夏、石菖蒲、泽泻各12克；血脂偏高者，加生山楂、泽泻、海藻各15克；伴脑血栓者，加桃仁、红花、全蝎各10克，三七粉（冲）2克；有糖尿病者，加葛根、山药各30克，天花粉、生地黄各20克。

【用法】每日1剂，文火水煎2次，分3次温服。30日为1个疗程。

【功效】补肾填精，活血化瘀。

【主治】老年性高血压伴眩晕，属肝肾亏虚者。

【来源】陕西中医，1997，18（3）

平肝息风汤

【组成】夏枯草15克，蒺藜10克，黄芩10克，黄菊花10克，丹参30克，白芍10克，女贞子15克，车前子30克，山楂12克。

加减：心悸明显者，加淮小麦15克；阴虚大便干结者，加胡麻仁10克；四肢麻木者，加桑枝15克，桑寄生15克；面色潮红，小便频数者，加肉桂1.5克；有痰浊者，加郁金12克，白矾1.5克。

【用法】每日1剂，水煎2次，早、晚分2次温服。连服2周。血压稳定后隔日1剂，连服4周。

【功效】育阴潜阳，平肝息风。

【主治】老年性高血压，属肝肾阴虚，肝阳上亢者。

【来源】苏州医学院学报，2000（2）

左归丸合右归丸加减

【组成】熟地黄20克，山茱萸15克，枸杞子15克，杜仲15克，牛膝15克，桑寄生20克，黄精30克，淫羊藿30克。

【用法】每日1剂，水煎2次，早、晚分2次温服。

【功效】育阴助阳。

【主治】老年性高血压，属阴阳两虚者。

【来源】《高血压病中医诊疗养护》

建瓴汤合天麻钩藤饮加减

【组成】生地黄20克，白芍20克，莲须12克，牛膝20克，桑寄生15克，菊花15克，生龙骨、生牡蛎、生石决明（均先煎）各30克，钩藤（后下）30克，首乌藤30克，莲子心6克。

【用法】每日1剂，水煎2次，早、晚分2次温服。

【功效】育阴潜阳。

【主治】老年性高血压，属肝肾不足，肝阳上亢者。

【来源】《高血压病中医诊疗养护》

六君子汤合半夏白术天麻汤加减

【组成】党参12克，白术15克，陈皮10克，茯苓15克，天麻12克，胆南星10克，决明子30克。

【用法】每日1剂，水煎2次，早、晚分2次温服。

【功效】健脾化痰。

【主治】老年性高血压，属脾虚痰浊者。

【来源】《高血压病中医诊疗养护》

补肾地黄丸

【组成】怀牛膝、桑寄生、菟丝子各11克，熟地黄、山茱萸、山药各16克，茯苓、泽泻各7克。

【用法】每日1剂，水煎2次，早、晚分2次温服。

【功效】温补肾阳，调和阴阳。

【主治】老年性高血压，属肾阴阳两虚者。

【来源】《高血压传承老药方》

黑木耳柿饼

【组成】黑木耳6克，柿饼50克，冰糖少许。

【用法】加水共煮至烂。此方为1日服用量，久食有效。

【功效】清热润燥。

【主治】老年性高血压。

【来源】《偏方大全》

黄鱼海参羹

【组成】泡发好的优质海参100克，大黄鱼肉150克，火腿肠50克，鸡蛋1个，新鲜肉汤350毫升，葱、姜、胡椒粉、黄酒、香油、味精、盐、干淀粉各适量。

【用法】先将火腿肠50克蒸熟，切成细末，备用；将大黄鱼肉、海参洗净，切成薄片，备用；将干淀粉加一倍的水调成湿淀粉，备用；鸡蛋打破后，倒入1个小碗中，搅拌均匀，备用。将砂锅置火上，烧后加入适量植物油，烧至7成熟，放入葱、姜略煸，再加入黄酒、肉汤、海参片和黄鱼肉片，翻炒片刻，再加入胡椒粉，煮开后，将葱段去除，加入味精和盐各适量，调味后再用湿淀粉勾芡，并将备好的鸡蛋液倒入锅内，煮3~5分钟后，熄火，将汤羹倒入盆中，再撒上备好的火腿末和香油即可。

【功效】开胃益气，补肾填精。

【主治】老年性高血压。

【来源】《高血压病中医诊疗养护》

苦瓜炖豆腐

【组成】新鲜苦瓜250克，新鲜豆腐块300克，葱花、姜末、清汤、盐、味精各适量。

【用法】先将苦瓜洗净切片，在水中焯一下，捞出备用；将豆腐洗净后切成1.5厘米左右的小块，放入热油锅内稍炸片刻，备用；另起锅烧油至6成热，倒入苦瓜片、葱花、姜末，翻炒片刻，加入适量的清汤及炸好的豆腐块，搅拌均匀后中火煮10分钟，加入适量盐、味精，拌匀即可装盘食用。

【功效】清热除烦，补钙降压。

【主治】老年性高血压。

【来源】《高血压病中医诊疗养护》

黑芝麻桑椹糊

【组成】黑芝麻60克，桑椹50克，黑米30克，黑糖适量。

【用法】将黑芝麻、桑椹、黑米洗净，一起放入罐中捣碎，在砂锅内加水大约1200毫升，水烧开后放入适量黑糖，待黑糖全部溶化，水再沸时，加入捣碎的食物碎粒，煮成糊状物。每日1剂，分3次服用。连服15日为1个疗程。

【功效】滋补肝肾，降压通便。

【主治】老年性高血压伴便秘。

【来源】《高血压病中医诊疗养护》

黑芝麻拌枸杞叶

【组成】黑芝麻100克，枸杞叶100克，食盐、味精、香油、红糖各适量。

【用法】先将黑芝麻洗净，除去杂质，晒干，放入炒锅内用微火将其炒香炒熟后，放在案板上，加入适量盐，用擀面杖将其研成细末，放入盘中备用；将枸杞叶洗净后，放入沸水锅中烫5~10分钟，取出沥干水分，备用；将黑芝麻细末撒在枸杞叶上，搅拌均匀，放入适量红糖、香油、味精、食盐调味后，即可食用。

【功效】滋补肝肾。

【主治】老年性高血压，属肝肾阴虚者。

【来源】《高血压病中医诊疗养护》

第二节　外用方

穴贴方

【组成】细辛3克，沙苑子、白芥子各10克，决明子、菊花、枸杞子各15克，生地黄、女贞子各20克。

【用法】将上药研磨成粉末状加入适量醋调和，制备成类似扁豆的药丸。取穴：涌泉、三阴交、曲池、双侧内关。贴敷方法：选定穴位并定位以后，取事先准备的药丸置放在空药贴环内部，在穴位处固定粘贴。每日1次，每次贴敷时间应保持在6~8小时，7日为1个疗程。

【功效】调和阴阳，清肝降压。

【主治】老年性高血压。

【来源】河南中医，2014，34（2）

足浴方

【组成】牛膝15克，决明子15克，茺蔚子20克，赤芍10克，红花10克，当归10克，干姜10克，薄荷15克，肉桂5克。

【用法】将上述原料煎好后，先熏脚15分钟，然后泡脚15分钟，上、下午各1次，2~3周为1个疗程。

【功效】滋阴祛湿。

【主治】老年性高血压。

【来源】《高血压饮食与中医调养》

第十三章　围绝经期高血压

围绝经期高血压，又称更年期高血压，是围绝经期综合征的症状之一。由于女性围绝经期卵巢功能衰退、雌激素分泌减少导致内分泌失调、自主神经功能紊乱，出现睡眠不好、情绪不稳、烦躁不安等症状，从而引起血压波动。

围绝经期高血压一般是以收缩压上升为主，一般不会出现眼底、心脏和肾脏等器官损害。主要临床表现有血压不稳定、波动明显，同时伴有眩晕、头痛、耳鸣、眼花、健忘、失眠、多梦、易惊醒，或烦躁、乏力、易疲劳、易激动、注意力不集中、腰膝酸软等症状，甚至出现上热下寒（上身怕热，下肢发凉）、尿少、四肢肿大等症状。

本病可参考中医学“眩晕”“头痛”“中风”“郁证”“脏躁”“经断前后诸证”等疾病进行辨证治疗。

第一节　内服方

调更降压汤

【组成】淫羊藿20克，女贞子30克，墨旱莲15克，黄柏9克，知母12克，柴胡10克，钩藤30克，炒白芍12克，炒酸枣仁30克，炙甘草6克。

【用法】每日1剂，水煎2次，早、晚分2次温服。5日为1个疗程。

【功效】滋补肝肾，平肝息风，调理冲任。

【主治】围绝经期高血压，属阴虚阳亢，冲任失调者。

【来源】山东中医药大学（学位论文），2012

木香顺气汤

【组成】木香6克，姜厚朴10克，青皮10克，陈皮10克，益智仁10克，茯苓12克，泽泻10克，半夏6克，吴茱萸3克，当归10克，升麻3克，柴胡3克，草豆蔻6克，苍术6克，生姜3片。

头痛、头晕重者，加生石决明20克；心悸、心烦重者，加酸枣仁30克，首乌藤15克。

【用法】每日1剂，水煎2次，早、晚分2次温服。

【功效】行气平肝。

【主治】围绝经期高血压。

【来源】辽宁中医杂志，1999，26（8）

滋肾平肝汤

【组成】知母10克，黄柏10克，当归10克，仙茅10克，淫羊藿10克，天麻10克，钩藤（后下）30克，龙骨30克，牡蛎30克，川牛膝15克，淮小麦30克，甘草5克。

【用法】每日1剂，水煎2次，早、晚分2次温服。8周为1个疗程。

【功效】补肾平肝，调理阴阳。

【主治】围绝经期高血压，属肾阴亏虚，肝阳上亢者。

【来源】中医药信息，2007，24（3）

虚燥更平颗粒

【组成】当归12克，生地黄12克，罗布麻20克，桑椹12克，玫瑰花12克，炒酸枣仁30克。

【用法】制成颗粒剂，冲服，每次6克，每日3次。8周为1个疗程。

【功效】补虚润燥，平肝安神。

【主治】围绝经期高血压，属阴虚内燥者。

【来源】新疆医科大学学报，2008，31（12）

仲菟归母味龟汤

【组成】炒杜仲21克，菟丝子15克，当归12克，知母9克，五味子9克，龟甲（打碎，先煎）15克。

眩晕甚者，加钩藤（后下）12克；心悸失眠者，加茯神12克；潮热盗汗者，加盐黄柏6克；大便秘结者，加生大黄（后下）6克，生何首乌15克。

【用法】每日1剂，水煎2次，早、晚分2次空腹温服。

【功效】调节阴阳，补肾泻火，调理冲任。

【主治】围绝经期高血压。

【来源】甘肃中医，1993，6（3）

半夏白术天麻汤

【组成】半夏12克，白术12克，天麻15克，陈皮9克，茯苓12克，甘草6克，生姜3克，大枣5枚。

【用法】每日1剂，水煎2次，早、晚分2次温服。

【功效】化痰息风，健脾祛湿。

【主治】围绝经期高血压，属痰浊中阻者。

【来源】现代中西医结合杂志，2009，18（5）

加味二仙汤

【组成】仙茅、淫羊藿各15克，巴戟天、黄柏、知母各10克，当归5克，生龙骨、牡蛎（均先煎）各25克。

【用法】每日1剂，水煎2次，早、晚分2次温服。

【功效】育阴助阳，补肾滋肝。

【主治】围绝经期高血压，属阴阳两虚者。

【来源】《中华民间秘方大全》

加味二至丸

【组成】淫羊藿15克，女贞子10克，墨旱莲10克。

【用法】制成颗粒剂，冲服，每次1剂，每日1次。4周为1个疗程。

【功效】补益肝肾。

【主治】围绝经期高血压，属阴阳两虚者。

【来源】广州中医药大学（学位论文），2014

逍遥散加减

【组成】柴胡10克，白芍20克，当归6克，茯苓15克，白术15克，薄荷（后下）9克，女贞子15克，牛膝15克，菊花15克，钩藤（后下）20克，桑寄生20克，丹参15克，石决明（先煎）15克。

【用法】每日1剂，水煎2次，早、晚分2次温服。10日为1个疗程。

【功效】疏肝解郁，滋养肝肾，育阴潜阳。

【主治】围绝经期高血压。

【来源】安徽中医临床杂志，2003，15（6）

一贯煎加减

【组成】生地黄25克，沙参25克，当归15克，麦冬15克，川楝子25克，枸杞子25克，龟甲20克，鳖甲20克。

月经先期者，加山茱萸、山药、桑寄生、天冬；月经过多者，佐以补肾基础上，加女贞子、墨旱莲等补阴之药；经期延长者，加黄芪、山药等益气固涩之药；心悸者，加菖蒲、远志；失眠者，加酸枣仁、五味子；汗出重者，加龙骨、牡蛎、桂枝。

【用法】每日1剂，水煎2次，早、晚分2次温服。

【功效】滋阴疏肝，镇肝息风。

【主治】围绝经期高血压。

【来源】黑龙江医学，2000（12）

柴胡疏肝散加减

【组成】柴胡10克，白芍12克，川芎10克，香附10克，延胡索10克，陈皮12克，麸炒枳壳10克，甘草6克。

失眠烦躁者，加酸枣仁30克，远志20克，石菖蒲10克；心慌气短者，加磁石（先煎）10克，龙齿（先煎）10克，红景天10克；潮热汗多者，加沙参10克，玉竹10克，浮小麦10克；眩晕明显者，加天麻15克，钩藤（后下）15克。

【用法】每日1剂，水煎2次，早、晚分2次温服。如条件所限，可于饭前一次服用。

【功效】疏肝理气解郁。

【主治】围绝经期高血压，属肝郁气滞者。

【来源】广州中医药大学学报，2019，36（4）

龙胆泻肝汤加减

【组成】龙胆15克，栀子10克，柴胡10克，黄芩6克，泽泻

10克，夏枯草10克，生地黄10克，当归10克，甘草6克。

失眠烦躁者，加酸枣仁30克，远志20克，石菖蒲10克；心慌气短者，加磁石（先煎）10克，龙齿（先煎）10克，红景天10克；潮热汗多者，加沙参10克，玉竹10克，浮小麦10克；眩晕明显者，加天麻15克，钩藤（后下）15克。

【用法】每日1剂，水煎2次，早、晚分2次温服。如条件所限，可于饭前一次服用。

【功效】清泻肝胆。

【主治】围绝经期高血压，属肝火上炎者。

【来源】广州中医药大学学报，2019，36（4）

归芍地黄汤加减

【组成】当归10克，白芍15克，生地黄10克，牡丹皮10克，茯苓20克，山药20克，山茱萸10克，泽泻10克。

失眠烦躁者，加酸枣仁30克，远志20克，石菖蒲10克；心慌气短者，加磁石（先煎）10克，龙齿（先煎）10克，红景天10克；潮热汗多者，加沙参10克，玉竹10克，浮小麦10克；眩晕明显者，加天麻15克，钩藤（后下）15克。

【用法】每日1剂，水煎2次，早、晚分2次温服。如条件所限，可于饭前一次服用。

【功效】滋补肝肾。

【主治】围绝经期高血压，属肝阴（血）亏虚者。

【来源】广州中医药大学学报，2019，36（4）

杞菊地黄汤加减

【组成】枸杞子20克，菊花10克，熟地黄15克，山药20克，山茱萸10克，茯苓20克，泽泻10克，牡丹皮10克，牛膝20克，杜仲20克，桑寄生20克。

失眠烦躁者，加酸枣仁30克，远志20克，石菖蒲10克；心慌气短者，加磁石（先煎）10克，龙齿（先煎）10克，红景天10克；潮热汗多者，加沙参10克，玉竹10克，浮小麦10克；眩晕明显者，加天麻15克，钩藤（后下）15克。

【用法】每日1剂，水煎2次，早、晚分2次温服。如条件所限，可于饭前一次服用。

【功效】滋水涵木，滋补肝肾。

【主治】围绝经期高血压，属肝阴亏虚，肝阳上亢者。

【来源】广州中医药大学学报，2019，36（4）

当归芍药散加减

【组成】当归10克，白芍10克，茯苓10克，白术10克，川芎10克，泽泻10克，柴胡10克，枳壳10克，牡丹皮10克，首乌藤30克，甘草6克，石菖蒲10克，制远志10克，合欢花15克，炒酸枣仁20克。

【用法】每日1剂，水煎2次，早、晚分2次温服。5日为1个疗程。

【功效】清肝解郁，健脾化痰，安神助眠。

【主治】围绝经期高血压，属肝郁痰结，郁久化火者。

【来源】中国老年保健医学，2017，15（4）

补肾活血汤

【组成】山茱萸12克，丹参30克，桑寄生15克，葛根15克，牛膝15克，川芎10克，甘草6克。

【用法】每日1剂，水煎2次，早、晚分2次空腹温服。

【功效】滋补肾阴，活血通络。

【主治】围绝经期高血压，属肾阴亏虚，瘀血阻络者。

【来源】中国医刊，2016，51（12）

补阳还五汤加减

【组成】黄芪20克，红花10克，当归10克，川芎10克，赤芍10克，川牛膝12克，丹参15克，葛根15克。

失眠者，加酸枣仁15克，柏子仁12克，首乌藤15克；心悸者，加远志6克，珍珠母15克；眩晕者，加知母12克，生地黄12克。

【用法】每日1剂，水煎2次，早、晚分2次温服。

【功效】益气活血。

【主治】围绝经期高血压，属气虚血瘀者。

【来源】中国民间疗法，2011，19（7）

镇肝熄风汤加减

【组成】川楝子10克，钩藤（后下）30克，菊花6克，生龙骨、生牡蛎（均先煎）各30克，白芍30克，玄参15克，五味子9克，龟甲（先煎）20克，僵蚕10克，蝉蜕6克。

【用法】每日1剂，水煎2次，早、晚分2次温服。

【功效】益阴平阳，息风止眩。

【主治】围绝经期高血压，属阴虚阳亢者。

【来源】四川中医，2016，34（5）

二陈汤合失笑散加减

【组成】陈皮12克，茯苓12克，法半夏10克，白术12克，泽泻12克，生蒲黄15克，五灵脂12克，川芎15克，薏苡仁15克，益母草15克。

痰浊重者，加胆南星10克；头胀头重者，加决明子12克，菊花12克；尿少浮肿者，加车前草15克；胸闷者，加全瓜蒌15克；腹胀者，加莱菔子10克。

【用法】每日1剂，水煎2次，早、晚分2次温服。

【功效】健脾祛痰化瘀。

【主治】围绝经期高血压，属痰浊挟瘀者。

【来源】中国民间疗法，2011，19（7）

六味地黄丸合失笑散加减

【组成】熟地黄12克，茯苓10克，泽泻10克，山茱萸10克，山药10克，牡丹皮10克，杜仲12克，桑寄生15克，生蒲黄12克，五灵脂12克，红花10克，川芎10~15克。

气短者，加黄芪15~20克；心悸者，加珍珠母15~30克；头晕重者，加磁石15~30克；心烦者，加知母10~12克。

【用法】每日1剂，水煎2次，早、晚分2次温服。

【功效】滋补肾阴，活血化瘀。

【主治】围绝经期高血压，属阴虚挟瘀者。

【来源】中国民间疗法，2011，19（7）

龙胆泻肝汤合桃红四物汤加减

【组成】龙胆10克，栀子10克，黄芩12克，生地黄12克，桃仁10克，红花10克，赤芍12克，川芎12克。

大便干燥者，加生大黄6克；目赤者，加决明子10~15克，菊花10~12克；心烦者，加珍珠母12~15克；眩晕者，加天麻6~12克，钩藤12~15克。

【用法】每日1剂，水煎2次，早、晚分2次温服。

【功效】平肝清热，活血化瘀。

【主治】围绝经期高血压，属肝热挟瘀者。

【来源】中国民间疗法，2011，19（7）

温胆汤加减

【组成】竹茹10克，枳壳10克，茯苓10克，陈皮10克，石菖蒲10克，郁金10克。

气虚者，加仙鹤草10克，扁豆衣5克，生黄芪15克；气滞者，加柴胡10克，延胡索10克，佛手10克；痰瘀互结者，加三七粉（冲）3克，苏木10克，泽兰10克；小便不通者，加石韦10克，车前草30克，白花蛇舌草30克；大便不通者，加决明子30克，白菊花10克，当归15克。

【用法】每日1剂，水煎2次，早、晚分2次温服。

【功效】理气化痰。

【主治】围绝经期高血压，属痰毒损络者。

【来源】中国中医科学院（学位论文），2015

血府逐瘀汤加减

【组成】轻者：丹参30克，牡丹皮10克，赤芍10克；重者：桃仁10克，红花10克。再加柴胡10克，枳壳10克，桔梗5克，川牛膝15克，生地黄10克，当归10克。

【用法】每日1剂，水煎2次，早、晚分2次温服。

【功效】活血养血，祛瘀生新。

【主治】围绝经期高血压，属瘀血阻络者。

【来源】中国中医科学院（学位论文），2015

珍决汤

【组成】珍珠母30克，白菊花10克，决明子30克。

便溏者，决明子用量减为15克，或加葛根10克，炒白术10克；兼肝火者，加夏枯草15克，薄荷10克，生栀子10克，地龙10克，羚羊角粉（冲）0.6克；肝阳上亢者，加钩藤（后下）15克，生石决明30克，灵磁石10克，生龙骨30克，天麻10克；肝郁者，加柴胡10克，香附10克，川楝子10克，炒橘核10克，沉香粉（冲）3克。

【用法】每日1剂，水煎2次，早、晚分2次温服。

【功效】滋水涵木，清肝明目，润肠通便。

【主治】围绝经期高血压，属肝阳上亢者。

【来源】中国中医科学院（学位论文），2015

调肾阴阳方

【组成】枸杞子10克，白菊花10克，生地黄10克，黄精10克，生杜仲10克，桑寄生10克。

肾阴虚者，加女贞子10克，川牛膝15克；肾阳虚者，加肉桂2克，淫羊藿10克，续断10克，菟丝子10克；气血不足者，合补中益气汤化裁，加生黄芪10克，当归10克，升麻10克，柴胡10克。

【用法】每日1剂，水煎2次，早、晚分2次温服。

【功效】滋水涵木，调补阴阳。

【主治】围绝经期高血压，属阴阳失调者。

【来源】中国中医科学院（学位论文），2015

清肝活血汤

【组成】龙胆6克，黄芩、焦栀子、赤芍、当归、夏枯草、地龙、泽泻各10克，车前子（包）15克，益母草、生地黄各30克。

【用法】每日1剂，水煎2次，早、晚分2次温服。

【功效】清肝降火，活血通络。

【主治】围绝经期高血压，属肝火上炎，脉络瘀阻者。

【来源】实用中西医结合临床，2008，8（2）

平肝潜阳汤

【组成】益母草、蒺藜、粉防己各10克，鬼针草、珍珠母、泽泻、桑寄生各15克，女贞子、墨旱莲各20克。

【用法】每日1剂，水煎2次，早、晚分2次温服，每次服用300毫升。

【功效】调补肝肾，平衡阴阳。

【主治】围绝经期高血压，属肝、肾等内脏虚弱，伴阳亢，气血不足，阴阳失衡者。

【来源】中西医结合心血管病杂志（电子版），2018，6（17）

第二节　外用方

足贴方

【组成】吴茱萸6克，白芷2克，白芥子2克。

【用法】取以上三味药物，研成粉末，贴敷时用醋调成糊状，取纱布一块，用油膏刀取糊状药饼10克摊平于纱布上，厚薄适中，将摊好药物敷于双足底涌泉穴位置，每穴用药3克，上盖敷贴固定，松紧适宜，美观牢固。敷贴治疗在患者睡前进行，6~8小时后去除，每晚1次，7日为1个疗程。

【功效】滋补肝肾，育阴敛阳，引火归原。

【主治】围绝经期高血压，属阴虚内燥者。

【来源】新疆医科大学（学位论文），2010

第十四章　妊娠期高血压

妊娠期高血压是指在怀孕20周左右，血压升高，出现水肿、蛋白尿、肾功能异常、视物模糊等，严重影响孕妇及胎儿健康。确诊妊娠期高血压后，需在医生指导下，实时监测血压，将其稳定在一定范围；日常生活中，应注意低盐、低脂饮食，保持心情愉悦，平稳度过孕期。如血压控制不佳，症状严重，必要时需终止妊娠。

妊娠期高血压属于中医学“子痫”“子烦”“子肿”“子气”“子晕”等疾病范畴。病因主要与妊娠体虚、肝肾阴虚、肝失涵养、木火内动、化火生风等有关。中医学根据未病先防、既病防变的治疗原则，对妊娠期高血压给予调脾胃、补肝肾等方法治疗，不仅提高疗效，还可减少西药用量，从而避免某些西药对胎儿的不良影响，防止过早终止妊娠。

第一节　内服方

妊高方

【组成】熟地黄、生白芍、桑寄生各15克，白菊花、决明子、茯苓、天麻、炒白术各10克，钩藤20克，生牡蛎30克。

偏阴虚者，加生地黄、麦冬；偏火旺者，加龙胆、知母、黄芩、栀子、夏枯草；脾虚浮肿甚者，将白术、茯苓加至20克，并酌加大腹皮、天仙藤等；肾阳虚者，加杜仲、补骨脂、桂枝；兼痰火者，加竹沥、石菖蒲、浙贝母；气虚血亏者，加黄芪、党参、阿胶等。症轻者，可采用简便方法：杞菊地黄丸每次9克，每日2次口服，同时取决明子、钩藤、夏枯草、桑寄生各10克，紫苏5克，沸水冲泡或加冷水稍煎后代茶，频频饮服，以代中药煎剂。

【用法】每日1剂，水煎2次，早、晚分2次温服。病情稳定后可改为每月服10剂。

【功效】滋阴平肝，健脾养血。

【主治】妊娠期高血压，属肝肾阴虚者。

【来源】四川中医，1996，14（6）

降压汤

【组成】天麻15克，当归15克，丹参15克，桑寄生15克，茯苓15克，女贞子15克。

【用法】每日1剂，水煎2次，早、晚分2次温服。3周为1个疗程。

【功效】补肾益气，健脾利湿，育阴潜阳。

【主治】妊娠期高血压。

【来源】实用中西医结合临床，2020，20（1）

芪菊四物汤

【组成】黄芪、菊花、夏枯草各20克，焦生地黄、当归、白芍、黄芩炭各12克，车前子30克，鲜白茅根400克。

【用法】每日1剂，水煎2次，早、晚分2次温服。

【功效】平肝清热，燥湿利水。

【主治】妊娠期高血压合并皮质盲，属肝阳上亢者。

【来源】中医杂志，1994，35（12）

黄芪腹皮汤

【组成】黄芪30克，大腹皮15克，白术20克，当归15克，茯苓20克，党参15克，山药30克，泽泻10克，车前草15克。

肾阳虚者，去党参、当归，加制附子（先煎）、白芍各15克，生姜3片；气滞者，去党参、山药，加香附15克，乌药10克；血虚者，加熟地黄30克，阿胶20克；胎动不安者，加杜仲15克，桑寄生20克；食欲不振者，加山楂、神曲各15克。

【用法】每日1剂，水煎2次，早、晚分2次温服。

【功效】健脾益气，祛湿利水。

【主治】妊娠期高血压伴水肿。

【来源】《中国中医秘方大全》

天冬降压汤

【组成】麦冬7克，天冬7克，贝母7克，胆南星4克，陈皮4克，远志4克，石菖蒲4克，连翘4克，茯苓4克，茯神4克，钩藤6克，丹参6克，朱砂1克，生铁落50克。

大便干结者，加大黄、芒硝；热甚者，加黄连、栀子；烦躁者，加琥珀、酸枣仁。

【用法】每日1剂，水煎2次，早、中、晚分3次温服。6日为1个疗程，需要治疗3~5个疗程。

【功效】镇心开窍，清热豁痰。

【主治】妊娠期高血压。

【来源】《高血压传承老药方》

益气养阴汤

【组成】炒白术、五味子、墨旱莲、麦冬、女贞子各15克，黄芪20克，太子参12克。

脾肾气虚者，加茯苓、淫羊藿等；痰湿重者，加薏苡仁、鱼腥草；气虚严重者，可据情况增加黄芪用量。

【用法】每日1剂，水煎2次，早、晚分2次温服。3周为1个疗程，连续服用2个疗程。

【功效】益气养阴。

【主治】妊娠期高血压合并肾损害。

【来源】陕西中医，2015，36（7）

滋阴息风汤

【组成】桑寄生30克，生地黄、熟地黄、枸杞子、白芍、桑叶各15克，钩藤、菊花、天麻、石决明、葛根各10克，当归5克。

【用法】每日1剂，水煎2次，早、晚分2次温服。4周为1个疗程。

【功效】滋补肝肾，养阴潜阳，平肝息风。

【主治】妊娠期高血压，属阴虚肝旺者。

【来源】新中医，2019，51（12）

养血息风汤

【组成】熟地黄20克，丹参20克，当归10克，白芍30克，豨莶草10克，钩藤20克，川芎10克，何首乌15克，山羊角20克，僵蚕20克，地龙20克。

有蛋白尿者，加怀山药20克，益母草20克；水肿者，加白术20克，防己20克。

【用法】每日1剂，水煎2次，早、晚分2次温服。3~5日为1个疗程。

【功效】养血息风。

【主治】妊娠期高血压，属肝阳上亢，脾肾阴虚夹瘀滞者。

【来源】中国中医药现代远程教育，2013，11（14）

平肝养血汤

【组成】嫩钩藤（后下）18克，紫贝齿（先煎）24克，天麻2.4克，淡子芩7克，生地黄11克，郁金7克，远志7克，炒酸枣仁7克，青蒿7克，炒枳壳4.6克，焦白术6克，新会皮6克，茯苓皮7克。

【用法】每日1剂，水煎2次，早、晚分2次温服。

【功效】平肝息风，镇静化痰。

【主治】妊娠期高血压。症见头晕目眩，腰膝酸软。

【来源】《高血压传承老药方》

养血平肝汤Ⅰ

【组成】白芍11克，天仙藤28克，菊花14克，当归14克，珍珠母（先下）28克，钩藤14克，茯苓16克，僵蚕14克，泽泻11克，薏苡仁18克。

【用法】每日1剂，水煎2次，早、晚分2次温服。

【功效】养血息风，平肝潜阳，利水消肿。

【主治】妊娠期高血压。

【来源】《高血压传承老药方》

养血平肝汤Ⅱ

【组成】白芍、钩藤、黄芪、生地黄各20克，丹参、杜仲各12克，地龙10克，川芎9克，当归6克。

【用法】每日1剂，水煎2次，早、晚分2次温服，每次250毫升。7日为1个疗程。

【功效】滋补肝肾，行气活血，调养冲任。

【主治】妊娠期高血压，属肝肾阴虚者。

【来源】临床合理用药，2019，12（1）

牛膝降血汤

【组成】生赭石28克，怀牛膝28克，生龙骨16克，生牡蛎16克，生龟甲16克，生白芍16克，玄参28克，天冬16克，川楝子6克，生麦芽6克，茵陈6克，甘草6克，生地黄24克，麦冬24克。

手足抽搐者，加全蝎、蜈蚣，或选用天麻钩藤饮；头晕目眩者，加枸杞子、菊花；盗汗者，加五味子、煅牡蛎。

【用法】每日1剂，水煎2次，早、中、晚分3次温服。6日为1个疗程，需要治疗4~7个疗程。

【功效】清肝息风，滋阴潜阳。

【主治】妊娠期高血压。

【来源】《高血压传承老药方》

平肝散

【组成】黄芩、夏枯草、炒牛膝、白薇、当归、菊花各9克。

或以石决明代牛膝，症重者但用牛膝无妨。发作期，可作汤剂，加服羚羊琥珀散。

【用法】每日1剂，水煎2次，早、晚分2次温服。或研细末，每次6~9克，每日3次。

【功效】平肝泻火。

【主治】妊娠期高血压，属肝阳上亢者。

【来源】《女科方萃》

羚羊琥珀散

【组成】羚羊角、琥珀、天竺黄、天麻、蝉蜕、地龙各等份。

【用法】上药共研细末，每次服1.5~3克，每日1~4次，或发作时急用。

【功效】平肝定痉，息风宁心。

【主治】妊娠期高血压，属心肝风热者。

【来源】《女科方萃》

健脾利湿散

【组成】党参15克，白术12克，茯苓皮12克，泽泻10克，车前子12克，生姜皮10克，冬瓜皮12克，大腹皮12克，生地黄12克，当归15克，白芍15克。

脾虚甚者，加黄芪20克；湿盛者，酌加制半夏9克。

【用法】上药共研为末，制成散剂，每次15~18克，每日2次，温开水冲服。3周为1个疗程。

【功效】健脾利湿。

【主治】妊娠期高血压伴水肿。

【来源】河北中医，2008，30（7）

健脾白术散

【组成】党参7克，炒白术11克，云茯苓11克，陈皮6克，大腹皮11克，生姜皮6克，紫苏梗7克，砂仁壳6克，甘草4克。

【用法】每日1剂，水煎2次，早、晚分2次温服。

【功效】理气安胎，健脾渗湿。

【主治】妊娠期高血压。

【来源】《高血压传承老药方》

天麻化痰方

【组成】珍珠母（先煎）16克，天麻16克，钩藤（后下）16克，生石决明、生牡蛎（均先煎）各28克，怀牛膝18克，生白芍26克，法半夏16克，天竺黄18克，竹茹6克，全蝎3个，蜈蚣14克，化橘红6克。

【用法】每日1剂，水煎2次，早、晚分2次温服。

【功效】平肝息风，镇静化痰。

【主治】妊娠期高血压。

【来源】《高血压传承老药方》

双降汤加味

【组成】丹参15克，黄芪30克，豨莶草12克，地龙10克，赤芍12克，知母12克，当归12克，川芎10克，泽泻10克，山楂12克，白术12克，甘草10克。

【用法】每日1剂，水煎2次，早、晚分2次温服。7日为1个疗程。

【功效】健脾益气，化瘀祛痰。

【主治】妊娠期高血压，属气虚痰瘀互阻者。

【来源】山东中医药大学（学位论文），2018

疏肝解郁丸加味

【组成】枳实11克，柴胡11克，白芍11克，桂枝11克，桃仁11克，牡丹皮11克，炙甘草11克。

手足颤动者，加全蝎、僵蚕；血瘀甚者，加三棱、莪术；水肿者，加泽泻、白术；头痛者，加川芎、葛根；头晕目眩者，加钩藤、菊花。

【用法】每日1剂，水煎2次，早、中、晚分3次温服。6日为1个疗程，需要治疗4~6个疗程。

【功效】疏肝解郁，活血化瘀。

【主治】妊娠期高血压。

【来源】《高血压传承老药方》

加减鲤香汤

【组成】白术30克，枳壳9克，生姜、陈皮各4.5克，鲤鱼1条（约500克）。

【用法】上药加水煎取汁，另将鲤鱼去鳞及内脏，洗净，加水煮熟，制取鱼汁约500毫升，分2次冲上药汁服。每日1剂，分2次温服。

【功效】健脾理气，利水安胎。

【主治】妊娠期高血压合并羊水过多，属脾虚湿蕴者。

【来源】《何子淮女科经验集》

七子方加减

【组成】钩藤24克，决明子24克，枸杞子12克，菟丝子12克，龙骨15克，熟地20克，金樱子9克，沙苑子12克，桑寄生12克，杜仲15克，丹参6克。

【用法】每日1剂，水煎2次，早、晚分2次温服。与口服西药间隔半小时以上。7日为1个疗程。

【功效】滋补肝肾。

【主治】妊娠期高血压，属肝肾阴虚者。

【来源】山西中医药大学（学位论文），2017

杞菊地黄汤加减

【组成】熟地黄30克，黄芪20克，枸杞子、益母草各15克，泽泻、茯苓、白芍、当归各12克，牡丹皮、丹参各10克，山茱萸、牛膝、菊花、木通各9克。

高血压较重者，加钩藤30克，石决明12克；失眠多梦者，加首乌藤、炒酸枣仁各30克。

【用法】每日1剂，水煎2次，早、晚分2次温服。

【功效】育阴潜阳。

【主治】妊娠期高血压伴蛋白尿，属阴虚肝旺者。

【来源】浙江中医杂志，1997（7）

白术散合归脾汤加减

【组成】山药、生熟地黄各30克，黄芪20克，菟丝子、益母草、党参各15克，当归、泽泻、茯苓、续断、车前子各12克，丹参10克，川芎、牛膝各9克。

食欲不佳者，加砂仁12克。

【用法】每日1剂，水煎2次，早、晚分2次温服。

【功效】健脾补肾。

【主治】妊娠期高血压伴蛋白尿，属脾肾两虚者。

【来源】浙江中医杂志，1997（7）

冬瓜皮饮

【组成】鲜冬瓜皮250克。

【用法】水煎代茶饮，每日1剂，3~7日为1个疗程。

【功效】利水消肿。

【主治】妊娠期高血压伴水肿。

【来源】浙江中医杂志，1995，30（10）

经验方Ⅰ

【组成】当归、党参、白术、丹参各15克，川牛膝、桃仁、白芍各10克，茯苓、猪苓各20克，红花、陈皮各6克。

【用法】每日1剂，水煎2次，早、晚分2次温服。3日为1个疗程。另外口服羚羊角粉、琥珀粉各1.5克，鲜竹沥20毫升。昏迷不醒者，酌加安宫牛黄丸。

【功效】健脾养血，活血化瘀，理气行水。

【主治】妊娠期高血压，属脾虚肝旺，阴虚阳亢者。

【来源】新中医，1995（8）

经验方Ⅱ

【组成】钩藤30克，丹参25克，僵蚕15克，玄参20克，牡蛎30克，地龙15克，栀子20克，麦冬15克，石决明30克，党参10克，防己15克，桑白皮20克，车前子（包）15克，天麻10克。

浮肿明显者，加防己20克，桑白皮15克，车前子15克，泽泻20克；有蛋白尿者，加黄芪50克，山药30克，党参30克，白茅根25克；头晕眼花者，加石决明15克，蒺藜25克，白菊花30克，黄芩20克，钩藤倍量。

【用法】每日1剂，水煎2次，早、晚分2次温服。

【功效】滋阴潜阳，平肝息风。

【主治】妊娠期高血压，属肝肾阴虚，肝阳上亢者。

【来源】中医药信息，1995，12（1）

第二节　外用方

土豆片外敷方

【组成】新鲜土豆片。

【用法】按水肿面积确定土豆的大小和切割的形状，外敷土豆片前，先用0.5%的碘伏棉球擦拭外阴，待干，按部位的特点将土豆片切成约5~10毫米厚的圆弧状，使之与局部吻合，然后选择比土豆片面积稍大的护肤膜1片，覆盖于上，以防水分蒸发，然后用丁字带固定，松紧适宜，以不滑脱为准。干后应及时更换新鲜土豆片，一般1~2小时更换1次，持续外敷至外阴水肿症状消失。

【功效】散结消肿。

【主治】妊娠期高血压合并外阴水肿。

【来源】当代医学（学术版），2008（11）